简明中医内科辨证论治

方药手册

胡建国　主编

U0129596

学苑出版社

图书在版编目（CIP）数据

简明中医内科辨证论治方药手册/胡建国主编 . —北京：
学苑出版社，2023.6

ISBN 978 - 7 - 5077 - 6649 - 3

Ⅰ . ①简… Ⅱ . ①胡… Ⅲ . ①中医内科 – 验方 – 汇编
Ⅳ . ①R289.5

中国国家版本馆 CIP 数据核字（2023）第 071262 号

责任编辑：黄小龙
出版发行：学苑出版社
社 址：北京市丰台区南方庄 2 号院 1 号楼
邮政编码：100079
网 址：www.book001.com
电子邮箱：xueyuanpress@163.com
联系电话：010 – 67601101（营销部）、010 – 67603091（总编室）
印 刷 厂：北京兰星球彩色印刷有限公司
开本尺寸：880mm × 1230mm 1/32
印 张：11.375
字 数：264 千字
版 次：2023 年 6 月第 1 版
印 次：2023 年 6 月第 1 次印刷
定 价：68.00 元

编委会

前　言

内科学，《黄帝内经》称之为杂病，即是说内科疾病又多又繁杂；在宋代，内科学又称为"大方脉科"；它是以阴阳五行学说为指导，以脏腑、经络、气血为基础，结合人与自然，研究人体的发病原因、生理病理变化、疾病转归、辨证论治、诊断、调护和预防规律的一门学科。内科学的特点是以病、证、症、理、法、方、药、调、防为核心的独特体系。内科学是临床各学科的基础，学好内科学对于全面系统掌握中医学是非常重要的。

为了帮助广大中医类专业的医学生、中医类住院医师规范化培训学员、各级临床中医类医师及中医爱好者更好的学习和掌握中医内科学的系统知识，本人集思广益，编写了本书。本书以《中医内科学（新世纪第四版）》为蓝本，囊括了肺系病证、心系病证、脑系病证、脾胃系病证、肝胆系病证、肾系病证、气血津液病证、肢体经络病证共54个病证，对上述每一种病证的概念、病因病机、诊断与鉴别诊断、辨证论治（辨证要点、主症、治法、方药等）进行了归纳，并将各病证中具体的每一个代表方剂进行了编排和索引，在第九章里将被索引的每一个代表方剂详细列明了具体的药物组成、功用、主治和方歌。通过这种方式，将让每一位读者能够在一本手册里面方便快捷地查询到所需要的知识信息，有助于读者更好地全面把握中医内科学的核心内容。

中医内科学是中医各科的基础。通过《简明中医内科辨证论治方药手册》这一媒介的学习和掌握，我们相信一定会帮助读者把中医内科学学得更加扎实，助推中医其他临床学科的更好掌握。当然，要学好内科学，还必须坚持走"书山有路勤为径，学海无涯苦作舟"的道路，并采取循序渐进、攻读精学、温故知新、广泛涉猎书外知识、临床观察实验等方法进行学习提高。

本书使用对象为中医学、中西医结合临床医学、针灸推拿学、中医骨伤科学的医学院校学生，从事中医类专业的各级临床医师，中医类住院医师规范化培训学员，准备参加中医类专业研究生入学考试的学生，以及各类中医爱好者。

由于本人水平有限和时间仓促等原因，本书可能存在疏漏和不足之处，请各位读者批评指正。

胡建国

2023 年 1 月

目　录

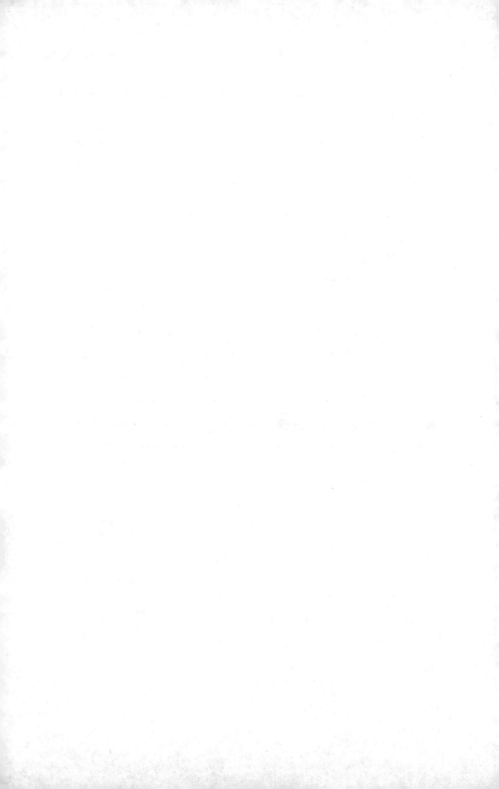

第一章 肺系病证

第一节 感 冒

一、概述

感冒是以鼻塞、流涕、喷嚏、头痛、恶寒、发热、全身不适为主症的病证，是最常见的外感病之一。四季皆可发病，以冬春季节多见。本病又有伤风、冒风、冒寒、小伤寒、重伤风之别名。病情较轻者多为感受当令之气，称为冒风、伤风、冒寒；病情较重者多为感受非时之邪，称为重伤风。在一个时期内广泛流行、病情类似者称为时行感冒。

二、病因病机

感冒是因六淫、时行之邪侵袭肺卫，以致卫表不和、肺失宣肃而为病。

感冒的病位在肺卫，其基本病机是外邪侵袭。以风为首的六淫病邪或时邪（含现代所说病毒），侵袭人体的途径或从口鼻而入，或从皮毛而入。肺卫功能失调，导致卫表不和，肺失宣肃，尤以卫表不和为主要方面。

临床以风寒、风热和暑湿兼夹之证较为多见，但在发病过程中还可见寒与热的转化或错杂。而病久反复，正气受损，或年老体弱，正气不足，卫外不固，亦容易受邪而致疾病反复发作，且体质的差异也可导致感受外邪的差异，如气虚者多易感受风寒，痰湿内盛者多易感暑湿，阴虚内热者则易受风热、风燥。

一般而言，感冒属轻浅之疾，及时有效地诊治，预后良好。但时行感冒或年老体弱者，病邪容易从表入里，迅速传变，临证需加以重视，及时防治以免发生传变，或夹杂其他疾病。此外，病情的长短与感邪的类型、正气的强弱有关。风寒易随汗解，风热须热清方解，而暑湿感冒较为缠绵，虚体感冒则可迁延难愈或容易复感。

三、诊断与鉴别诊断

（一）诊断

1. 以卫表及鼻咽症状为主，可见恶风或恶寒、发热、鼻塞、流涕、喷嚏、咽痛、咽痒、周身酸楚不适等。若风邪兼夹暑湿等其他病邪，还可见胸闷、脘痞、纳呆、便溏等其他症状。

2. 时行感冒多呈流行性，在同一时期发病人数暴增，且病证相似，常表现为突然起病、恶寒、发热（高热多见）、周身酸痛、疲乏无力。病情一般较普通感冒重。

3. 病程一般3~7天，普通感冒不易传变，而时行感冒少数可传变入里，变生他病。

4. 四季皆可发病，而以冬、春两季为多。

血常规、呼吸道病毒抗原检测、胸部 X 线检查等有助于进一步明确本病的诊断。

（二）鉴别诊断

1. 风温

发热急骤，寒战发热甚至高热，汗出后热虽降，但脉数不静，身热旋即复起，咳嗽胸痛，头痛较剧，甚至出现神志昏迷、惊厥、谵妄等传变入里的证候。而感冒发热一般不高或不发热，病势轻，不传变，服解表药后，多能汗出热退，脉静身凉，病程短，预后良好。

2. 鼻渊

多流浊涕腥臭，眉额骨处胀痛、压痛明显，一般无恶寒发热，病程漫长，反复发作，不易痊愈。而感冒多流清涕，并无腥臭味，头痛范围不限于前额或眉骨处，寒热表证明显，急性发作，愈后症状消失。

四、辨证论治

（一）辨证要点

1. 辨实证与虚证

2. 辨风寒与风热

3. 辨兼夹证

4. 辨顺势与逆势

（二）治法方药

治疗当因势利导，从表而解，遵循《素问·阴阳应象大论》所言"其在皮者，汗而发之"之意。因此，感冒的基本治疗原则为解表达邪。

实证感冒风寒束表者以辛温发汗解表；风热犯表者以辛凉疏风解表；暑湿伤表以清暑祛湿解表。实证感冒治宜疏散为顺，一般忌用补敛之品，以免闭门留寇。

虚体感冒应当扶正与解表并施。

（三）主症、治法、方药

1. 实证感冒

（1）风寒束表

临床表现：恶寒重，发热轻，无汗，头痛，肢体酸楚，甚则疼痛，鼻塞声重，打喷嚏，时流清涕，咽痒，咳嗽，痰白稀薄；舌苔薄白，脉浮或浮紧。

治法：辛温解表，宣肺散寒。

代表方：荆防败毒散（详见 223 方）。

（2）风热犯表

临床表现：身热较著，微恶风，汗泄不畅，咽干甚则咽痛，鼻塞，流黄稠涕，头胀痛，咳嗽，痰黏或黄，口干欲饮；舌尖红，舌苔薄白干或薄黄，脉浮数。

治法：辛凉解表，疏风清热。

代表方：银翘散（详见 305 方）。

（3）暑湿伤表

临床表现：发热，微恶风，身热不扬，汗出不畅，肢体困重或酸痛，头重如裹，胸闷脘痞，纳呆，鼻塞，流浊涕，心烦口渴，大便或溏，小便短赤；舌苔白腻或黄腻，脉濡数或滑。

治法：清暑祛湿解表。

代表方：新加香薷饮（详见 349 方）。

2. 虚体感冒

（1）气虚感冒

临床表现：恶寒较甚，或并发热，鼻塞，流涕，气短，乏力，自汗，咳嗽，痰白，咳痰无力，平素神疲体弱，或易感冒；舌淡苔薄白，脉浮无力。

治法：益气解表，调和营卫。

代表方：参苏饮（详见 216 方）。

（2）阴虚感冒

临床表现：身热，微恶风寒，无汗或微汗或盗汗，干咳少痰，头昏，心烦，口干，甚则口渴；舌红少苔，脉细数。

治法：滋阴解表。

代表方：加减葳蕤汤（详见 131 方）。

（3）阳虚感冒

临床表现：恶寒重，发热轻，头痛身痛，无汗，面色白，语声低微，四肢不温；舌质淡胖，苔白，脉沉细无力。

治法：助阳解表。

代表方：麻黄附子细辛汤（详见 312 方）。

第二节　咳　嗽

一、概述

咳嗽是以发出咳声或伴有咳痰为主症的一种肺系病证。它既是肺系疾病中的一个症状，又是独立的一种疾患。有声无痰为咳，有痰无声为嗽，临床上多表现为痰声并见，难以截然分开，故以咳嗽并称。

二、病因病机

咳嗽按病因分外感咳嗽和内伤咳嗽两大类。外感咳嗽为六淫外邪侵袭肺系；内伤咳嗽为脏腑功能失调，内邪干肺。不论邪从外而入，或自内而发，均可引起肺失宣肃，肺气上逆而致咳嗽。

1. 外感淫邪

2. 饮食不节

3. 情志内伤

4. 肺脏自病

咳嗽的主要病机为邪犯于肺，肺失宣肃，肺气上逆作咳。

本病的病变部位在肺，涉及肝、脾、肾等多个脏腑。

外感咳嗽属邪实，多是新病，常常在不慎受凉后突然发生，属于实证，病理因素以风、寒、暑、湿、燥、火为主，多表现为风寒、风热、风燥相合为病。内伤咳嗽属邪实与正虚并见，多是宿疾，起病较为缓慢，咳嗽病史较长，属邪实正虚。标实为主者，病理因素以痰、火为主，痰有寒热之别，火有虚实之分。痰火可互为因果，痰可郁久而化火，火能炼液灼津为痰。本虚为主者，有肺虚、脾虚等区分。

三、诊断与鉴别诊断

（一）诊断

1. 咳而有声，或伴咳痰。

2. 由外感引发者，多起病急、病程短，常伴恶寒发热等表证；由外感反复发作或其他脏腑功能失调引发者，多病程较长，可伴喘及其他脏腑失调的症状。

咳嗽按时间分为三类：急性咳嗽、亚急性咳嗽和慢性咳嗽。急性咳嗽 < 3 周，亚急性咳嗽为 3 ~ 8 周，慢性咳嗽 > 8 周。肺部影像学、肺功能、诱导痰细胞学检查等有助于进一步明确本病的诊断。

（二）鉴别诊断

1. 肺痨

因感染"痨虫"所致，以咳嗽、咯血、潮热、盗汗以及身体逐渐消瘦为主症。而咳嗽以发出咳声或伴有咳痰为主要临床表现，多不伴有咯血、消瘦等。

2. 肺胀

多见于老年人，有慢性肺系病病史，以咳嗽、咳痰、喘息气促、胸部膨满、憋闷如塞、面色晦暗为特征，或见唇舌紫绀，颜面四肢浮肿，症状反复发作，时轻时重，经久不愈。咳嗽则不同年龄均可罹患，症状以咳嗽、咳痰为主，病程可长可短，但咳嗽日久可发展为肺胀。

四、辨证论治

（一）辨证要点

1. 辨外感与内伤

2. 辨痰的特征

3. 辨咳嗽特征

（二）治法方药

咳嗽治疗须分清邪正虚实。

外感咳嗽，多为实证，治应祛邪利肺为主，邪去则正安。

内伤咳嗽，多为邪实内虚。标实为主者，以痰、火为主，治应祛邪止咳；本虚为主者，有肺虚、脾虚、肾虚等区分，治应扶正补虚，兼顾主次。

（三）主症、治法、方药

1. 外感咳嗽

（1）风寒袭肺

临床表现：咳嗽声重，气急，咽痒，咳白稀痰，常伴有鼻塞，流清涕，头痛，肢体酸痛，恶寒发热，无汗；舌苔薄白，脉浮或浮紧。

治法：疏风散寒，宣肺止咳。

代表方：三拗汤合止嗽散（详见 23 方、60 方）。

若素有寒饮伏肺，兼见咳嗽上气、痰液清稀、胸闷气急、舌淡红、苔白而滑、脉浮紧或弦滑者，治以疏风散寒，温化寒饮，可改投小青龙汤（详见 39 方）。

（2）风热犯肺

临床表现：咳嗽频剧，气粗或咳声嘶哑，喉燥咽痛，咳痰不爽，痰黏稠或色黄，常伴有鼻流黄涕，口渴，头痛，恶风，身热；舌红，苔薄黄，脉浮数或浮滑。

治法：疏风清热，宣肺止咳。

代表方：桑菊饮（详见 294 方）。

（3）风燥伤肺

临床表现：干咳无痰，或痰少而黏，不易咳出，或痰中带有血丝，咽喉干痛，口鼻干燥，初起或伴有少许恶寒，身热头痛；舌尖红，苔薄白或薄黄而干，脉浮数或小数。

治法：疏风清肺，润燥止咳。

代表方：桑杏汤（详见 293 方）。

若属温燥伤肺重证，症见身热头痛，干咳无痰，气逆而喘，咽干鼻燥，心烦口渴，可改投清燥救肺汤（详见 327 方）；

若痰质清稀、恶寒无汗、苔薄白而干、脉浮弦，为凉燥犯肺，可改投杏苏散（详见 168 方）。

2. 内伤咳嗽

（1）痰湿蕴肺

临床表现：咳嗽反复发作，咳声重浊，因痰而嗽，痰出则咳缓，痰多色白，黏腻或稠厚成块，每于晨起或食后咳甚痰多，胸闷脘痞，纳差乏力，大便时溏；舌苔白腻，脉濡滑。

治法：燥湿化痰，理气止咳。

代表方：二陈平胃散合三子养亲汤（详见4方、21方）。

（2）痰热郁肺

临床表现：咳嗽气粗，喉中可闻及痰声，痰多黄稠或黏厚，咳吐不爽，或有热腥味，或夹有血丝，胸胁胀满，咳时引痛，常伴有面赤，或有身热，口干欲饮；舌红，苔薄黄腻，脉滑数。

治法：清热化痰，肃肺止咳。

代表方：清金化痰汤（详见320方）。

（3）肝火犯肺

临床表现：上气咳逆阵作，咳时面红目赤，引胸胁作痛，咽干口苦，常感痰滞咽喉而咳之难出，量少质黏，或痰如絮条，症状可随情绪波动而增减；舌红，苔薄黄少津，脉弦数。

治法：清肺泻肝，化痰止咳。

代表方：黄芩泻白散合黛蛤散（详见298方、360方）。

（4）肺阴亏虚

临床表现：干咳，咳声短促，痰少质黏色白，或痰中带血丝，或声音逐渐嘶哑，口干咽燥，午后潮热，颧红盗汗，常伴有日渐消瘦，神疲乏力；舌红少苔，脉细数。

治法：养阴清热，润肺止咳。

代表方：沙参麦冬汤（详见180方）。

第三节　哮　病

一、概述

哮病，又称哮证，是以喉中哮鸣有声，呼吸困难，甚则喘息不能平卧为主症的反复发作性肺系疾病。后世医家鉴于哮必兼喘，故又称哮喘，而喘未必兼哮，为与喘证区分，故定名为哮病、哮证。

二、病因病机

哮病的发生为痰伏于肺。伏痰主要由于脏腑功能失调，肺不能布散津液，脾不能运化精微，肾不能蒸化水液，以致津液凝聚成痰，伏藏于肺，成为发病的"夙根"。每因外感、饮食、情志、劳倦等诱因引动而触发，致痰阻气道，肺气上逆，气道挛急所致。

1. 外邪侵袭：气候变化为哮病发作的主要诱因。

2. 饮食不当

3. 情志刺激

4. 体虚病后

哮病的病位主要在肺，与脾肾密切相关。基本病机为痰阻气道，肺失宣降。病理因素以痰为主，如朱丹溪说："哮喘专主于痰。"哮病发作时的病理环节为痰阻气闭，以邪实为主。由于病因不同，体质差异，又有寒哮（冷哮）、热哮之分。若哮病反复发作，寒痰伤及脾肾之阳，痰热耗灼肺肾之阴，则可由实转虚，表现肺、脾、肾等脏脏气虚弱之候。哮病为本虚标实之病，标实为痰浊，本虚为肺脾肾虚。发作时以标实为主，表现为痰鸣气喘；在间歇期以肺、脾、肾等脏器虚弱之候为主，表现为短气、疲乏，常有轻度哮症。若哮病大发作，或发作呈持续状态，邪实与正虚错综并见，肺肾两虚而痰浊又复壅盛，严重者因肺不能治理调节心血的运行，命门之火不能上济于心，则心阳亦同时受累，甚至发生由哮致脱危候。

三、诊断与鉴别诊断

（一）诊断

1. 发作时喉中哮鸣有声，呼吸困难，甚则张口抬肩，不能平卧，或口唇指甲紫绀。

2. 呈反复发作性，常因气候突变、饮食不当、情志失调、劳累等因素而诱发，发作前多有鼻痒、喷嚏、咳嗽、胸闷等症状。

3. 有过敏史或家族史。

血嗜酸性粒细胞及肺功能检查，有助于本病的诊断。

西医根据临床表现可分为急性发作期、慢性持续期和缓解期。哮喘严重发作，持续 24 小时以上，经治疗不缓解者，称为"哮喘持续状态"。

（二）鉴别诊断

1. 喘证

哮病和喘证都有呼吸急促的表现。哮必兼喘，但喘未必兼哮。哮指声响言，以发作时喉中哮鸣有声为主要临床特征；喘指气息言，以呼吸气促困难为主要临床特征。哮是一种反复发作的独立性疾病，喘证是并发于多种急慢性疾病的一个症状。

2. 支饮

支饮为饮留胸膈，虽然也可表现痰鸣气喘的症状，但多由慢性咳嗽经久不愈，逐渐加重而成咳喘，病势时轻时重，发作与间歇的界限不清，以咳嗽和气喘为主。如《金匮要略·痰饮咳嗽病脉证并治》说："咳逆倚息，短气不得卧，其形如肿，谓之支饮。"哮病间歇发作，突然起病，迅速缓解。

四、辨证论治

（一）辨证要点

1. 辨发作期与缓解期

2. 辨寒热

（二）治法方药

发时攻邪治标，祛痰利气，寒痰宜温化宣肺，热痰当清化肃肺，寒热错杂者，当温清并施，表证明显者兼以解表，属风痰为患者又当祛风涤痰。反复日久，正虚邪实者，又当兼顾，不可单纯拘泥于祛邪。若发生喘脱危候，当急予扶正救脱。缓解期应扶正治本，阳气虚者应予温补，阴虚者则予滋养，分别采取补肺、健脾、益肾等法，通过补益肺脾肾，以冀预防和减少复发。

（三）主症、治法、方药

1. 发作期

（1）寒哮

临床表现：呼吸急促，喉中哮鸣有声，胸膈满闷如塞；咳不甚，痰稀薄色白，咳吐不爽；面色晦滞带青，口不渴或渴喜热饮；天冷或受寒易发，形寒畏冷；初起多兼恶寒、发热、头痛等表证；舌苔白滑，脉弦紧或浮紧。

治法：宣肺散寒，化痰平喘。

代表方：射干麻黄汤（详见275方）。

若表寒里饮，寒象较重，可改用小青龙汤（详见39方）。

（2）热哮

临床表现：气粗息涌，咳呛阵作，喉中哮鸣，胸高胁胀，烦闷不安；汗出口渴喜饮，面赤口苦，咳痰色黄或色白，黏浊稠厚，咳吐不利，不恶寒；舌质红，苔黄腻，脉滑数或弦滑。

治法：清热宣肺，化痰定喘。

代表方：定喘汤（详见 211 方）。

2. 缓解期

（1）肺虚证

临床表现：喘促气短，语声低微，面色白，自汗畏风；咳痰清稀色白，多因气候变化而诱发，发前喷嚏频作，鼻塞流清涕；舌淡苔白，脉细弱或虚大。

治法：补肺益气。

代表方：玉屏风散（详见 83 方）。

若气阴两虚，呛咳，痰少质黏，口咽干，舌质红，可用生脉散（详见 110 方）加沙参、玉竹、黄芪。

（2）脾虚证

临床表现：倦怠无力，食少便溏，面色萎黄无华；痰多而黏，咳吐不爽，胸脘满闷，恶心纳呆；或食油腻易腹泻，每因饮食不当而诱发；舌质淡，苔白滑或腻，脉细弱。

治法：健脾益气。

代表方：六君子汤（详见 75 方）。

若脾虚气陷，少气懒言者，可改用补中益气汤（详见 187方）。

（3）肾虚证

临床表现：平素息促气短，动则为甚，呼多吸少；咳痰质黏起沫，脑转耳鸣，腰酸腿软，心慌，不耐劳累；或五心烦热，颧红，口干；或畏寒肢冷，面色苍白；舌淡苔白质胖，或舌红少苔，脉沉细或细数。

治法：补肾纳气。

代表方：金匮肾气丸或七味都气丸（详见 204 方、13 方）。

第四节 喘 证

一、概述

喘证是以呼吸困难，甚至张口抬肩，鼻翼煽动，不能平卧为特征的病证。喘证的症状轻重不一，轻者仅表现为呼吸困难，不能平卧；重者稍动则喘息不已，甚则张口抬肩，鼻翼煽动；严重者，喘促持续不解，烦躁不安，面青唇紫，肢冷，汗出如珠，脉浮大无根，发为喘脱。

二、病因病机

喘证病因既有外感，又有内伤。外感为六淫外邪侵袭肺系，内伤为痰浊内蕴、情志失调、久病劳欲等，致使肺气上逆，宣降失职，或气无所主，肾失摄纳而成。

1. 外邪侵袭：外邪以风寒为常见。

2. 饮食不当

3. 情志所伤

4. 劳欲久病

喘证的发病部位主要在肺和肾，但与肝脾心有关。

喘证的病理性质有虚实之分。有邪者为实，因邪壅于肺，宣降失司所致；无邪者属虚，因肺不主气，肾失摄纳引起。实喘病久伤正，由肺及肾，或虚喘复感外邪，或夹痰浊，则病情虚实错杂，每多表现为邪气壅阻于上、肾气亏虚于下的上盛下虚证候。

喘证严重者，肺肾俱虚，肺虚不助心主治节，肾阳虚无以温煦，心阳衰惫，鼓动血脉无力，血行瘀滞，可至喘脱危候。

14

三、诊断与鉴别诊断

（一）诊断

1. 以喘促短气，呼吸困难，甚至张口抬肩，鼻翼煽动，不能平卧，口唇发绀为特征。

2. 多有慢性咳嗽、哮病、肺痨、心悸等病史，每遇外感、情志刺激及劳累而诱发。

血常规、胸部影像、心电图、血气分析、肺功能测定等辅助检查，有助于本病西医病因的诊断。

（二）鉴别诊断

1. 气短

气短与喘证同为呼吸异常，喘证呼吸困难，张口抬肩，摇身撷肚，实证气粗声高，虚证气弱声低；短气亦即少气，主要表现呼吸浅促，或短气不足以息，似喘而无声，亦不抬肩撷肚。清代李用粹在《证治汇补·喘病》中说："若夫少气不足以息，呼吸不相接，出多入少，名曰气短。气短者，气微力弱，非若喘证之气粗奔迫也。"可见，气短不若喘证呼吸困难之甚。但气短进一步加重，亦可呈虚喘表现。

2. 哮病

喘指气息而言，为呼吸气促困难。哮指声响而言，必见喉中哮鸣有声，有时亦伴有呼吸困难。正如清代程钟龄《医学心悟》曰："夫喘促喉间如水鸡声者谓之哮，气促而连续不能以息者谓之喘。"喘未必兼哮，而哮必兼喘。

四、辨证论治

（一）辨证要点

1. 首辨虚实

2. 实喘辨外感内伤

3. 虚喘辨病位

（二）治法方药

喘证的治疗应分清虚实邪正。实喘治肺，以祛邪利气为主。区别寒、热、痰、气的不同，分别采用温化宣肺、清化肃肺、化痰理气的方法。虚喘以培补摄纳为主，或补肺，或健脾，或补肾，阳虚则温补之，阴虚则滋养之。至于虚实夹杂，寒热互见者，又当按具体情况分清主次，权衡标本，辨证选方用药。此外，由于喘证多继发于各种急慢性疾病，所以，还应当注意积极治疗原发病，不能见喘治喘。

（三）主症、治法、方药

1. 实喘

（1）风寒犯肺

临床表现：喘息咳逆，呼吸急促，胸部胀闷；痰多色白清稀，恶寒无汗，头痛鼻塞；或有发热，口不渴；舌苔薄白而滑，脉浮紧。

治法：宣肺散寒。

代表方：麻黄汤合华盖散（详见 310 方、150 方）。

（2）表寒肺热

临床表现：喘逆上气，息粗鼻扇，胸胀或痛；咳而不爽，吐痰稠黏，伴形寒，身热，烦闷，身痛；有汗或无汗，口渴；舌苔薄白或罩黄，舌边红，脉浮数或滑。

治法：解表清里，化痰平喘。

代表方：麻杏石甘汤（详见 308 方）。

（3）痰热郁肺

临床表现：喘咳气涌，胸部胀痛，痰多质黏色黄或夹血痰；伴胸中烦闷，身热有汗，口渴而喜冷饮；面赤咽干，尿赤便秘；舌质红，苔黄腻，脉滑数。

治法：清热化痰，宣肺平喘。

代表方：桑白皮汤（详见292方）。

（4）痰浊阻肺

临床表现：喘咳痰鸣，胸中满闷，甚则胸盈仰息；痰多黏腻色白，咳吐不利；呕恶纳呆，口黏不渴；舌质淡，苔白腻，脉滑或濡。

治法：祛痰降逆，宣肺平喘。

代表方：二陈汤合三子养亲汤（详见5方、21方）。

（5）肝气乘肺

临床表现：每遇情志刺激而诱发，突然呼吸短促，息粗气憋；胸胁闷痛，咽中如窒，但喉中痰鸣不著；平素多忧思抑郁，或失眠，心悸；或心烦易怒，面红目赤；舌质红，苔薄白或黄，脉弦。

治法：开郁降气平喘。

代表方：五磨饮子（详见58方）。

（6）水凌心肺

临床表现：喘咳气逆，倚息难于平卧，咳痰稀白，心悸，全身浮肿，尿少；怯寒肢冷，面色瘀暗，唇甲青紫；舌淡胖或胖暗，或有瘀斑、瘀点，舌下青筋显露，苔白滑，脉沉细或涩。

治法：温阳利水，泻肺平喘。

代表方：真武汤合葶苈大枣泻肺汤（详见258方、334方）。

2. 虚喘

（1）肺虚证

临床表现：喘促短气，气怯声低，喉有鼾声；咳声低弱，痰吐稀薄，自汗畏风；或咳呛，痰少质黏，烦热口干，咽喉不利，面颧潮红；舌淡红，或舌红少苔，脉软弱或细数。

治法：补肺益气。

代表方：生脉散合补肺汤（详见110方、191方）。

（2）肾虚证

临床表现：喘促日久，动则喘甚，呼多吸少，气不得续；形瘦神惫，跗肿，汗出肢冷，面青唇紫；或见喘咳，面红烦躁，口咽干燥，足冷，汗出如油；舌淡苔白或黑润，或舌红少津，脉沉弱或细数。

治法：补肾纳气。

代表方：金匮肾气丸合参蛤散（详见204方、220方）。

肾阴虚者，宜用七味都气丸合生脉散（详见13方、110方）。

（3）喘脱证

临床表现：喘逆剧甚，张口抬肩，鼻翼煽动，不能平卧，稍动则咳喘欲绝；或有痰鸣，心悸烦躁，四肢厥冷，面青唇紫，汗出如珠；脉浮大无根，或脉微欲绝。

治法：扶阳固脱，镇摄肾气。

代表方：参附汤送服黑锡丹（详见218方、338方）。

第五节　肺　痈

一、概述

肺痈是以咳嗽，胸痛，发热，咳吐腥臭浊痰，甚则脓血相兼为主要表现的病症，属内痈之一。

二、病因病机

本病的发生与机体内在因素有密切关系，肺经痰热素盛或原有肺系疾病复感风热，内外合邪，则更易引发本病。

1. 外因　风热上受，或风寒袭肺，未得及时表散，内蕴不解。

2. 内因　肺经痰热素盛，或原有肺系其他痼疾；或中毒、溺水、昏迷不醒，导致正虚无力去邪，均是发病的内在原因。

本病的主要病机为邪热郁肺，蒸液成痰，痰热壅阻肺络，血滞为瘀，而致痰热与瘀血互结，蕴酿成痈，血败肉腐化脓，肺络损伤，脓疡内溃外泄。成痈化脓的病理基础在于热壅血瘀。溃脓期是病情顺和逆的转折点。本病的病位在肺。本病病性主要表现为邪盛的实热证候，后期可见气阴两伤。

其病理演变分为初期、成痈期、溃脓期、恢复期四个阶段。

初期：风热（寒）侵袭卫表，内郁于肺，肺卫同病，蓄热内蒸，热伤肺气，肺失清肃。

成痈期：邪热壅肺，炼液成痰，热伤血脉，热壅血瘀，蕴酿成痈而形成痰热瘀毒蕴肺。

溃脓期：痰热瘀阻，壅塞肺络，热盛肉腐，血败化脓，肺损络伤，脓疡溃破。

恢复期：脓溃之后，邪毒渐尽，病情趋向好转，进入此期，此时因肺体损伤，可见邪去正虚，阴伤气耗的病理过程，继则正气逐渐恢复，痈疡渐告愈合。若溃后脓毒不尽，邪恋正虚，则病情迁延，日久不愈，而转成慢性。

三、诊断与鉴别诊断

（一）诊断

1. 发病急骤，常突然寒战高热、胸痛咳嗽，咳吐黏浊痰，继则咳痰量多如脓，有腥味，或脓血相兼。

2. 有感受外邪的病史，且往往有原肺系其他痼疾。

3. 传统诊断方法验痰法：脓血浊痰吐入水中，沉者是痈脓，浮者是痰。

验口味：口嚼生黄豆或生豆汁不觉有腥味者。

验爪甲：可见"爪甲紫而带弯"，指端呈鼓杵样。血液白细胞总数、胸部 X 线摄片及支气管碘油造影，纤维支气管镜检查有助于诊断。

（二）鉴别诊断

1. 风温

风温初起多表现为发热、恶寒、咳嗽、气急、胸痛等，但经正确及时的治疗，一般邪在气分而解，多在一周内身热下降，病情向愈。如病经一周，身热不退或更盛，或退而复升，咳吐浊痰，喉中腥味明显，应考虑有肺痈的可能。

2. 肺痿

病程长而发病缓，形体多虚，肌肉消瘦，咳唾涎沫，脉数虚。另一方面，若肺痈久延不愈，误治失治，痰热塞结上焦，熏灼肺阴，也可转成肺痿。

四、辨证论治

（一）辨证要点

1. 辨病期　初期、成痈期、溃脓期、恢复期。

2. 辨顺逆 溃脓期是病情顺和逆的转折点。

（二）治法方药

1. 肺痈属实热证，脓毒为邪气盘踞之根，故清肺要贯穿始终。脓未成应着重清肺消痈；脓已成应排脓解毒。

2. 要重视"有脓必排"的原则，在溃脓期，脓液是否能畅利排出，是治疗成败的关键，当选桔梗为排脓的主药，且用量宜大。必要时配合体位引流。

3. 补肺重在清养，肺痈病久，正气受损，脓液瘀血为人体精气阴血所化，大量排出，更伤正气，治当补肺扶正，但本病为热毒所伤，正损以阴伤气耗为主，补肺应重在清养，不可滥用温补，以免伤阴助热，加重病情。

（三）主症、治法、方药

1. 初期

临床表现：恶寒发热，咳嗽，胸痛，咳时尤甚，咳吐白色黏痰，痰量由少渐多，呼吸不利，口干鼻燥；舌尖红，苔薄黄或薄白少津，脉浮数而滑。

治法：疏散风热，清肺化痰。

代表方：银翘散（详见305方）。

2. 成痈期

临床表现：身热转甚，汗出身热不解，胸满作痛，转侧不利，咳吐黄稠痰，或黄绿色痰，自觉喉间有腥味，咳嗽气急，口干咽燥，烦躁不安；舌质红，苔黄腻，脉滑数有力。

治法：清热解毒，化瘀消痈。

代表方：苇茎汤合如金解毒散（详见162方、158方）。

3. 溃脓期

临床表现：咳吐大量脓血痰，或如米粥，腥臭异常，有时咯血，身热，面赤，烦渴喜饮，胸中烦满而痛，甚则气喘不能卧；舌质红，苔黄腻，脉滑数或数实。

治法：排脓解毒。

代表方：加味桔梗汤（详见 128 方）。

4. 恢复期

临床表现：身热渐退，咳嗽减轻，咯吐脓血渐少，臭味亦减，痰液转为清稀，精神渐振，食欲改善，或见胸胁隐痛，难以久卧，气短乏力，自汗，盗汗，低热，午后潮热，心烦，口干咽燥，面色不华，形瘦神疲；舌质红或淡红，苔薄，脉细或细数无力。

治法：益气养阴清肺。

代表方：沙参清肺汤合竹叶石膏汤（详见 181 方、147 方）。

第六节　肺　痨

一、概述

肺痨是以咳嗽、咯血、潮热、盗汗及身体逐渐消瘦为主要表现的病症。由"痨虫"感染肺脏所致，具有传染性。

二、病因病机

本病是由于正气不足，感染"痨虫"（主要为结核杆菌），侵蚀肺脏所致的具有传染性的一种慢性虚弱性疾患。

1. 外因　"痨虫"传染是发病的唯一外因。

2. 内因　正气虚弱，成为"痨虫"入侵引起发病的主要内因。

肺痨的病位主要在肺，基本病机为阴虚，发展与脾肾两脏的关系最为密切，同时也可涉及心肝。

三、诊断与鉴别诊断

（一）诊断

1. 咳嗽、咯血、潮热、盗汗、身体明显消瘦。

2. 常有与肺痨患者的长期接触史。

痰涂片或培养是诊断肺痨的最可靠依据。X线摄片有助于了解病情的发展程度。血沉、结核菌素试验有助于诊断。

（二）鉴别诊断

1. 肺痿

肺痿是由肺部多种慢性疾患，如肺痈、肺痨、咳嗽等病日久导致肺叶痿弱不用而成，临床以咳吐浊唾涎沫为主症，不具传染性。

2. 肺痈

肺痈是肺叶生疮，形成脓疡，临床以咳嗽、发热、胸痛、咳吐腥臭浊痰，甚则脓血相兼为主要特征的一种疾病，为急性病，病程较短。

四、辨证论治

（一）辨证要点

1. 辨病变部位

2. 辨顺证逆证

（二）治法方药

补虚培元和治痨杀虫是肺痨的基本治疗原则。

本病治疗有以下要点：其一是根据"主乎阴虚"的病理

特点，治疗以滋阴润肺为主，火旺者兼以降火，若合并气虚、阳虚见症者，则当同时兼顾；其二是重视补脾助肺，培土生金；其三是虚中多夹实，治疗宜兼顾，禁用燥烈、苦寒、升散、攻伐等易耗气伤阴的药。

（三）主症、治法、方药

1. 肺阴亏损

临床表现：干咳，咳声短促，或咳少量黏痰，或痰中带血丝或血点，色鲜红，胸部隐隐闷痛，午后手足心热，皮肤干灼，口干咽燥，或有轻微盗汗；舌边尖红，苔薄，脉细或兼数。

治法：滋阴润肺。

代表方：月华丸（详见69方）。

2. 虚火灼肺

临床表现：呛咳气急，痰少质黏，或吐稠黄痰，量多，时时咯血，血色鲜红，午后潮热，骨蒸，五心烦热，颧红，盗汗量多，口渴，心烦，失眠，性情急躁易怒，或胸胁掣痛，男子可见遗精，女子月经不调，形体日渐消瘦；舌红而干，苔薄黄或剥，脉细数。

治法：滋阴降火。

代表方：百合固金汤合秦艽鳖甲散（详见138方、256方）。

3. 气阴耗伤

临床表现：咳嗽无力，气短声低，咳痰清稀色白，偶或夹血，或咯血，血色淡红，午后潮热，伴有畏风、怕冷，自汗与盗汗并见，纳少神疲，便溏，面色白，颧红；舌质光淡、边有齿印，苔薄，脉细弱而数。

治法：益气养阴。

代表方：保真汤（详见 246 方）。

4. 阴阳虚损

临床表现：咳逆喘息少气，咳痰色白，或夹血丝，血色暗淡，潮热，自汗，盗汗，声嘶或失音，面浮肢肿，心慌，唇紫，肢冷，形寒，或见五更泄泻，口舌生糜，大肉尽脱，男子滑精、阳痿，女子经少、经闭；舌质光淡隐紫，少津，脉微细而数，或虚大无力。

治法：滋阴补阳。

代表方：补天大造丸（详见 186 方）。

第七节　肺　胀

一、概述

肺胀是多种慢性肺系疾病反复发作，迁延不愈，导致肺气胀满，不能敛降的一种病证，临床以喘息气促，咳嗽咳痰，胸部膨满，胸闷如塞，或唇甲紫绀，心悸浮肿，甚至出现喘脱、昏迷为主要表现。

二、病因病机

本病的发生，多因久病肺虚，痰瘀潴留，每因复感外邪诱使本病发作加剧。

1. 肺病迁延：肺胀多见于内伤久咳、久喘、久哮、肺痨等肺系慢性疾患，迁延失治。

2. 六淫乘袭

3. 年老体虚

本病的病位在肺，涉及脾、肾、心等多个脏腑，肺系痼疾，迁延失治。

本病病理因素痰浊、水饮、瘀血互为影响，兼见同病。本病病理性质多属标实本虚，但有偏实、偏虚的不同，且多以标实为急。

三、诊断与鉴别诊断

（一）诊断

1. 有长期慢性喘咳病史及反复发作史；发病年龄多为老年，中青年少见。典型的临床表现为喘息气促，咳嗽咳痰，胸部膨满，胸闷如塞，心悸等，以喘、咳、痰、胀为特征。

2. 病程缠绵，时轻时重，日久可见面色晦暗，唇甲紫绀，脘腹胀满，肢体浮肿，甚或喘脱等危重证候，病重可并发神昏、动风或出血等症。

3. 常因外感而诱发，其中以寒邪为主，过劳、暴怒、炎热也可诱发本病。

肺功能、肺部 CT 检查有助于本病的诊断。

（二）鉴别诊断

肺胀与哮病、喘证均以咳逆上气、喘满为主症，有其类似之处，其区别如下。

1. 哮病

哮病是一种发作性的痰鸣气喘疾患，发病年龄较轻，发作时以喉中哮鸣有声，呼吸急促困难，甚则喘息不能平卧为主要表现，常突然发病，迅速缓解，且以夜间发作多见；如哮病进一步发展而伴持续的气喘、咳嗽、痰鸣，则归为肺胀。肺胀是包括哮病在内的多种慢性肺系疾病后期转归而成，每次因外感诱发而逐渐加重，经治疗后逐渐缓解，发作时痰瘀阻痹的症状较明显，两病有显著的不同。

2. 喘证

喘病是以呼吸困难，甚至张口抬肩，鼻翼煽动，不能平卧为主要临床表现；可见于多种急慢性疾病的过程中，常为某些疾病的重要主症和治疗的重点。但肺胀是由多种慢性肺系疾病迁延不愈，导致肺气胀满，不能敛降的一种疾病，喘咳上气，仅是肺胀的一个症状。

四、辨证论治

（一）辨证要点

1. 辨标本虚实

2. 辨脏腑阴阳

（二）治法方药

扶正祛邪为其治疗原则。一般感邪时偏以邪实为主，故以祛邪为主，根据水饮、痰浊、气滞、血瘀的不同，分别选用逐饮利水，宣肺化痰，利气降逆，调气行血等法，佐以益气温阳。平时偏于正虚，一般以正虚为多，故以扶正为主，根据气（阳）虚、阴阳两虚的不同，肺脾心肾脏腑虚损的差异，或补养心肺，益肾健脾，或气阴兼调，或阴阳两顾，佐以化痰、活血。正气欲脱时则应扶正固脱，救阴回阳。祛邪与扶正只有主次之分，一般相辅为用。

（三）主症、治法、方药

1. 外寒内饮

临床表现：咳逆喘满不得卧，气短气急，咳痰白稀，呈泡沫状，胸部膨满，恶寒，周身酸楚，或有口干不欲饮，面色青暗；舌体胖大，舌质暗淡，舌苔白滑，脉浮紧。

治法：温肺散寒，降逆涤痰。

代表方：小青龙汤（详见 39 方）。

若咳而上气，喉中如有水鸡声，表寒不著者，可用射干麻黄汤（详见 275 方）。

2. 痰浊壅肺

临床表现：咳嗽痰多，色白黏腻或呈泡沫，短气喘息，稍劳即著，怕风汗多，脘痞纳少，倦怠乏力；舌暗，苔薄腻或浊腻，脉滑。

治法：化痰降气，健脾益气。

代表方：苏子降气汤合三子养亲汤（详见 164 方、21 方）。

3. 痰热郁肺

临床表现：咳逆喘息气粗，痰黄或白，黏稠难咳，胸满烦躁，目胀睛突，或发热汗出，或微恶寒，溲黄便干，口渴欲饮；舌质暗红，苔黄或黄腻，脉滑数。

治法：清肺泄热，降逆平喘。

代表方：越婢加半夏汤或桑白皮汤（详见 330 方、292 方）。

4. 痰蒙神窍

临床表现：咳逆喘促日重，咳痰不爽，表情淡漠，嗜睡，甚或意识蒙胧，谵妄，烦躁不安，入夜尤甚，昏迷，撮空理线，或肢体动，抽搐；舌质暗红或淡紫，或紫绛，苔白腻或黄腻，脉细滑数。

治法：涤痰开窍。

代表方：涤痰汤合安宫牛黄丸或至宝丹（详见 284 方、153 方、140 方）。

5. 痰瘀阻肺

临床表现：咳嗽痰多，色白或呈泡沫，喉间痰鸣，喘息不能平卧，胸部膨满，憋闷如塞，面色灰白而暗，唇甲紫绀；舌质暗或紫，舌下瘀筋增粗，苔腻或浊腻，脉弦滑。

治法：涤痰祛瘀，泻肺平喘。

代表方：葶苈大枣泻肺汤合桂枝茯苓丸（详见 334 方、261 方）。

6. 阳虚水泛

临床表现：面浮，下肢肿，甚或一身悉肿，脘痞腹胀，或腹满有水，尿少，心悸，喘咳不能平卧，咯痰清稀，怕冷，面唇青紫；舌胖质暗，苔白滑，脉沉虚数或结代。

治法：温阳化饮利水。

代表方：真武汤合五苓散（详见 258 方、56 方）。

7. 肺肾气虚

临床表现：呼吸浅短难续，咳声低怯，胸满短气，甚则张口抬肩，倚息不能平卧，咳嗽，痰如白沫，咳吐不利，心慌，形寒汗出，面色晦暗；舌淡或暗紫，苔白润，脉沉细无力。

治法：补肺纳肾，降气平喘。

代表方：补虚汤合参蛤散（详见 192 方、220 方）。

8. 肺脾两虚

临床表现：咳嗽，痰白泡沫状，少食乏力，自汗怕风，面色少华，腹胀，便溏；舌体胖大、齿痕，舌质淡，舌苔白，脉细或脉缓或弱。

治法：补肺健脾，降气化痰。

代表方：六君子汤合玉屏风散（详见 75 方、83 方）。

第八节 肺 痿

一、概述

肺痿是以咳吐浊唾涎沫为主要临床表现的病证，多由其他肺系疾病（如久咳、久喘等）迁延不愈或失治误治后，耗伤肺气、灼伤肺津，致使肺虚，津气亏损失于濡养，导致肺叶痿弱不用而得，为肺脏的慢性虚损性疾患。

二、病因病机

肺痿病因主要包括久病损肺、误治津伤、外感六淫、情志失调及药食失宜等，而以久病损肺为最常见。

1. 久病损肺：肺痈、肺痨、久哮、久嗽、消渴、热病等，迁延日久，或热或寒，损肺致痿。

2. 误治津伤

3. 外感六淫

4. 情志失调

本病病位在肺，与五脏相关，尤其与脾、肾关系密切；病性总属本虚标实，本虚主要包括气虚、阴虚、津伤，标实则以痰瘀阻络为主。基本病机有上焦虚热、肺中虚冷及邪壅阻肺，其中，肺津不足贯穿疾病发展的始终。

肺痿总以本虚为主，但在其发展过程中，多虚实夹杂，其中，痰瘀阻络为其邪实病机特点。气津不足，肺失所养，宣肃失常，肺络不能正常吸入清气化生宗气，而宗气贯心脉行气血，宗气不足致气虚血瘀；肺布津功能失宜，则致津停成痰；痰阻血行，痰凝气滞，气滞血瘀，血瘀津停，痰、瘀多互结。

又"久病多瘀"，"久病多痰"，"久病入络"，肺痿多由久病转归，肺痿既成又难速愈，故肺痿痰、瘀、络病多并见，终成痰瘀阻络之象。上焦虚热，熏蒸肺叶，津枯则痿而不用；若肺气虚寒，则肺叶失于温养，日久亦痿而不用。

三、诊断与鉴别诊断

（一）诊断

1. 有多种慢性肺系疾病史，久病体虚。

2. 临床以咳吐浊唾涎沫为主要症状。唾呈细沫稠黏，或白如雪，或带白丝，咳嗽，或不咳，气息短，或动则气喘。

3. 常伴有面色白，或青苍，形体瘦削，神疲，头晕，或时有寒热等全身证候。

肺部高分辨 CT、血气分析等检查有助于本病的诊断。

（二）鉴别诊断

1. 肺痈

肺痈失治久延，可以转为肺痿，但二者在病因病机、病性、主症、脉象等各方面均存在差异。肺痿多因久病肺虚、误治津气亏损致虚热肺燥或虚寒肺燥而成，以咳吐浊唾涎沫为主症，病性总属本虚标实而以本虚为主；而肺痈多因外感风热、痰热内盛致热壅血瘀、蕴酿成痈、血败肉腐化脓而成，以咳则胸痛，吐痰腥臭，甚则咳吐脓血为主症，病性属实。肺痿脉象多为虚数或虚弱，肺痈则为浮数、滑数。

2. 肺痨

肺痨是由于"痨虫"入侵所致的具有传染性的慢性虚弱性疾病，主症为咳嗽、咳血、潮热、盗汗及身体逐渐消瘦等，与肺痿以吐涎沫为主症有别，但肺痨后期可以转为肺痿。

31

四、辨证论治

（一）辨证要点

当辨标本虚实。若标实亦较明显，当分清痰、瘀偏重，并重视络病因素。

（二）治法方药

治疗总以补肺生津为原则。虚热证，治当清热生津，以润其枯；虚寒证，治当温肺益气而摄涎沫。治疗时应时刻注意保护津液，重视调理脾肾：脾胃为后天之本，肺金之母，培土有助于生金；肾为气之根，司摄纳，温肾可以助肺纳气，补上制下。

（三）主症、治法、方药

1. 虚热证

临床表现：咳吐浊唾，或咳痰带血，咳声不扬，甚则音嘎，气急喘促，口渴咽燥，可伴潮热盗汗，形体消瘦，皮毛干枯；舌红而干，脉虚数。

治法：滋阴清热，生津润肺。

代表方：麦门冬汤合清燥救肺汤（详见 159 方、327 方）。

2. 虚寒证

临床表现：咳吐涎沫，不渴，短气不足以息，头眩，神疲乏力，食少，形寒，小便数，或遗尿；舌质淡，脉虚弱。

治法：温肺益气，生津润肺。

代表方：甘草干姜汤或生姜甘草汤（详见 86 方、111 方）。

第二章　心系病证

第一节　心　悸

一、概述

心悸，是指病人自觉心中悸动，惊惕不安，甚则不能自主的一种病证，临床一般多呈发作性，每因情志波动或劳累过度而发作，且常伴胸闷、气短、失眠、健忘、眩晕、耳鸣等症。病情较轻者为惊悸，病情较重者为怔忡，可呈持续性。

二、病因病机

心悸的发生多因体质虚弱、饮食劳倦、七情所伤、感受外邪及药食不当等，以致气血阴阳亏损，心神失养，心主不安，或痰、饮、火、瘀阻滞心脉，扰乱心神。

1. 体虚劳倦
2. 七情所伤
3. 感受外邪
4. 药食不当

心悸病位在心，与肝、脾、肾、肺等脏腑关系密切，病机不外乎气血阴阳亏虚，心失所养，或邪扰心神，心神不宁。

心悸的病理性质主要有虚实两方面。虚者为气、血、阴、阳亏损，使心失滋养，而致心悸；实者多由痰火扰心，水饮上凌或心血瘀阻，气血运行不畅所致。虚实之间可以相互夹杂或转化。

三、诊断与鉴别诊断

（一）诊断

1. 自觉心中悸动不安，心搏异常，或快速，或缓慢，或跳动过重，或忽跳忽止，呈阵发性或持续不解，神情紧张，心慌不安，不能自主；可见数、促、结、代、涩、缓、沉、迟等脉象。

2. 伴有胸闷不舒，易激动，心烦寐差，颤抖乏力，头晕等症。中老年患者，可伴有心胸疼痛，甚则喘促，汗出肢冷，或见晕厥。

3. 发病常与情志刺激如惊恐、紧张及劳倦、饮酒、饱食、服用特殊药物等有关。

心悸病人应做心电图检查。心电图是检测心律失常有效、可靠、方便的手段，必要时行动态心电图、阿托品试验等检查。临床配合测量血压、X线胸部摄片、心脏超声检查等更有助于明确诊断。

（二）鉴别诊断

1. 惊悸与怔忡

心悸可分为惊悸与怔忡。惊悸发病，多与情绪因素有关，可由骤遇惊恐，忧思恼怒，悲哀过极或过度紧张而诱发，多为阵发性，病来虽速，病情较轻，实证居多，可自行缓解，不发时如常人。怔忡多由久病体虚，心脏受损所致，无精神等因素亦可发生，常持续心悸，心中惕惕，不能自控，活动后加重，多属虚证，或虚中夹实。病来虽渐，病情较重，不发时亦可兼见脏腑虚损症状。惊悸日久不愈，亦可形成怔忡。

2. 奔豚

奔豚发作之时，亦觉心胸躁动不安，乃冲气上逆，发自少腹。《难经·五十六难》云："发于小腹，上至心下，若豚状，或上或下无时"，称之为肾积。

四、辨证论治

（一）辨证要点

首辨虚实。亦应分清心脏与他脏的病变情况，有利于决定治疗的先后缓急。

（二）治法方药

分虚实论治。虚证分别予以补气、养血、滋阴、温阳；实证则应祛痰、化饮、清火、行瘀。但本病以虚实错杂为多见，故治当相应兼顾。同时，由于心悸均有心神不宁的病理特点，故应酌情配合安神宁心或镇心之法。

（三）主症、治法、方药

1. 心虚胆怯

临床表现：心悸不宁，善惊易恐，坐卧不安，不寐多梦而易惊醒，恶闻声响，食少纳呆；苔薄白，脉细数或细弦。

治法：镇惊定志，养心安神。

代表方：安神定志丸（详见154方）。

2. 心血不足

临床表现：心悸气短，头晕目眩，失眠健忘，面色无华，倦怠乏力，纳呆食少；舌淡红，脉细弱。

治法：补血养心，益气安神。

代表方：归脾汤（详见 98 方）。

五心烦热，自汗盗汗，胸闷心烦，舌淡红少津，苔少或无，脉细数或结代，为气阴两虚，治以益气养血，滋阴安神，用炙甘草汤（详见 207 方）。

若热病后期损及心阴而心悸者，可用生脉散（详见 110 方）。

3. 阴虚火旺

临床表现：心悸易惊，心烦失眠，五心烦热，口干，盗汗，思虑劳心则症状加重，伴耳鸣腰酸，头晕目眩，急躁易怒；舌红少津，苔少或无，脉象细数。

治法：滋阴清火，养心安神。

代表方：天王补心丹合朱砂安神丸（详见 47 方、146 方）。

4. 心阳不振

临床表现：心悸不安，胸闷气短，动则尤甚，面色苍白，形寒肢冷；舌淡苔白，脉象虚弱或沉细无力。

治法：温补心阳，安神定悸。

代表方：桂枝甘草龙骨牡蛎汤合参附汤（详见 259 方、218 方）。

5. 水饮凌心

临床表现：心悸眩晕，胸闷痞满，渴不欲饮，小便短少，或下肢浮肿，形寒肢冷，伴恶心，欲吐，流涎；舌淡胖，苔白滑，脉象弦滑或沉细而滑。

治法：振奋心阳，化气行水，宁心安神。

代表方：苓桂术甘汤（详见 200 方）。

若见因心功能不全而致浮肿、尿少、阵发性夜间咳喘或端坐呼吸者，当重用温阳利水之品，可用真武汤（详见 258

方）。

6. 瘀阻心脉

临床表现：心悸不安，胸闷不舒，心痛时作，痛如针刺，唇甲青紫；舌质紫暗或有瘀斑，脉涩或结或代。

治法：活血化瘀，理气通络。

代表方：桃仁红花煎（详见 264 方）。

7. 痰火扰心

临床表现：心悸时发时止，受惊易作，胸闷烦躁，失眠多梦，口干苦，大便秘结，小便短赤；舌红，苔黄腻，脉弦滑。

治法：清热化痰，宁心安神。

代表方：黄连温胆汤（详见 303 方）。

第二节 胸 痹

一、概述

胸痹，是以胸部闷痛，甚则胸痛彻背，喘息不得卧为主症的疾病，轻者仅感胸闷如窒，呼吸欠畅，重者则有胸痛，严重者心痛彻背，背痛彻心。真心痛，是胸痹进一步发展的严重病证，其特点为剧烈而持久的胸骨后疼痛，伴心悸、水肿、肢冷、喘促、汗出、面色苍白等症状，甚至危及生命。

二、病因病机

本病证的发生多与寒邪内侵、饮食失调、情志失节、劳倦内伤、年迈体虚等因素有关。其病机有虚实两方面，实为寒凝、血瘀、气滞、痰浊，痹阻胸阳，阻滞心脉；虚为气虚、阴伤、阳衰，肺、脾、肝、肾亏虚，心脉失养。在本病证的形成和发展过程中，大多因实致虚，亦有因虚致实者。

1. 寒邪内侵
2. 饮食失调
3. 情志失节
4. 劳倦内伤
5. 年迈体虚

胸痹的主要病机为心脉痹阻，病位在心，涉及肝、肺、脾、肾等脏。其临床主要表现为本虚标实，虚实夹杂。

胸痹病机转化可因实致虚，亦可因虚致实。

三、诊断与鉴别诊断

(一) 诊断

1. 胸痹以胸部闷痛为主症，一般持续几秒到几十分钟，休息或用药后可缓解。患者多见膻中或心前区憋闷疼痛，甚则痛彻左肩背、咽喉、胃脘部、左上臂内侧等部位，呈反复发作性。常伴有心悸、气短、汗出，甚则喘息不得卧。

2. 突然发病，时作时止，反复发作。严重者可见胸痛剧烈，持续不解，汗出肢冷，面色苍白，唇甲青紫，脉散乱或微细欲绝等危候，可发生猝死。

3. 多见于中年以上，常因操劳过度、抑郁恼怒、多饮暴食或气候变化而诱发，亦有无明显诱因或安静时发病者。

心电图应作为必备的常规检查，必要时，可选用动态心电图、活动平板运动试验，有助于心肌缺血的诊断和评价治疗效果。心脏冠脉造影检查是确诊心肌缺血、冠状动脉病变的重要方法。

（二）鉴别诊断

1. 悬饮

为胸胁胀痛，持续不解，多伴有咳唾，转侧、呼吸时疼痛加重，肋间饱满，并有咳嗽、咳痰等肺系证候。

2. 胃脘痛

与饮食相关，以胀痛为主，局部有压痛，持续时间较长，常伴有泛酸、嘈杂、嗳气、呃逆等胃部症状。

3. 真心痛

是胸痹的进一步发展，症见心痛剧烈，甚则持续不解，伴有汗出、肢冷、面白、唇紫、手足青至节、脉微或结代等的危重急症。

四、辨证论治

（一）辨证要点

1. 辨标本虚实

2. 辨病情轻重

（二）治法方药

其治疗原则应先治其标，后治其本，先从祛邪入手，然后再予扶正，必要时可根据虚实标本的主次，兼顾同治。

标实当泻，针对气滞、血瘀、寒凝、痰浊而疏理气机，活血化瘀，辛温通阳，泄浊豁痰，尤重活血通脉治法；本虚宜补，权衡心脏阴阳气血之不足，有无兼见肺、肝、脾、肾等脏之亏虚，补气温阳，滋阴益肾，纠正脏腑之偏衰，尤其重视补益心气之不足。在胸痹治疗中，必须辨清证候之重危顺逆，一旦发现脱证之先兆，必须尽早投用益气固脱之品。

（三）主症、治法、方药

1. 心血瘀阻

临床表现：心胸疼痛，如刺如绞，痛有定处，入夜为甚，甚则心痛彻背，背痛彻心，或痛引肩背，伴有胸闷，日久不愈，可因暴怒、劳累而加重；舌质紫暗，有瘀斑，苔薄，脉弦涩。

治法：活血化瘀，通脉止痛。

代表方：血府逐瘀汤（详见 151 方）。

2. 气滞心胸

临床表现：心胸满闷，隐痛阵发，痛有定处，时欲太息，遇情志不遂时容易诱发或加重，或兼有胸部胀闷，得嗳气或矢气则舒；苔薄或薄腻，脉细弦。

治法：疏肝理气，活血通络。

代表方：柴胡疏肝散（详见 271 方）。

气郁日久化热，心烦易怒，口干便秘，舌红苔黄，脉弦数者，用加味逍遥散（详见 129 方）。

3. 痰浊闭阻

临床表现：胸闷重而心痛微，痰多气短，肢体沉重，形体肥胖，遇阴雨天而易发作或加重，伴有倦怠乏力，纳呆便溏，咳吐痰涎；舌体胖大且边有齿痕，苔浊腻或白滑，脉滑。

治法：通阳泄浊，豁痰宣痹。

代表方：栝蒌薤白半夏汤合涤痰汤（详见 262 方、284方）。

4. 寒凝心脉

临床表现：猝然心痛如绞，心痛彻背，喘不得卧，多因气候骤冷或骤感风寒而发病或加重，伴形寒，甚则手足不温，冷汗自出，胸闷气短，心悸，面色苍白；苔薄白，脉沉紧或沉细。

治法：辛温散寒，宣通心阳。

代表方：枳实薤白桂枝汤合当归四逆汤（详见 232 方、143 方）。

若痛剧而四肢不温，冷汗自出，即刻舌下含化苏合香丸（详见 165 方）或麝香保心丸。

5. 气阴两虚

临床表现：心胸隐痛，时作时休，心悸气短，动则益甚，伴倦怠乏力，声息低微，面色白，易汗出；舌质淡红，舌体胖且边有齿痕，苔薄白，脉虚细缓或结代。

治法：益气养阴，活血通脉。

代表方：生脉散合人参养荣汤（详见 110 方、16 方）。

6. 心肾阴虚

临床表现：心痛憋闷，心悸盗汗，虚烦不寐，腰酸膝软，头晕耳鸣，口干便秘；舌红少津，苔薄或剥，脉细数或促代。

治法：滋阴清火，养心和络。

代表方：天王补心丹合炙甘草汤（详见 47 方、207 方）。

阴不敛阳，虚火内扰心神，虚烦不寐，舌尖红少津者，可用酸枣仁汤（详见 351 方）。

7. 心肾阳虚

临床表现：心悸而痛，胸闷气短，动则更甚，自汗，面色白，神倦怯寒，四肢欠温或肿胀；舌质淡胖，边有齿痕，苔白或腻，脉沉细迟。

治法：温补阳气，振奋心阳。

代表方：参附汤合右归饮（详见 218 方、94 方）。

8. 正虚阳脱

临床表现：心胸绞痛，胸中憋闷或有窒息感，喘促不宁，心慌，面色苍白，大汗淋漓，烦躁不安或表情淡漠，重则神志昏迷，四肢厥冷，口开目合，手撒尿遗；脉疾数无力或脉微欲绝。

治法：回阳救逆，益气固脱。

代表方：四逆加人参汤（详见105方）。

第三节　心　衰

一、概述

心衰是以心悸、气喘、肢体水肿为主症的一种病证。为多种慢性心系疾病反复发展，迁延不愈的最终归宿。临床上，轻者可仅表现为气短、不耐劳累，重者可见喘息心悸，不能平卧，或伴咳吐痰涎，尿少肢肿，或口唇发绀，胁下痞块，颈脉显露，甚至出现端坐呼吸，喘悸不休，汗出肢冷等厥脱危象。

二、病因病机

心衰的发生，多因久患心痹、真心痛或先天心脏疾患，日久不复，引起心气内虚，而因复感外邪、情志刺激或劳倦过度更伤心体，心之阳气亏虚，血行无力，瘀滞在心，血脉不通，内而气血郁阻，迫使血津外泄，抑制水津回流。

1. 久病耗伤
2. 感受外邪
3. 七情所伤
4. 劳倦内伤

心衰病位在心，涉及肺、肝、脾、肾等脏。慢性心衰的最根本病机为心气不足、心阳亏虚。

临床表现多为本虚标实，虚实夹杂之证。本虚有气虚、气阴两虚及阳虚；标实主要为血瘀、痰浊、水饮。

病变早期主要为心肺气虚，运血无力，瘀血内停；中期因气虚不复，瘀血日久，化赤生新不足，脏腑失荣而呈气阴两虚之证；后期气虚及阳，瘀血愈甚，迫津外泄，抑制水津回流而致水湿泛溢，瘀血贯穿始终，此即《血证论》"血积既久，其水乃成""瘀血化水，亦发水肿"之谓。因此，慢性心衰的病机可用"虚""瘀""水"三者概括，心气心阳亏虚是病理基础，血瘀是中心病理环节，痰浊和水饮是主要病理产物。

三、诊断与鉴别诊断

（一）诊断

1. 有慢性心系疾患病史多年，反复发作，时轻时重，经久难愈。多见于中老年人。

2. 临床轻者可仅表现为气短和运动耐量下降，重者可见喘促，心悸，不能平卧，或伴咳痰，尿少肢肿，或口唇发绀，胁下痞块，颈脉显露，甚至出现端坐呼吸，喘悸不休，汗出肢冷等厥脱危象。

3. 常因外感、劳倦、情志等刺激诱发。

超声心动图、血清 B 型尿钠肽（BNP）或其前体 NT‐proBNP 浓度测定有助于心衰的明确诊断。

（二）鉴别诊断

1. 喘证

心衰常见喘促短气之症，需与喘证鉴别。《素问·逆调论》云："若心气虚衰，可见喘息持续不已"，心衰一般存在心系基础病，发作时除喘促外，尚可伴见心悸、浮肿、尿少等水饮内停表现；而喘证多是由外感诱发或加重的急慢性呼吸系统疾病，实者起病急，多有表证，虚者常反复发作，遇劳尤甚，平素亦可见气怯声低、脉弱等肺肾气虚之证，多伴不同程度的呼吸功能受限。

2. 鼓胀、水肿

心衰后期出现阳虚水泛时可见浮肿、尿少，或胁下痞块坚硬，或颈脉显露等水饮内停、瘀血阻滞之证，易与鼓胀、水肿混淆。

鼓胀是气、血、水结于腹中，以腹大、肢细、腹壁脉络显露为主，病在肝脾，晚期方伴肢体浮肿和尿少等症，类似《金匮要略》"五脏水"之"肝水"，其云："肝水者，其腹大，不能自转侧……小便继通"。

水肿是因肺、脾、肾功能失调，全身气化功能障碍，而致水湿泛溢。五脏水之"肺水""脾水""肾水"可兼见，以身肿、腹大、小便难为主要见症，其肿多从眼睑或下肢开始，继及全身，皮肤光亮或按之如泥，病轻者无喘促、心悸表现，后期水凌心肺才并见"喘、悸"之症。病机上，心衰之肿是因心之气阳亏虚导致"先病血结而水随蓄"，水肿后期影响及心则多是"先病水肿而（心）血随败"所致。

四、辨证论治

（一）辨证要点

1. 辨轻重缓急

2. 辨标本虚实

（二）治法方药

心衰的总体治疗原则为补气温阳，活血利水，兼顾阴津。

（三）主症、治法、方药

1. 气虚血瘀

临床表现：胸闷气短，心悸，活动后诱发或加剧，神疲乏力，自汗，面色白，口唇发绀，或胸部闷痛，或肢肿时作，喘息不得卧；舌淡胖或淡暗有瘀斑，脉沉细或涩、结、代。

治法：补益心肺，活血化瘀。

代表方：保元汤合血府逐瘀汤（详见 244 方、151 方）。

2. 气阴两虚

临床表现：胸闷气短，心悸，动则加剧，神疲乏力，口干，五心烦热，两颧潮红，或胸痛，入夜尤甚，或伴腰膝酸软，头晕耳鸣，或尿少肢肿；舌暗红少苔或少津，脉细数无力或结、代。

治法：益气养阴，活血化瘀。

代表方：生脉散合血府逐瘀汤（详见 110 方、151 方）。

3. 阳虚水泛

临床表现：心悸，喘息不得卧，面浮肢肿，尿少，神疲乏力，畏寒肢冷，腹胀，便溏，口唇发绀，胸部刺痛，或胁下痞块坚硬，颈脉显露；舌淡胖有齿痕，或有瘀点、瘀斑，脉沉细或结、代、促。

治法：益气温阳，化瘀利水。

代表方：真武汤合葶苈大枣泻肺汤（详见 258 方、334 方）。

4. 喘脱危证

临床表现：面色晦暗，喘悸不休，烦躁不安，或额汗如油，四肢厥冷，尿少肢肿；舌淡苔白，脉微细欲绝或疾数无力。

治法：回阳固脱。

代表方：参附龙骨牡蛎汤（详见 217 方）。

第四节 不 寐

一、概述

不寐是以经常不能获得正常睡眠为特征的一类病证，主要表现为睡眠时间、深度的不足。轻者入睡困难，或寐而不酣，时寐时醒，或醒后不能再寐；重则彻夜不寐。

二、病因病机

不寐每因饮食不节，情志失常，劳倦、思虑过度及病后、年迈体虚等因素，导致心神不安，神不守舍。

1. 饮食不节

2. 情志失常

3. 劳逸失调

4. 病后体虚

不寐病位主要在心，与肝、脾、肾关系密切。

不寐的病理变化，总属阳盛阴衰，阴阳失交。一为阴虚不能纳阳，一为阳盛不得入于阴。

不寐的病理性质有虚实之分。肝郁化火，或痰热内扰，心神不安，多属实证。心脾两虚，气血不足，或由心胆气虚，或由心肾不交，水火不济，心神失养，神不安宁，多属虚证，但久病可表现为虚实兼夹，或为瘀血所致。

三、诊断与鉴别诊断

(一) 诊断

1. 轻者入寐困难或寐而易醒，醒后不寐，连续 3 周以上，重者彻夜难眠。

2. 常伴有头痛、头昏、心悸、健忘、神疲乏力、心神不宁、多梦等症。

3. 本病证常有饮食不节，情志失常，劳倦、思虑过度，病后体虚等病史。

多导睡眠图、脑电图等有助于本病的诊断。

(二) 鉴别诊断

1. 一过性失眠

在日常生活中常见，可因一时性情志不舒、生活环境改变，或因饮用浓茶、咖啡和服用药物等引起。一般有明显诱因，且病程不长。一过性失眠不属病态，也不需任何治疗，可通过身体自然调节而复常。

2. 生理性少寐

多见于老年人，虽少寐早醒，而无明显痛苦，属生理现象。

四、辨证论治

(一) 辨证要点

1. 辨受病脏腑

2. 辨病情轻重久暂

3. 辨证结合临床辅助检查：不寐的确诊可采用多导睡眠图来判断

（二）治法方药

治疗以补虚泻实，调整阴阳为原则，安神定志是本证的基本治法。实证宜清心泻火，清火化痰，清肝泻热；虚证宜补益心脾，滋阴降火，益气镇惊。

1. 辨证基础上佐以安神之品：如茯神、柏子仁、珍珠母、龙齿、夜交藤、远志、合欢皮等。

2. 调整阴阳气血

3. 心理治疗

（三）主症、治法、方药

1. 肝火扰心

临床表现：不寐多梦，甚则彻夜不眠，急躁易怒，伴头晕头胀，目赤耳鸣，口干而苦，不思饮食，便秘溲赤；舌红苔黄，脉弦而数。

治法：疏肝泻热，镇心安神。

代表方：龙胆泻肝汤（详见 95 方）。

2. 痰热扰心

临床表现：心烦不寐，胸闷脘痞，泛恶嗳气，伴头重，目眩；舌偏红，苔黄腻，脉滑数。

治法：清化痰热，和中安神。

代表方：黄连温胆汤（详见 303 方）。

3. 心脾两虚

临床表现：不易入睡，多梦易醒，心悸健忘，神疲食少，伴头晕目眩，面色少华，四肢倦怠，腹胀便溏；舌淡苔薄，脉细无力。

治法：补益心脾，养血安神。

代表方：归脾汤（详见 98 方）。

4. 心肾不交

临床表现：心烦不寐，入睡困难，心悸多梦，伴头晕耳鸣，腰膝酸软，潮热盗汗，五心烦热，咽干少津，男子遗精，女子月经不调；舌红少苔，脉细数。

治法：滋阴降火，交通心肾。

代表方：六味地黄丸合用交泰丸（详见 76 方、152 方）。

5. 心胆气虚

临床表现：虚烦不寐，胆怯心悸，触事易惊，终日惕惕，伴气短自汗，倦怠乏力；舌淡，脉弦细。

治法：益气镇惊，安神定志。

代表方：安神定志丸合用酸枣仁汤（详见 154 方、351方）。

【附】多寐

多寐是以不分昼夜，时时欲睡，呼之即醒，醒后复睡为主要表现的病证，亦称"嗜睡""多卧""嗜眠""多眠"等。

本病的病位在心、脾，与肾关系密切，多属本虚标实。本虚主要为心、脾、肾阳气虚弱，心窍失荣；标实则为湿邪、痰浊、瘀血等阻滞脉络，蒙塞心窍。总之，多寐的病机关键是湿、浊、痰、瘀困滞阳气，心阳不振；或阳虚气弱，心神失荣。

1. 湿盛困脾

临床表现：头蒙如裹，昏昏嗜睡，肢体沉重，偶伴浮肿，胸脘痞满，纳少，泛恶；舌苔腻，脉濡。

治法：燥湿健脾，醒神开窍。

代表方：平胃散（详见96方）。

2. 瘀血阻滞

临床表现：神倦嗜睡，头痛头晕，病程较久，或有外伤史；脉涩，舌质紫暗或有瘀斑。

治法：活血通络。

代表方：通窍活血汤（详见 290 方）。

3. 脾气虚弱

临床表现：嗜睡多卧，倦怠乏力，饭后尤甚，伴纳少便溏，面色萎黄；苔薄白，脉虚弱。

治法：健脾益气。

代表方：香砂六君子汤（详见 242 方）。

4. 阳气虚衰

临床表现：心神昏浊，倦怠嗜卧，精神疲乏懒言，畏寒肢冷，面色白，健忘；脉沉细无力，舌淡苔薄。

治法：益气温阳。

代表方：附子理中丸合人参益气汤（详见 193 方、17 方）。

第三章　脑系病证

第一节　头　痛

一、概述

头痛，亦称头风，是以自觉头部疼痛为特征的一种常见病证。头痛既可单独出现，亦可伴见于多种疾病的过程中。

二、病因病机

头痛的发生，一般可分为外感、内伤两类。若感受风、寒、湿、热等六淫之邪，上犯颠顶，阻遏清阳；或内伤诸疾，导致脏腑功能失调，气血逆乱，痰瘀阻窍；或外伤久病，导致气滞血瘀或气血亏虚，脑脉失养，皆可引发头痛。

1. 外感头痛　多因起居不慎，坐卧当风，感受风、寒、湿、热等外邪，尤以风邪为主。

2. 内伤头痛

另外，若跌仆闪挫损伤脑脉，或久病入络，皆可导致脑络瘀阻，临证多见头痛如刺，固定不移，经久不愈。

其主要病机概而论之，外感多责之于风、寒、湿、热，内伤多关乎气、血、痰、瘀、虚，其既可单独为因，也可相兼为害，导致经气不通，不通则痛，或经脉失养，不荣则痛。

本病病位在脑，常涉及肝、脾、肾诸脏。外感头痛一般起病较急，痛势剧烈，病程较短，多属实证，预后较好。内伤头痛多因脏腑功能失调所致，常起病较慢，痛势较缓，病程较长，临床有实证、有虚证，且虚实在一定条件下可相互转化。若头痛日久不愈，则可由实转虚或见本虚标实、虚实夹杂证候。内伤头痛还常常因情志、劳倦、饮食等诱因而反复发作，缠绵不愈。各种头痛若迁延不愈，可致久病入络，多见本虚标实之瘀血头痛。

三、诊断与鉴别诊断

（一）诊断

1. 以头部疼痛为主要症状，可发生在前额、两颞、颠顶、枕项或全头等部位，头痛较甚者，可伴见恶心呕吐、畏光、烦躁等症。

2. 一般起病较急、病势较剧，呈掣痛、跳痛、灼痛、重痛或痛无休止，且有外感史并伴外感表证，为外感头痛；一般起病缓慢、反复发作，病程较长，呈胀痛、刺痛、空痛、昏痛或隐隐而痛，多无外感史，为内伤头痛。外伤性头痛多有头部外伤史。

必要时进行精神和心理检查，同时结合头颅 CT 或 MRI 检查、脑电图检查以及腰椎穿刺脑脊液检查等，有助于对头痛原因的鉴别。

（二）鉴别诊断

1. 真头痛

为头痛的一种特殊类型，病情危重，常呈突发性剧烈头痛，持续不解且阵发加重，多伴有喷射状呕吐，甚者可见肢厥、抽搐等症。本病凶险，应与一般头痛相区别。

2. 中风

以突发半身不遂、肌肤不仁、口舌歪斜、言语不利，甚则突然昏仆、不省人事为主要表现，可伴有头痛等症，但头痛无半身不遂等见症。

四、辨证论治

（一）辨证要点

1. 辨外感与内伤

2. 辨头痛部位

太阳头痛，痛在脑后，下连于项；阳明头痛，在前额部及眉棱骨处；少阳头痛，在头之两侧，并连及于耳；厥阴头痛，多在颠顶部位，或连目系；太阴、少阴头痛多以全头疼痛为主。临证尚可见偏头痛，也称"偏头风"，常以一侧头痛暴作为特点，痛势剧烈，可连及眼、齿，痛止则如常人，反复发作，经久不愈，多系肝经风火上扰所致。

3. 辨头痛性质

4. 辨病势顺逆

（二）治法方药

外感头痛属实证，以风邪为主，治疗当以祛风为主，兼以散寒、清热、祛湿。内伤头痛多属虚证或虚实夹杂证，虚证以补养气血或益肾填精为主；实证以平肝、化痰、行瘀为主；虚实夹杂证，宜标本兼顾，补虚泻实。

治疗头痛应重视引经药的应用。如太阳头痛选用羌活、蔓荆子、川芎；阳明头痛选用葛根、白芷、知母；少阳头痛选用柴胡、黄芩、川芎；厥阴头痛选用吴茱萸、藁本；少阴头痛选用细辛；太阴头痛选用苍术。青春期女性易患的偏头痛，多属肝气郁结而导致，临证可按实际情况酌加柴胡、川芎、全蝎等为引经方药。

（三）主症、治法、方药

1. 外感头痛

（1）风寒头痛

临床表现：头痛时作，连及项背，呈掣痛样，时有拘急收紧感，常伴恶风畏寒，遇风尤剧，头痛喜裹，口不渴；舌淡红，苔薄白，脉浮或浮紧。

治法：疏风散寒止痛。

代表方：川芎茶调散（详见45方）。

（2）风热头痛

临床表现：头痛而胀，甚则头胀如裂，发热或恶风，面红目赤，口渴喜饮，便秘尿赤；舌尖红，苔薄黄，脉浮数。

治法：疏风清热和络。

代表方：芎芷石膏汤（详见137方）。

（3）风湿头痛

临床表现：头痛如裹，肢体困重，胸闷纳呆，小便不利，大便或溏；舌淡苔白腻，脉濡。

治法：祛风胜湿通窍。

代表方：羌活胜湿汤（详见179方）。

2. 内伤头痛

（1）肝阳头痛

临床表现：头胀痛而眩，以两侧为主，心烦易怒，口苦面红，或兼胁痛；舌红苔薄黄，脉弦数。

治法：平肝潜阳。

代表方：天麻钩藤饮（详见49方）。

（2）血虚头痛

临床表现：头痛而晕，心悸怔忡，神疲乏力，面色少华；舌质淡，苔薄白，脉细弱。

治法：滋阴养血。

代表方：加味四物汤（详见127方）。

（3）气虚头痛

临床表现：头痛隐隐，时发时止，遇劳则加重，纳食减少，倦怠乏力，气短自汗；舌质淡，苔薄白，脉细弱。

治法：益气升清。

代表方：益气聪明汤（详见278方）。

（4）痰浊头痛

临床表现：头痛昏蒙沉重，胸脘痞闷，纳呆呕恶；舌淡苔白腻，脉滑或弦滑。

治法：化痰降逆。

代表方：半夏白术天麻汤（详见120方）。

（5）肾虚头痛

临床表现：头痛且空，眩晕耳鸣，腰膝酸软，神疲乏力，少寐健忘，遗精带下；舌红少苔，脉细无力。

治法：补肾填精。

代表方：大补元煎（详见26方）。

（6）瘀血头痛

临床表现：头痛经久不愈，痛处固定不移，痛如锥刺，或有头部外伤史；舌质紫暗，可见瘀斑、瘀点，苔薄白，脉细或细涩。

治法：活血化瘀。

代表方：通窍活血汤（详见290方）。

第二节 眩 晕

一、概述

眩晕是以目眩与头晕为主要表现的病证。目眩是指眼花或眼前发黑,头晕是指感觉自身或外界景物旋转。二者常同时并见,故统称为眩晕。轻者闭目即止,重者如坐车船,旋转不定,不能站立,或伴有恶心、呕吐、汗出,甚则仆倒等症状。

二、病因病机

眩晕的发生主要与情志不遂、年老体弱、饮食不节、久病劳倦、跌仆坠损以及感受外邪等因素有关,内生风、痰、瘀、虚,导致风眩内动、清窍不宁或清阳不升,脑窍失养而突发眩晕。

1. 情志不遂
2. 年老体虚
3. 饮食不节
4. 久病劳倦
5. 跌仆坠损

眩晕的病机概括起来主要有风、痰、虚、瘀诸端,以内伤为主。

本病病位在脑,病变与肝、脾、肾三脏密切相关。其病性有虚、实两端,临床以虚证居多。

临证显示,眩晕频作的中老年患者,多有罹患中风的可能,临证常称之为"中风先兆",需谨慎防范病情迁延、变化。

三、诊断与鉴别诊断

（一）诊断

1. 头晕目眩，视物旋转，轻者闭目即止，重者如坐车船，甚则仆倒。

2. 可伴有恶心、呕吐、汗出、耳鸣、耳聋、心悸，以及面色苍白、眼球震颤等表现。

3. 多见于 40 岁以上人群。起病较急，常反复发作，或慢性起病逐渐加重。

4. 多有情志不遂、年高体虚、饮食不节或跌仆损伤等病史。

颈椎 X 线片、经颅多普勒、颅脑 CT、MRI 扫描、血常规及血液系统检查等有助于对本病病因的诊断。

（二）鉴别诊断

1. 厥证

以突然昏仆，不省人事，或伴见四肢厥冷为特征，一般可在短时间内苏醒，严重者亦可"一厥不复"甚至死亡。眩晕发作严重者也有头眩欲仆或晕旋仆倒的表现，虽与厥证相似，但无昏迷、不省人事等症，也无四肢厥冷表现。

2. 中风

以猝然昏仆、不省人事，伴口舌歪斜、半身不遂、失语，或不经昏仆，仅以喎僻不遂为特征。眩晕仅以头晕目眩为主症，虽眩晕之甚者亦可见仆倒，与中风昏仆相似，但患者神志清楚或瞬间即清，且无半身不遂、口舌歪斜、言语謇涩等症。部分中风病人以眩晕、头痛为先兆表现，应当注意二者的区别及联系。

四、辨证论治

（一）辨证要点

1. 辨相关脏腑

2. 辨虚实标本

3. 辨缓急轻重

（二）治法方药

眩晕的治疗原则是补虚泻实，调整阴阳。虚者当补益气血、滋养肝肾、填精益髓；实者当潜阳息风、清肝泻火、化痰祛瘀。

（三）主症、治法、方药

1. 肝阳上亢

临床表现：眩晕，耳鸣，头目胀痛，急躁易怒，口苦，失眠多梦，遇烦劳郁怒而加重，甚则仆倒，颜面潮红，肢麻震颤；舌红苔黄，脉弦或数。

治法：平肝潜阳，清火息风。

代表方：天麻钩藤饮（详见49方）。

2. 痰湿中阻

临床表现：眩晕，头重如蒙，或伴视物旋转，胸闷恶心，呕吐痰涎，食少多寐；舌苔白腻，脉濡滑。

治法：化痰祛湿，健脾和胃。

代表方：半夏白术天麻汤（详见120方）。

若头痛头胀，心烦口苦，渴不欲饮者，宜用黄连温胆汤（详见303方）。

3. 瘀血阻窍

临床表现：眩晕，头痛，且痛有定处，兼见健忘，失眠，心悸，精神不振，耳鸣耳聋，面唇紫暗；舌暗有瘀斑，多伴见舌下脉络迂曲增粗，脉涩或细涩。

治法：祛瘀生新，活血通窍。

代表方：通窍活血汤（详见 290 方）。

4. 气血亏虚

临床表现：眩晕动则加剧，劳累即发，面色白，神疲自汗，倦怠懒言，唇甲不华，发色不泽，心悸少寐，纳少腹胀；舌淡苔薄白，脉细弱。

治法：补益气血，调养心脾。

代表方：归脾汤（详见 98 方）。

5. 肾精不足

临床表现：眩晕日久不愈，精神萎靡，腰酸膝软，少寐多梦，健忘，两目干涩，视力减退；或遗精滑泄，耳鸣齿摇；或颧红咽干，五心烦热；舌红少苔，脉细数；或面色白，形寒肢冷；舌淡嫩，苔白，脉沉细无力，尺脉尤甚。

治法：滋养肝肾，填精益髓。

代表方：左归丸（详见 90 方）。

第三节　中　风

一、概述

中风，又称卒中，是以半身不遂、肌肤不仁、口舌歪斜、言语不利，甚则突然昏仆、不省人事为主要表现的病证。因其发病骤然，变化迅速，有"风性善行而数变"的特点，故名中风。

二、病因病机

中风的发生主要因内伤积损、情志过极、饮食不节、体态肥盛等，引起虚气留滞，或肝阳暴涨，或痰热内生，或气虚痰湿，引起内风旋动，气血逆乱，横窜经脉，直冲犯脑，导致血瘀脑脉或血溢脉外，发为中风。

1. 内伤积损
2. 情志过极
3. 饮食不节
4. 体态肥盛

本病一年四季均可发生，但与季节变化有关。寒冷等环境因素也是导致中风高发的诱因，即古人所谓中风之"外因"，但从临床来看，本病以"内因"为主。

中风的主要病机有风、火（热）、痰、瘀、虚五端，在一定条件下相互影响，相互转化，引起内风旋动，气血逆乱，横窜经脉，直冲犯脑，导致血瘀脑脉或血溢脉外而发中风。

本病的病变部位在脑，涉及心、肝、脾、肾等多个脏腑。中风急性期，以半身不遂、口舌歪斜、肌肤不仁为主症而无神昏者，为病在经络，伤及脑脉，病情较轻；初起即见神志昏蒙或谵语者，为病入脏腑，伤及脑髓，病情较重。如果起病时神清，但三五日内病情逐渐加重，出现神志昏蒙或谵语者，则是病从经络深入脏腑，病情由轻转重。反之亦然。

本病的病机演变常见于本虚标实之间。急性期以风、火（热）、痰、瘀为主，常见风痰上扰、风火相扇，痰瘀互阻，气血逆乱等"标"实之象。恢复期及后遗症期则以虚中夹实为主，多见气虚血瘀、阴虚阳亢，或血少脉涩、阳气衰微等"本"虚之征。通常情况下，若病情由实转虚，为病情趋于稳定；若病情由虚转实，常见外感或复中之证，则提示病情波动或加重。

三、诊断与鉴别诊断

（一）诊断

1. 急性起病，发展迅速，具备"风性善行而数变"的特点。

2. 具备突发半身不遂、肌肤不仁、口舌歪斜、言语謇涩、神志昏蒙主症中 2 项，或主症 1 项加次症 2 项，如头晕、目眩、头痛、步态不稳、呛水呛食、目偏不瞬。

3. 症状和体征持续 24 小时以上。

4. 多发于年龄在 40 岁以上者。

头颅 MRI 或 CT 扫描发现责任病灶，有助于本病的诊断。

根据病灶性质可分为缺血性中风和出血性中风；根据病情程度，可分为中经络（符合中风诊断标准但无神志异常）和中脏腑（符合中风诊断标准但有神志异常）；根据病程时间，可分为急性期（发病后 2 周以内，中脏腑可至 1 个月）、恢复期（2 周到 6 个月内）和后遗症期（6 个月以上）。

（二）鉴别诊断

1. 口僻

以口眼歪斜、口角流涎、言语不清为主症，常伴外感表证或耳背疼痛，并无半身不遂、口舌歪斜等症。不同年龄均可罹患。

2. 厥证

昏仆不省人事时间一般较短，多伴有面色苍白、四肢逆冷，一般移时苏醒，醒后无半身不遂、口舌歪斜、言语不利等症。

3. 痉证

以四肢抽搐、颈项强直，甚至角弓反张为特征，甚至昏迷，但无半身不遂、口舌歪斜、言语不利等症状。

4. 痿证

一般起病缓慢，多表现为双下肢痿躄不用，或四肢肌肉萎缩，痿软无力，与中风之半身不遂不同。

四、辨证论治

（一）辨证要点

1. 辨中经络与中脏腑

2. 辨闭证与脱证

3. 辨顺势与逆势

（二）治法方药

中风急性期，当急则治其标，以祛邪为主，常用平肝息风、化痰通腑、活血通络等治法。中脏腑者，当以醒神开窍为治则，闭证宜清热开窍或化痰开窍，脱证则回阳固脱，如内闭外脱并存，则醒神开窍与扶正固本兼用。

有部分患者留有半身不遂、肌肤不仁、言语不利、吞咽困难等后遗症，辨证多见虚实夹杂，治宜攻补兼施。如中风瘫痪可见肢体强痉而屈伸不利之硬瘫（痉挛性瘫痪），为阴血亏虚、筋膜拘急所致，常用建瓴汤，以育阴息风、养筋缓急；若肢体瘫软而活动不能之软瘫，为气虚血瘀、筋膜弛缓所致，常用补阳还五汤，以益气活血，强筋振痿。若两者兼夹，宜虚实并治，如大活络丹，调理气血，滋补肝肾，祛瘀化痰，息风通络。若舌强言謇，或言语不清，或舌暗不语，伸舌多偏斜，属风痰入络，舌窍不利，可用神仙解语丹以祛风除痰开窍。

（三）主症、治法、方药

1. 中经络

（1）风阳上扰

临床表现：半身不遂，肌肤不仁，口舌歪斜；言语謇涩，或舌强不语；急躁易怒，头痛，眩晕，面红目赤，口苦咽干；尿赤，便干；舌红少苔或苔黄，脉弦数。

治法：清肝泻火，息风潜阳。

代表方：天麻钩藤饮（详见49方）。

（2）风痰阻络

临床表现：肌肤不仁，甚则半身不遂，口舌歪斜；言语不利，或謇涩或不语；头晕目眩；舌质暗淡，舌苔白腻，脉弦滑。

治法：息风化痰，活血通络。

代表方：半夏白术天麻汤（详见120方）。

（3）痰热腑实

临床表现：半身不遂，肌肤不仁，口舌歪斜；言语不利，或言语謇涩；头晕目眩，吐痰或痰多，腹胀、便干或便秘；舌质暗红或暗淡，苔黄或黄腻，脉弦滑或兼数。

治法：清热化痰，通腑泻浊。

代表方：星蒌承气汤（详见238方）。

（4）气虚血瘀

临床表现：半身不遂，肌肤不仁，口舌歪斜；言语不利，或謇涩或不语；面色无华，气短乏力；口角流涎，自汗，心悸，便溏；手足或偏身肿胀；舌质暗淡或瘀斑，舌苔薄白或腻，脉沉细、细缓或细弦。

治法：益气扶正，活血化瘀。

代表方：补阳还五汤（详见 189 方）。

（5）阴虚风动

临床表现：半身不遂，一侧手足沉重麻木，口舌歪斜，舌强语謇；平素头晕头痛，耳鸣目眩，双目干涩，腰酸腿软；急躁易怒，少眠多梦；舌质红绛或暗红，少苔或无苔，脉细弦或细弦数。

治法：滋养肝肾，潜阳息风。

代表方：镇肝息风汤（详见 356 方）。

2. 中脏腑

（1）阳闭

临床表现：突然昏仆，不省人事；牙关紧闭，口噤不开，两手握固，大小便闭，肢体强痉，兼有面赤身热，气粗口臭，躁扰不宁；舌苔黄腻，脉弦滑而数。

治法：清热化痰，开窍醒神。

代表方：羚羊角汤合用安宫牛黄丸（详见 316 方、153 方）。

临床还可选用清开灵注射液或醒脑静注射液静脉滴注。

（2）阴闭

临床表现：突然昏倒，不省人事；牙关紧闭，口噤不开，两手握固，大小便闭，肢体强痉；面白唇暗，四肢不温，静卧不烦；舌苔白腻，脉沉滑。

治法：温阳化痰，开窍醒神。

代表方：涤痰汤合用苏合香丸（详见 284 方、165 方）。

（3）脱证

临床表现：突然昏仆，不省人事，目合口张，鼻鼾息微，手撒遗尿；汗多不止，四肢冰冷；舌痿，脉微欲绝。

治法：回阳固脱。

代表方：参附汤（详见218方）。

第四节 痴 呆

一、概述

痴呆，又称呆病，是一种以获得性智能缺损为主要特征的病证，其损害的程度足以干扰工作或日常生活活动。随着人口老龄化，痴呆已经成为老年人的常见病和多发病，是老年人的主要病死原因之一。

二、病因病机

本病的发病多因先天不足，或后天失养，或年迈体虚，或久病不复，导致肾虚精少，髓海不足，元神失养，而渐致痴呆；或因久郁不解，或中风外伤，或外感热毒等，导致损伤脑络，脑气不通，神明不清，而突发痴呆。

1. 先天不足
2. 后天失养
3. 年老肾虚
4. 久郁不解
5. 中风外伤

本病的发病机理主要有虚、痰、瘀等方面，且互为影响。"呆病成于虚""呆病成于痰""呆病成于瘀"。

本病的病变部位在脑髓，与心、肝、脾、肾功能失调密切相关，其中以肾虚为本。脾肾亏虚，气血不足，精髓无源，或老年肾衰，精少髓减，使髓海渐空，元神失养而发痴呆。与此同时，痰浊、瘀血、火热等留滞于脑，损伤脑络，导致脑气与脏气不相连接，神明不清，故发痴呆。

本病的病机演变有虚实两端，初期多虚，证候表现为髓海不足、脾肾亏虚、气血不足，临床表现以智能缺损症状为主，少见情志异常症状，病情相对稳定，即平台期特征；中期虚实夹杂，证候表现为痰浊蒙窍、瘀血阻络、心肝火旺，一般智能缺损症状较重，常伴情志异常症状，病情明显波动，即波动期特征；后期因痰浊、瘀血、火热久蕴而生浊毒所致，正衰邪盛，但证候表现多以正气虚极和热毒内盛为主，病情明显恶化，临床表现为智能丧失殆尽，且兼神惫如寐，或知动失司，或形神失控，或虚极风动症状，即下滑期特征。

临床上，由虚转实，多为病情加重；由实转虚，常为病情趋缓；而极虚极实，则提示病情恶化。临床上肾虚几乎贯穿于疾病始终，而痰浊对肾虚、髓减、气虚、血瘀等具有叠加作用，所谓"痰气独盛，呆气最深"。

三、诊断与鉴别诊断

（一）诊断

1. 善忘，包括短期记忆或长期记忆减退。

2. 智能缺损，包括失语（如找词困难、语言不连贯、错语）、失认（如不能辨认熟人或物体）、失用（如动作笨拙、系错纽扣）、执行不能（如反应迟钝或完成任务困难等）等1项或1项以上损害。

3. 生活能力下降，即生活或工作能力部分或完全丧失。

4. 除外引起智能缺损的其他原因，如郁证、癫狂、谵妄等。

神经心理学检查有助于本病的临床诊断和鉴别，而详问病史、MRI 扫描或 PET 或脑脊液检查等有助于痴呆的原因鉴别。

根据痴呆的原因可分为老人呆病（隐匿起病，渐进性加重）和中风神呆（突然发病，波动样病程）。

（二）鉴别诊断

1. 郁证

郁证以抑郁症状为主，如心境不佳、表情淡漠、少言寡语，也常主诉记忆减退、注意力不集中等类似痴呆的症状，临床上称之为假性痴呆。但仔细询问病史，会发现患者大多思路清晰、逻辑性强、无生活失能情况，抗抑郁治疗有明显效果。痴呆以智能症状为主，如善忘、智能缺损、生活失能，抑郁情绪或有或无，抗抑郁治疗无明显效果，可资鉴别。

2. 癫狂

癫狂早期即以沉闷寡言，情感淡漠，语无伦次，或喃喃自语，静而少动等情志失常为主；或以喧扰不宁、烦躁不安、妄见妄闻、妄思妄行，甚至狂越等形神失控症状为主；迁延至后期，也会发生智能缺损。但痴呆早期即以善忘、智能缺失、生活失能等症状为主，中后期会有烦躁不安、急躁易怒、妄见妄闻、妄思离奇等形神失常症状，少见喧扰不宁、妄行狂越等严重形神失控症状。

3. 健忘

健忘既是一个独立疾病，又是痴呆的早期表现或首发症状，需要鉴别。健忘是遇事善忘、不能回忆的一种病证，一般无渐进加重，也无智能缺失，生活能力始终正常。痴呆也有健忘症状，通常有渐进加重，且智能缺失，生活能力同时受损。跟踪随访，有助于鉴别。

四、辨证论治

（一）辨证要点

1. 识病期

2. 分缓急

3. 辨虚实

（二）治法方药

辨证论治是本病治疗的基本原则。

分期论治指引了本病不同阶段的治疗重点。平台期以肾虚为主，补肾为法；波动期以痰浊为主，重在治痰；下滑期以热毒为主，解毒为急。各期常相互交叉或重叠，治法方药应随机调整，如波动期常因脾虚而痰盛，化痰时须兼补脾；下滑期常因虚极而毒盛，重剂清热解毒时，勿忘大补元气。

（三）主症、治法、方药

1. 平台期

（1）髓海不足

临床表现：忘失前后，兴趣缺失，起居怠惰，或倦怠嗜卧；行走缓慢，动作笨拙，甚则振掉，腰胫酸软，齿枯发焦；脑转耳鸣，目无所见；舌瘦色淡，脉沉细。

治法：滋补肝肾，生精养髓。

代表方：七福饮（详见14方）。

（2）脾肾亏虚

临床表现：迷惑善忘，兴趣缺失，反应迟钝，易惊善恐；食少纳呆，或呃逆不食，口涎外溢，四肢不温；小便混浊，夜尿频多，或二便失禁；舌淡体胖大有齿痕，舌苔白或腻，脉沉细弱，两尺尤甚。

治法：温补脾肾，养元安神。

代表方：还少丹（详见 171 方）。

（3）气血不足

临床表现：善忘茫然，找词困难，不识人物，言语颠倒；多梦易惊，少言寡语；倦怠少动，面唇无华，爪甲苍白；纳呆食少，大便溏薄；舌淡苔白，脉细弱。

治法：益气健脾，养血安神。

代表方：归脾汤（详见 98 方）。

2. 波动期

（1）痰浊蒙窍

临床表现：多忘不慧，表情呆滞，迷路误事，不言不语；忽歌忽笑，洁秽不分，亲疏不辨；口吐痰涎，纳呆呕恶，体肥懒动；舌苔黏腻浊，脉弦而滑。

治法：化痰开窍，醒神益智。

代表方：洗心汤（详见 251 方）。

若言语颠倒，歌笑不休，甚至反喜污秽，或喜食炭，可改用转呆丹（详见 201 方）。

（2）瘀阻脑络

临床表现：喜忘，神呆不慧或不语，反应迟钝，动作笨拙，或妄思离奇；头痛难愈，面色晦暗；常伴半身不遂，口眼歪斜，偏身麻木，言语不利；舌紫瘀斑，脉细弦或沉迟。

治法：活血化瘀，通窍醒神。

代表方：通窍活血汤（详见 290 方）。

（3）心肝火旺

临床表现：急躁易怒，烦躁不安；妄闻妄见，妄思妄行，或举止异常，噩梦或梦幻游离或梦寐喊叫；头晕目眩、头痛、耳鸣如潮；口臭、口疮、尿赤、便干；舌红或绛，苔黄或黄腻，脉弦滑或弦数。

治法：清心平肝，安神定志。

代表方：天麻钩藤饮（详见49方）。

3. 下滑期

热毒内盛

临床表现：无欲无语，迷蒙昏睡，不识人物；神呆遗尿，或二便失禁，身体蜷缩不动；躁扰不宁，甚则狂越，或谵语妄言；肢体僵硬，或颤动，或瘛疭；舌红绛少苔，苔黏腻浊，或腐秽厚积，脉数。

治法：清热解毒，通络达邪。

代表方：黄连解毒汤（详见304方）。

第五节　癫　狂

一、概述

癫狂是临床常见的一组精神失常疾患。癫证以精神抑郁、表情淡漠、沉默呆钝、语无伦次、静而少动为特征；狂证以精神亢奋、狂躁刚暴、喧扰不宁、毁物打骂、动而多怒为特征。二者在临床上症状并存，相互转化，不能截然分开，故以癫狂并称。

二、病因病机

癫狂的发生与七情内伤、饮食失节、禀赋异常相关，损及脏腑功能，导致阴阳失衡，"重阳者狂，重阴者癫"。火热扰窍，神明错乱而发狂；痰气瘀结，蒙蔽脑窍或心肝脾虚，神明失养而发癫。

1. 先天不足

2. 七情内伤

3. 饮食不节

癫狂的主要病机为阴阳失调,《难经·二十难》谓"重阳者狂,重阴者癫"。重阳者乃火热亢盛及其所致狂证,重阴者乃痰气瘀结或心肝脾虚及其所致癫证。

癫狂的病位在脑,累及肝、心、胆、脾,久而伤肾。癫证属阴,狂证属阳,故二者有所不同。癫证起病多缓,发病多有痰气作祟,病位在脑,涉及肝、心、脾;狂证起病多急,发病多伴痰火之邪,病位在脑,与心、肝、胆、胃有关。

癫狂发病初期均多为实证,癫证痰气郁结,日久心脾耗伤,气血不足;狂证痰火壅盛,火盛伤阴,阴液耗损;或炼液成痰,日久痰瘀互结,可出现由实转虚,虚实夹杂证候。癫狂二者常相互转化,癫证痰气郁而化火,可转化为狂证;狂证日久,郁火宣泄,或痰热伤阴而致气阴两伤,又往往转化为癫证。

三、诊断与鉴别诊断

(一) 诊断

1. 癫证以神情抑郁、表情淡漠、沉默呆钝、语无伦次或喃喃自语、静而少动或静而多喜为主要症状;狂证以神情亢奋、狂躁刚暴、喧扰不宁、毁物打骂、动而多怒为主要症状。

2. 有癫狂家族史,或暴受惊恐,或突遭变故,或脑外伤史,或久郁、久思、易怒病史。

3. 不同年龄和性别均可发病,但青壮年女性多见。

4. 排除药物、中毒、外感原因所致。

（二）鉴别诊断

1. 痫证

痫证是以突然仆倒、昏不知人、两目上视、口吐涎沫、四肢抽搐为特征的发作性病证，与本病不难鉴别。

2. 谵语、郑声

谵语是以神志不清、胡言乱语为特征的急性重症，郑声是疾病晚期出现的神志不清、不能自主、语声低怯、断续重复而语不成句的垂危征象，与癫狂之神志错乱、喃喃自语、出言无序或躁狂骂詈自有不同。

3. 郁证（脏躁）

郁证以心情抑郁、情绪不宁、胸胁胀闷、急躁易怒、心悸失眠、喉中如有异物等自我感觉异常为主要特征；脏躁则表现为悲伤欲哭、数欠伸，如神灵所作，然神志清楚，有自制能力，不会自伤或伤及他人。癫证亦见喜怒无常，多语或不语等症，但一般已失去自我控制力，神明逆乱，神志不清。

四、辨证论治

（一）辨证要点

1. 辨癫证与狂证
2. 辨虚证与实证
3. 辨病情之轻重

（二）治法方药

癫证与狂证治疗总以调整阴阳为主要原则，以平为期。本病初期多以实邪为主，治当理气解郁，泻火豁痰，化瘀通窍；后期以正虚为主，治当补益心脾，滋阴养血，调整阴阳。具体而言，癫证初期痰气郁结，治疗以化痰理气解郁为主；后期气虚痰结，治当益气健脾涤痰，兼以宣窍；若心脾两虚，治疗以气血双补为主。狂证初期痰火上扰，治疗以泻火涤痰镇心为主；后期火盛伤阴，治当以滋阴降火为主，兼化痰安神；若兼有血瘀，则需行气化瘀。

（三）主症、治法、方药

1. 癫证

（1）痰气郁结

临床表现：精神抑郁，表情淡漠，沉默痴呆，时时太息，言语无序，或喃喃自语，多疑多虑，喜怒无常，秽洁不分，不思饮食；舌红苔腻而白，脉弦滑。

治法：疏肝解郁，化痰醒神。

代表方：逍遥散合涤痰汤（详见274方、284方）。

如神思迷惘，表情呆钝，言语错乱，目瞪不瞬，舌苔白腻，为痰迷心窍，用苏合香丸（详见165方）。

（2）气虚痰结

临床表现：情感淡漠，不动不语，甚至呆若木鸡，目瞪如愚，傻笑自语，灵机混乱，妄闻妄见，自责自罪，面色萎黄，食少便溏；舌淡苔白腻，脉细滑或细弱。

治法：益气健脾，涤痰宣窍。

代表方：四君子汤合涤痰汤（详见100方、284方）。

（3）心脾两虚

临床表现：神思恍惚，魂梦颠倒，心悸易惊，善悲欲哭，肢体困乏，言语无序，面色苍白；舌淡苔薄白，脉细弱无力。

治法：健脾养心，解郁安神。

代表方：养心汤合越鞠丸（详见249方、331方）。

2. 狂证

（1）痰火扰神

临床表现：起病常先有性情急躁，头痛失眠，两目怒视，面红目赤，突然狂暴无知，逾垣上屋，骂詈叫号，不避亲疏，或毁物伤人，或哭笑无常，登高而歌，弃衣而走，不食不眠；舌质红绛，苔多黄腻，脉弦滑数。

治法：镇心涤痰，清肝泻火。

代表方：生铁落饮（详见 112 方）。

脉弦实，肝胆火盛者，可用当归龙荟丸（详见 142 方）。

（2）火盛伤阴

临床表现：狂证日久，病势较缓，时作时止，精神疲惫，情绪焦虑，烦躁不眠，形瘦面红，五心烦热；舌质红，少苔或无苔，脉细数。

治法：滋阴降火，安神定志。

代表方：二阴煎合琥珀养心丹（详见 3 方、328 方）。

（3）痰热瘀结

临床表现：癫狂日久不愈，面色晦滞而秽，情绪躁扰不安，多言无序，恼怒不休，甚至登高而歌，弃衣而走，妄见妄闻，妄思离奇，头痛，心悸而烦；舌质紫暗或有瘀斑，苔少或薄黄而干，脉弦细或细涩。

治法：豁痰化瘀，调畅气血。

代表方：癫狂梦醒汤（详见 364 方）。

第六节　痫　证

一、概述

痫证，又称为"癫痫"，是以发作性神情恍惚，甚则突然仆倒，昏不知人，口吐涎沫，两目上视，肢体抽搐，或口中怪叫，移时苏醒，一如常人为主要临床表现的一种病证。发作前可伴眩晕、胸闷等先兆，发作后常有疲倦乏力等症状。

二、病因病机

痫证的病因可分为先天因素和后天因素两大类。先天因素主要为先天禀赋不足或禀赋异常，后天因素包括情志失调、饮食不节、跌仆外伤或患他病致脑窍损伤等。二者均可造成脏腑功能失调，风、火、痰、瘀闭塞清窍，积痰内伏，偶遇诱因触动，则脏气不平，阴阳失衡而致气机逆乱，元神失控而发病。

1. 禀赋异常
2. 情志失调
3. 饮食不节
4. 脑窍损伤

本病病位在脑，与心、肝、脾、肾等脏密切相关，基本病机为积痰内伏，经风火触动，痰瘀互结，上蒙清窍而发病。病理因素涉及风、火、痰、瘀等，尤以痰邪作祟最为重要。

本病的病理性质属虚实夹杂。早期以实为主，主要表现为风痰闭阻，或痰火阻窍，或痰瘀互结。后期因病情迁延，正气损伤，多为虚实夹杂。幼年即发病者多为先天禀赋不足，病性多属虚或虚中夹实。痫证发作期多实或实中夹虚，休止期多虚或虚中夹实。

休止期仅是风、火、痰、瘀等邪气暂时安静，但由于病因未除，宿痰未净，脏腑功能未能恢复，随时可能再次发作。

本病的病机转化取决于正气的盛衰及痰邪的深浅。

三、诊断与鉴别诊断

（一）诊断

1. 慢性、反复发作性、短暂性神情恍惚，甚则突然仆倒，昏不知人，口吐涎沫，两目上视，肢体抽搐，或口中怪叫，移时苏醒，一如常人，且苏醒后对发作时情况全然不知。

2. 任何年龄、性别均可发病，但多在儿童期、青春期或青年期发病。

3. 发作前可有眩晕、胸闷、叹息等先兆症状，发作后常伴疲乏无力。

4. 多有家族史或产伤史或脑部外伤史，老年人可有中风史，每因惊恐、劳累、情志过极等诱发。

脑电图是诊断痫证的主要方法，可检测到发作间期较慢的不规则棘 - 慢波或尖 - 慢波。脑 CT、MRI 等可以排除中风、占位等病变。

根据发作特征，可分为大发作、小发作、局限性发作。大发作以神志障碍、全身抽搐为特点；小发作临床表现为短暂意识丧失，多见于儿童和少年期；局限性发作，可见多种形式，如口、眼、手等局部抽搐而不伴意识障碍，多数在数秒至数分钟即止。

（二）鉴别诊断

1. 中风

痫证典型大发作与中风均有突然仆倒、昏不知人等症状，但痫证有慢性、反复发作史，发时口吐涎沫、两目上视、四肢抽搐、口中怪叫，可自行苏醒，无半身不遂、口舌歪斜等症状，而中风无口吐涎沫、两目上视、四肢抽搐，或口中怪叫等症状，醒后常有半身不遂等后遗症。

2. 厥证

厥证除见突然仆倒、昏不知人等症状外，还有面色苍白、四肢厥冷，而无痫证之口吐涎沫、两目上视、四肢抽搐和口中怪叫等症状，临床上不难区别。

3. 痉证

两者都具有时发时止、四肢抽搐拘急症状，但痫证多兼有口吐涎沫、口中怪叫、醒后如常人，多无发热，而痉证多见身体强直、角弓反张、不能自止，常伴发热，多有原发疾病的存在。

四、辨证论治

（一）辨证要点

1. 辨病情轻重

2. 辨病性虚实

3. 辨阳痫、阴痫

（二）治法方药

急则治其标，缓则治其本，痫证治疗首当分清标本虚实，轻重缓急。发作期开窍醒神定痫以治其标，发作时急以针刺人中、十宣、合谷等穴以醒神开窍，继之灌服汤药，旨在缓解发作，治宜清泻肝火，豁痰息风，开窍定痫。若有持续发作状态，可配合抗癫痫西药。休止期祛邪补虚以治其本，治宜健脾化痰，滋补肝肾，养心安神等。投以滋补肝肾之品，既可育阴潜阳息风，又可柔筋，对防治痫证反复发作具有一定作用。

（三）主症、治法、方药

1. 发作期

（1）阳痫

临床表现：突然昏仆，不省人事，面色潮红、紫红，继之转为青紫或苍白，口唇青紫，牙关紧闭，两目上视，项背强直，四肢抽搐，口吐涎沫，或喉中痰鸣，或发怪叫，甚则二便自遗，移时苏醒；病发前多有眩晕，头痛而胀，胸闷乏力，喜欠伸等先兆症状；平素多有情绪急躁，心烦失眠，口苦咽干，便秘尿黄等症；舌质红，苔白腻或黄腻，脉弦数或弦滑。

治法：急以开窍醒神，继以泻热涤痰息风。

代表方：黄连解毒汤合定痫丸（详见 304 方、212 方）。

热甚者可选用安宫牛黄丸（详见 153 方）或紫雪丹（详见 337 方）。

（2）阴痫

临床表现：突然昏仆，不省人事，面色晦暗青灰而黄，手足清冷，双眼半开半合，肢体拘急，或抽搐时作，口吐涎沫，一般口不啼叫，或声音微小，醒后周身疲乏，或如常人；或仅表现为一过性呆木无知，不闻不见，不动不语，数秒至数分钟即可恢复，恢复后对上述症状全然不知，多则一日数次或十数次发作；平素多见神疲乏力，恶心泛呕，胸闷咳痰，纳差便溏等症；舌质淡，苔白腻，脉多沉细或沉迟。

治法：急以开窍醒神，继以温化痰涎，顺气定痫。

代表方：五生饮合二陈汤（详见 54 方、5 方）。

抽搐甚者，可予紫雪丹（详见 337 方），或配合针灸疗法，促其苏醒。

2. 休止期

（1）肝火痰热

临床表现：平时急躁易怒，面红目赤，心烦失眠，咳痰不爽，口苦咽干，便秘溲黄；发作时昏仆抽搐，吐涎，或有吼叫；舌红，苔黄腻，脉弦滑而数。

治法：清肝泻火，化痰宁心。

代表方：龙胆泻肝汤合涤痰汤（详见95方、284方）。

（2）脾虚痰盛

临床表现：平素神疲乏力，少气懒言，胸脘痞闷，纳差便溏；发作时面色晦滞或白，四肢不温，蜷卧拘急，呕吐涎沫，叫声低怯；舌质淡，苔白腻，脉濡滑或弦细滑。

治法：健脾化痰。

代表方：六君子汤（详见75方）。

若精神不振，久而不复，宜服河车大造丸（详见208方）。

（3）肝肾阴虚

临床表现：痫证频发，神思恍惚，面色晦暗，头晕目眩，伴两目干涩，耳轮焦枯不泽，健忘失眠，腰膝酸软，大便干燥；舌红，苔薄白或薄黄少津，脉沉细数。

治法：滋养肝肾，填精益髓。

代表方：大补元煎（详见26方）。

（4）瘀阻脑络

临床表现：平素头晕头痛，痛有定处，常伴单侧肢体抽搐，或一侧面部抽动，颜面口唇青紫；舌质暗红或有瘀斑，舌苔薄白，脉涩或弦。多继发于中风、颅脑外伤、产伤、颅内感染性疾患后。

治法：活血化瘀，息风通络。

代表方：通窍活血汤（详见290方）。

第四章　脾胃系病证

第一节　胃　痛

一、概述

胃痛，又称胃脘痛，是以上腹胃脘部近心窝处疼痛为主症的病证。临床主要表现为上腹疼痛不适。

二、病因病机

胃痛的发生，主要由外邪犯胃、饮食伤胃、情志不畅和脾胃素虚等，导致胃气郁滞，胃失和降，而发生胃痛。

1. 感受外邪
2. 内伤饮食
3. 情志失调
4. 体虚久病

本病病位在胃，与肝、脾密切相关，基本病机为胃气郁滞，胃失和降，不通则痛。胃痛的病理因素主要有气滞、寒凝、热郁、湿阻、血瘀。

此外，胃痛还可以衍生变证，如胃热炽盛，迫血妄行，或瘀血阻滞，血不循经，或脾气虚弱，不能统血，而致便血、呕血。大量出血，可致气随血脱，危及生命。若脾胃运化失职，

80

湿浊内生，郁而化热，火热内结，腑气不通，腹痛剧烈拒按，导致大汗淋漓，四肢厥逆的厥脱危证，或日久成瘀，气机壅塞，胃失和降，胃气上逆，致呕吐、反胃。若胃痛日久，痰瘀互结，壅塞胃脘，可形成噎膈。

三、诊断与鉴别诊断

（一）诊断

1. 上腹近心窝处胃脘部发生疼痛为特征，其疼痛有胀痛、刺痛、隐痛、钝痛等不同的性质。

2. 常伴食欲不振，恶心呕吐，嘈杂泛酸，嗳气吞腐等上消化道症状。

3. 以中青年居多，多有反复发作病史，发病前多有明显的诱因，如天气变化、恼怒、劳累、暴饮暴食、饥饿、进食生冷干硬辛辣醇酒，或服用有损脾胃的药物等。

电子胃镜、上消化道造影等有助于本病的诊断。

（二）鉴别诊断

1. 真心痛

真心痛是心经病变所引起的心痛证。多见于老年人，为当胸而痛，其多刺痛，动辄加重，痛引肩背，常伴心悸气短、汗出肢冷，病情危急。正如《灵枢·厥论》曰："真心痛，手足青至节，心痛甚，旦发夕死，夕发旦死。"其病变部位、疼痛程度与特征、伴有症状及预后等方面，与胃痛有明显区别。

2. 胁痛

胁痛是以胁部疼痛为主症，可伴发热恶寒，或胸闷太息，极少伴嘈杂泛酸、嗳气吐腐。肝气犯胃的胃痛有时亦可攻痛连胁，但仍以胃脘部疼痛为主症，两者具有明显的区别。

3. 腹痛

腹痛是以胃脘部以下，耻骨毛际以上整个位置疼痛为主症。胃痛是以上腹胃脘部近心窝处疼痛为主症，两者仅就疼痛部位来说，是有区别的。但胃处腹中，与肠相连，因而胃痛可以影响及腹，而腹痛亦可牵连于胃，这就要从其疼痛的主要部位和如何起病来加以辨别。

四、辨证论治

（一）辨证要点

1. 辨虚实

2. 辨寒热

3. 辨在气在血

4. 辨兼夹证

（二）治法方药

1. 疏肝理气：即所谓"治肝可以安胃""治胃病不理气非其治也"之说。治疗常应用柴胡、香附、香橼等疏肝理气药。

2. 活血通络：应重视丹参、莪术等活血祛瘀药的运用。

3. 清解郁热：如蒲公英、连翘、黄连等。

4. 健脾益胃

（三）主症、治法、方药

1. 寒邪客胃

临床表现：胃痛暴作，恶寒喜暖，得温痛减，遇寒加重，口淡不渴，或喜热饮；舌淡苔薄白，脉弦紧。

治法：温胃散寒，行气止痛。

代表方：香苏散合良附丸（详见240方、183方）。

2. 宿食积滞

临床表现：胃脘疼痛，胀满拒按，嗳腐吞酸，或呕吐不消化食物，其味腐臭，吐后痛减，不思饮食，大便不爽，得矢气及便后稍舒；舌苔厚腻，脉滑。

治法：消食导滞，和胃止痛。

代表方：保和丸（详见 245 方）。

3. 肝胃郁热

临床表现：胃脘灼痛，烦躁易怒，烦热不安，胁胀不舒，泛酸嘈杂，口干口苦；舌红苔黄，脉弦或数。

治法：平逆散火，泄热和胃。

代表方：化肝煎（详见 66 方）。

4. 肝气犯胃

临床表现：胃脘胀痛，痛连两胁，遇烦恼则痛作或痛甚，嗳气、矢气则痛舒，胸闷嗳气，喜长叹息，大便不畅；舌苔多薄白，脉弦。

治法：疏肝解郁，理气止痛。

代表方：柴胡疏肝散（详见 271 方）。

5. 湿热中阻

临床表现：胃脘疼痛，痛势急迫，脘闷灼热，口干口苦，口渴而不欲饮，纳呆恶心，小便色黄，大便不畅；舌红，苔黄腻，脉滑数。

治法：清化湿热，理气和胃。

代表方：清中汤（详见 318 方）。

6. 瘀血停滞

临床表现：胃脘刺痛，痛有定处，按之痛甚，食后加剧，入夜尤甚，或见吐血、黑便；舌质紫暗或有瘀斑，脉涩。

治法：化瘀通络，理气和胃。

代表方：失笑散合丹参饮（详见 113 方、70 方）。

7. 胃阴不足

临床表现：胃脘隐隐灼痛，似饥而不欲食，口燥咽干，五心烦热，消瘦乏力，口渴思饮，大便干结；舌红少津，脉细数。

治法：养阴益胃，和中止痛。

代表方：一贯煎合芍药甘草汤（详见 1 方、135 方）。

8. 脾胃虚寒

临床表现：胃痛隐隐，绵绵不休，喜温喜按，空腹痛甚，得食则缓，劳累或受凉后发作或加重，泛吐清水，神疲纳呆，四肢倦怠，手足不温，大便溏薄；舌淡苔白，脉虚弱或迟缓。

治法：温中健脾，和胃止痛。

代表方：黄芪建中汤（详见 300 方）。

若兼有形寒肢冷，腰膝酸软，可用附子理中汤（详见 193 方）。

无泛吐清水，无手足不温者，可改用香砂六君子汤（详见 242 方）。

【附一】 吐酸

吐酸是指胃中酸水上泛，又称泛酸。若随即咽下称为吞酸，若随即吐出者称为吐酸，可单独出现，但常与胃痛兼见。

本证有寒热之分，以热证多见。

吐酸属热者，多由肝郁化热，热犯肺胃，肺胃气逆所致，因寒者，多因脾胃虚弱，肝气以强凌弱犯胃而成，但总以肝气横逆、邪犯肺胃、气机失和为基本病机。

1. 热证

临床表现：吞酸时作，嗳腐气秽，胃脘闷胀，两胁胀满，时有呛咳，心烦易怒，口干口苦，咽干口渴；舌红，苔黄，脉弦数。

治法：清泄肝火，和胃降逆。

代表方：左金丸（详见 91 方）。

2. 寒证

临床表现：吐酸时作，嗳气酸腐，胸脘胀闷，喜唾涎沫，饮食喜热，四肢不温，大便溏泄；舌淡苔白，脉沉迟。

治法：温中散寒，宽胸下气。

代表方：香砂六君子汤（详见 242 方）。

【附二】嘈杂

嘈杂是指胃中空虚，似饥非饥，似辣非辣，似痛非痛，莫可名状，时作时止的病证。可单独出现，又常与胃痛、吞酸兼见。

明·张介宾《景岳全书·嘈杂》云："嘈杂一证，或作或止，其为病也，则腹中空空，若无一物，似饥非饥，似辣非辣，似痛非痛，而胸膈懊憹，莫可名状，或得食而暂止，或食已而复嘈，或兼恶心，而渐见胃脘作痛。"

1. 胃热

临床表现：嘈杂而兼恶心吞酸，口渴喜冷，口臭心烦，脘闷痰多，多食易饥，或似饥非饥；舌质红，苔黄干，脉滑数。

治法：清热化痰，降逆和中。

代表方：黄连温胆汤（详见 303 方）。

2. 胃虚

临床表现：嘈杂时作时止，口淡无味，食后脘胀，体倦乏力，不思饮食；舌质淡，脉虚。

治法：益气健脾，调畅气机。

代表方：四君子汤（详见 100 方）。

3. 血虚

临床表现：嘈杂而兼面白唇淡，头晕心悸，失眠多梦；舌质淡，脉细弱。

治法：益气养血，健脾和胃。

代表方：归脾汤（详见98方）。

第二节　胃　痞

一、概述

胃痞，又称痞满，是指以自觉心下痞塞，触之无形，按之柔软，压之无痛为主要症状的病证。临床主要表现为上腹胀满不舒，如延及中下腹部则称为脘腹胀满。

二、病因病机

胃痞的发生主要因感受外邪、内伤饮食、情志失调、体虚久病等，引起营卫不和，气机不畅，或食滞内停，痰湿中阻，或肝郁气滞，横逆犯脾，或运化无力，气机呆滞，进而导致脾胃纳运失职，清阳不升，浊阴不降，升降失司，发为胃痞。

1. 感受外邪

2. 内伤饮食

3. 情志失调

4. 体虚久病

胃痞的主要病机，概括起来包括外邪、积滞、痰湿、气滞、体虚，既可单独出现，又可相兼为患，致使邪气困阻，脾不升清，胃不降浊，中焦气机壅滞，发为胃痞，即《素问·阴阳应象大论》云，"浊气在上，则生䐜胀"。

本病发病部位在胃，与肝、脾关系密切。

此外，胃痞日久不愈，可因气血运行不畅，不通则痛，兼见胃痛，或脉络瘀滞，血络损伤，出见吐血、黑便；亦可因津液耗损，痰热内结，瘀浊内阻而生积聚、噎膈等病变。

三、诊断与鉴别诊断

（一）诊断

1. 临床以胃脘痞塞，满闷不舒为主症，或伴纳呆、早饱、嗳气，并有按之柔软，压之不痛，望无胀形的特点。

2. 发病缓慢，时轻时重，反复发作，病程漫长。

3. 多由饮食、情志、寒温等因素诱发。

电子胃镜、X 线钡餐检查、B 超、腹部 CT、病理组织活检、幽门螺杆菌检查有助于临床诊断与鉴别诊断。

（二）鉴别诊断

1. 聚证

以腹中气聚、攻窜胀痛、时作时止为主症，发作时可见腹部有气聚胀满的表现，但一般扪不到包块。与胃痞鉴别明显。

2. 气鼓

以腹部胀大如鼓，中空无物，小便不利为主症，甚或全身肿胀，但按之皮肉不如泥。从病位及表现不难鉴别。

四、辨证论治

（一）辨证要点

1. 辨实痞与虚痞

2. 辨热痞与寒痞

3. 辨在经（气）与在络（血）

4. 辨胃痞与腹胀

（二）治法方药

调理脾胃升降，行气除痞消满为基本法则。

治疗胃痞，应注意"升、降、通、燥"四字的运用。①升指升发脾气，可选荷叶、升麻等。②降是指胃以降为顺，可选枳实、沉香等。③通指六腑以通为用，可选大黄。④燥指燥湿运脾，可选厚朴等。

（三）主症、治法、方药

1. 实痞

（1）外寒内滞

临床表现：脘腹痞闷，不思饮食，嗳气呕恶，恶寒发热，头痛无汗，身体疼痛，大便溏薄；舌苔薄白或白腻，脉浮紧或濡。

治法：理气和中，疏风散寒。

代表方：香苏散（详见 240 方）。

（2）饮食内停

临床表现：脘腹痞胀，进食尤甚，嗳腐吞酸，恶食呕吐，或大便不调，矢气频作，臭如败卵；舌苔厚腻，脉滑。

治法：消食和胃，行气消痞。

代表方：保和丸（详见 245 方）。

（3）痰湿中阻

临床表现：脘腹痞塞不舒，胸膈满闷，头晕目眩，身重困倦，呕恶纳呆，口淡不渴，小便不利；舌苔白厚腻，脉沉滑。

治法：燥湿健脾，化痰理气。

代表方：二陈平胃散（详见 4 方）。

（4）寒热错杂

临床表现：心下痞满，纳呆呕恶，嗳气不舒，肠鸣下利；舌淡苔腻，脉濡或滑。

治法：辛开苦降，寒热平调。

代表方：半夏泻心汤（详见121方）。

（5）肝郁气滞

临床表现：脘腹痞闷，胸胁胀满，心烦易怒，善太息，呕恶嗳气，或吐苦水，大便不爽；舌淡红，苔薄白，脉弦。

治法：疏肝解郁，和胃消痞。

代表方：越鞠丸合枳术丸（详见331方、229方）。

2. 虚痞

（1）脾胃虚弱

临床表现：脘腹满闷，时轻时重，喜温喜按，纳呆便溏，神疲乏力，少气懒言，语声低微；舌质淡，苔薄白，脉细弱。

治法：补气健脾，升清降浊。

代表方：补中益气汤（详见187方）。

（2）胃阴不足

临床表现：脘腹痞闷，嘈杂，饥不欲食，恶心嗳气，口燥咽干，大便秘结；舌红少苔，脉细数。

治法：养阴益胃，调中消痞。

代表方：益胃汤（详见279方）。

第三节 呕 吐

一、概述

呕吐是由于胃失和降、气逆于上，迫使胃内容物从口而出的病证。古代文献将呕与吐进行了区别：有物有声谓之呕，有物无声谓之吐，无物有声谓之干呕。临床呕与吐常同时发生，很难截然分开，故统称为"呕吐"。

二、病因病机

外邪犯胃、饮食不节、情志失调、素体脾胃虚弱等病因，扰动胃腑或胃虚失和，气逆于上则出现呕吐。

1. 外邪犯胃

2. 饮食不节

3. 情志失调

4. 脾胃虚弱

呕吐病位在胃，与肝脾关系密切，其基本病机为胃失和降，胃气上逆。

三、诊断与鉴别诊断

（一）诊断

1. 临床以饮食、痰涎、水液等胃内容物从胃中上涌，自口而出为主症，也有干呕无物者。

2. 常兼有脘腹疼痛或胀满不适，恶心纳呆，泛酸嘈杂，腹泻等症。

3. 体格检查依据疾病不同，可出现上腹部或中上腹压痛阳性，胃肠型、蠕动波及震水音，肠鸣音亢进或减弱等体征。

4. 起病或缓或急，常先有恶心欲吐之感，多由饮食、情志、寒温不适，闻及不良气味等因素而诱发，也有由服用化学药物、误食毒物所致者。

上消化道造影、电子胃十二指肠镜检查、呕吐物的实验室检查、颅脑 CT 或 MRI 等，有助于不同疾病的诊断。

（二）鉴别诊断

1. 反胃

因脾胃虚寒，胃中无火，难于腐熟，食入不化所致。以朝食暮吐，暮食朝吐，终致完谷尽吐出而始感舒畅为主症。

2. 噎膈

因气、痰、瘀交结，阻隔于食管所致。以进食哽噎不顺或食不得入，或食入即吐，甚则因噎废食为特征。病程较长，治疗困难，预后不良。

3. 关格

以小便不通与呕吐并见为临床特征，病机为脾肾衰惫，气化不利，湿浊毒邪内蕴三焦。本病病程较长，病情危重，治疗困难，预后极差。

4. 霍乱

以猝然发作上吐下泻，吐泻物为米泔水样，腹痛或不痛为主症，本病病位在肠腑，一般发病急，病程短，病情较重，且具有很强的传染性，若治疗不及时，预后欠佳。

四、辨证论治

（一）辨证要点

以虚实为纲

（二）治法方药

呕吐以和胃降逆止呕为基本治法，但尚需结合标本虚实进行辨治。属实者，重在祛邪，分别施以解表、消食、化痰、理气之法，以求邪去胃安呕止之效。虚者重在扶正，分别以益气、温阳、养阴之法，以求正复胃和呕止之功。属虚实夹杂者，应适当兼顾治之。在辨证的基础上，合理使用和胃降逆药物，以芳香醒脾之剂为宜，药如半夏、生姜、苏梗、黄连、砂仁、丁香、旋覆花、代赭石等。历代医家认为降逆止呕中，以半夏、代赭石效力最著。而于辛开苦降一法中，生姜味辛，黄连味苦，为该治法中具有代表性的药物，值得参用。避免使用臭浊味厚之品，服药也应少量频服，并根据病情采取热服或冷服，或加入少量生姜或姜汁，以免格拒难下。

另外，合理运用下法。大黄不但是通腑主药，亦是降胃良药。

（三）主症、治法、方药

1. 外邪犯胃

临床表现：突然呕吐，频频泛恶，胸脘痞闷，或心中懊，伴有恶寒发热，头身疼痛；舌苔白腻，脉濡。

治法：疏邪解表，化浊和中，降逆止呕。

代表方：藿香正气散（详见362方）。

若暑湿犯胃者，可用新加香薷饮（详见349方）。

秽浊犯胃者，可用玉枢丹（详见81方）。

2. 饮食停滞

临床表现：呕吐酸腐量多，或吐出未消化的食物，嗳气厌食，脘腹胀满，得食更甚，吐后反快，大便秘结或溏泄，气味臭秽；舌苔厚腻，脉滑实有力。

治法：消食化滞，和胃降逆。

代表方：保和丸（详见245方）。

3. 痰饮内阻

临床表现：呕吐物多为清水痰涎，或胃部如囊裹水，胸脘痞闷，纳食不佳，头眩，心悸，或逐渐消瘦，或呕而肠鸣；舌苔白滑而腻，脉沉弦滑。

治法：温化痰饮，和胃降逆。

代表方：小半夏汤合苓桂术甘汤（详见 38 方、200 方）。

4. 肝气犯胃

临床表现：呕吐吞酸，或干呕泛恶，脘胁胀痛，烦闷不舒，嗳气频频，每因情志不遂而发作或加重；舌边红，苔薄腻或微黄，脉弦。

治法：疏肝和胃，降逆止呕。

代表方：四七汤（详见 99 方）。

5. 脾胃虚寒

临床表现：饮食稍多即欲呕吐，时发时止，食入难化，胸脘痞闷，不思饮食，面色白，倦怠乏力，四肢不温，口干不欲饮或喜热饮，大便稀溏；舌质淡，苔薄白，脉濡弱或沉。

治法：温中健脾，和胃降逆。

代表方：理中丸（详见 295 方）。

6. 胃阴亏虚

临床表现：呕吐反复发作，或时作干呕，恶心，胃中嘈杂，似饥而不欲食，口燥咽干；舌红少津，苔少，脉细数。

治法：滋养胃阴，和胃降逆。

代表方：麦门冬汤（详见 159 方）。

第四节 噎 膈

一、概述

噎膈是由于食管干涩或食管狭窄导致吞咽食物哽噎不顺，饮食难下，或食而复出的疾患。噎即噎塞，指吞咽之时哽噎不顺；膈为格拒，指饮食不下。噎虽可单独出现，而又每为膈的前驱表现，故临床往往以噎膈并称。

二、病因病机

主要与七情内伤、酒食不节、久病年老有关，致气、痰、瘀交阻，津气耗伤、胃失通降而成。

1. 情志失调

2. 饮食不节

3. 年老体弱

本病病位在食管，属胃所主，与肝、脾、肾密切相关，其基本病机为气、痰、瘀交结，阻隔食管、胃脘所致。

本病初期，以痰气交阻于食管和胃为主，病情较轻，多属实证，继则瘀血内结，痰、气、瘀三者交结，进而化火伤阴，或痰瘀生热，伤阴耗液，则病情由轻转重。病之晚期，阴津日益枯槁，胃腑失其濡养，或阴损及阳，脾肾阳气衰败，而致气虚阳微，不能蒸津、化津、运津，痰气瘀结益甚，发展成为虚实夹杂之候。

三、诊断与鉴别诊断

（一）诊断

1. 轻症患者主要为胸骨后不适、烧灼感或疼痛，食物通过有滞留感或轻度梗阻感，咽部干燥或有异物感。重症患者见持续性、进行性吞咽困难，咽下梗阻，食入即吐，吐出黏液或白色泡沫黏痰，严重时伴有胸骨后或背部肩胛区持续性钝痛，进行性消瘦。

2. 常伴有胃脘不适、胸膈疼痛，甚则形体消瘦、肌肤甲错、精神疲惫等。

3. 患者常有情志不畅、酒食不节、年老体弱、进食霉变食物等病史。

4. 体格检查轻症患者一般无明显阳性体征；病程较久者可出现消瘦、上腹部压痛等非特异性阳性体征。

上消化道造影检查、内窥镜及病理组织学检查、食管脱落细胞检查及胸部 CT 或 MRI 等有助于病变的诊断。

（二）鉴别诊断

1. 反胃

因脾胃虚寒，胃中无火，难于腐熟食入之谷物，以朝食暮吐，暮食朝吐，终致完谷尽吐出而始感舒畅为主症。本病病位在胃脘部，病情较轻，预后良好。

2. 梅核气

以自觉咽中有异物感，吐之不出，咽之不下，但饮食咽下顺利，无噎塞感为主症。因气逆痰阻结于咽部，是为无形之邪。如《证治汇补·噎膈》云："梅核气者，痰气窒塞于咽喉之间，咯之不出，咽之不下，状如梅核。"

四、辨证论治

（一）辨证要点

1. 辨病性的虚实

2. 辨病邪的偏重

3. 辨病变的预后

（二）治法方药

噎膈初期重在治标，宜理气、消瘀、化痰、降火为主；后期重在治本，宜滋阴润燥，或补气温阳为法。噎膈为病渐积而成，阴津亏耗为本，即使病处初期亦需顾护阴津。后期津液枯槁，阴血亏损，法当滋阴补血，可选沙参、麦冬、玉竹等，少用生地、熟地之辈，并配合白术、木香、砂仁健脾益气，以防腻胃碍气。若胃气一绝，则诸药罔投。

（三）主症、治法、方药

1. 痰气交阻

临床表现：吞咽梗阻，胸膈痞满，或疼痛，情志抑郁时加重，嗳气呃逆，呕吐痰涎，口干咽燥，大便秘结；舌质红，苔薄腻，脉弦滑。

治法：开郁化痰，润燥降气。

代表方：启膈散（详见185方）。

2. 津亏热结

临床表现：吞咽梗涩而痛，食入即复出，甚则水饮难进，心烦口干，胃脘灼热，五心烦热，形体消瘦，皮肤干燥，小便短赤，大便干结如羊粪；舌质光红，干燥少津，脉细数。

治法：滋阴清热，润燥生津。

代表方：沙参麦冬汤（详见180方）。

热盛阴伤者，症见烦渴咽燥，噎食难下，或食入即吐，吐物酸热，苔黄燥，舌质红而少津，脉大有力等，可改用竹叶石膏汤（详见147方）加大黄。

3. 瘀血内结

临床表现：饮食梗阻难下，食不能下，甚或呕出物如赤豆汁，或便血，胸膈疼痛，固定不移，面色晦暗，肌肤甲错，形体羸瘦；舌质紫暗，脉细涩。

治法：破结行瘀，滋阴养血。

代表方：通幽汤（详见289方）。

4. 气虚阳微

临床表现：吞咽受阻，饮食不下，泛吐涎沫，面浮足肿，面色白，形寒气短，精神疲惫，腹胀便溏；舌质淡，苔白，脉细弱。

治法：温补脾肾。

代表方：补气运脾汤（详见 188 方）。

【附】反胃

反胃是指饮食入胃，宿食不化，经过良久，由胃反出之病。

本病的临床特征是朝食暮吐，暮食朝吐。病因多由饮食不当，饥饱无常，或嗜食生冷，损及脾阳，或忧愁思虑，有伤脾胃，中焦阳气不振，寒从内生，致脾胃虚寒，不能腐熟水谷，饮食入胃，停留不化，逆而向上，终至尽吐而出。

治疗原则在于温中健脾，降逆和胃。若反复呕吐，津气并虚，可加益气养阴之品；日久不愈，宜加温补肾阳之法。

脾胃虚寒

临床表现：食后脘腹胀满，朝食暮吐，暮食朝吐，宿谷不化，吐后则舒，神疲乏力，面色清白，手足不温，大便溏少；舌淡，苔白腻，脉细缓无力。

治法：温中健脾，和胃降逆。

代表方：丁香透膈汤（详见 7 方）。

第五节　呃　逆

一、概述

呃逆是指以喉间频发短促呃呃声响、不能自制为主要表现的病证。

二、病因病机

呃逆的发生多由外邪犯胃、饮食不当、情志不遂、正气亏虚等，导致胃失和降、胃气上逆、动膈冲喉而发病。

呃逆病位以胃、膈为主，与肝、脾、肺、肾密切相关。其病性有虚有实，且虚实寒热之间可相互兼夹或转化。一般偶然发作或属单纯性的呃逆，预后良好；若伴发于久病、重病之时，常属胃气衰败之候。

三、诊断与鉴别诊断

（一）诊断

1. 呃逆以气逆上冲，喉间呃呃连声，声短而频，不能自止为主症。其呃声或高或低，或疏或密，间歇不定。

2. 常伴有胸膈痞闷、胃脘不适，或情绪不定。

3. 多有饮食不当、情志不遂、感受冷凉等诱发因素，或有正虚体衰病史。

（二）鉴别诊断

1. 干呕

呃逆为胃气上逆，膈间不利，气逆上冲咽喉，以呃呃作声，声短而频，不能自止为主要表现。干呕乃胃气上逆发出呕声，无物吐出，其声长短不一，呈不规则性发作。

2. 嗳气

嗳气因饮食物不消化，胃中浊气蕴积上逆而发生，其声低而缓，常伴有酸腐气味，多在饱餐后出现，又称为"噫气"，与呃逆频频发出的呃呃响声有显著区别。

干呕与嗳气多是脾胃疾病的症状，与疾病转归和预后无明显关联。但呃逆出现在危重患者时，可能是胃气衰败的征兆。

四、辨证论治

（一）辨证要点

1. 辨生理或病理性呃逆
2. 辨虚实、寒热

（二）治法方药

理气和胃、降逆止呃为基本治法。

（三）主症、治法、方药

1. 胃中寒冷

临床表现：呃声沉而有力，胃脘部及膈间不舒，得热则减，遇寒则甚，进食减少，喜食热饮，口淡不渴；舌淡苔薄而润，脉迟缓。

治法：温中散寒，降逆止呃。

代表方：丁香散（详见8方）。

2. 胃火上逆

临床表现：呃声洪亮有力，冲逆而出，口臭烦渴，多喜冷饮，脘腹满闷，大便秘结，小便短黄；舌红苔黄或燥，脉滑数。

治法：清火降逆，和胃止呃。

代表方：竹叶石膏汤（详见147方）。

胸膈烦热，大便秘结者，可用凉膈散（详见276方）。

3. 气机郁滞

临床表现：呃逆连声，常因情志不畅而诱发或加重，胸胁满闷，脘腹胀满，或有嗳气纳呆，肠鸣矢气；苔薄，脉弦。

治法：理气解郁，降逆止呃。

代表方：五磨饮子（详见58方）。

若气滞日久成瘀，瘀血内结，胸胁刺痛，久呃不止者，可用血府逐瘀汤（详见 151 方）。

若脘腹刺痛者宜膈下逐瘀汤（详见 352 方）。

4. 脾胃阳虚

临床表现：呃声低长无力，气不得续，泛吐清水，脘腹不舒，喜暖喜按，手足不温，食少乏力，大便溏薄；舌质淡，苔薄白，脉沉细。

治法：温补脾胃，和中止呃。

代表方：理中丸（详见 295 方）。

5. 胃阴不足

临床表现：呃声短促而不连续，口舌干燥，不思饮食，或有烦渴，或食后饱胀，大便干结；舌红苔少，脉细数。

治法：养胃生津，降逆止呃。

代表方：益胃汤（详见 279 方）。

第六节　腹　痛

一、概述

腹痛是指胃脘以下、耻骨毛际以上部位发生的疼痛。

二、病因病机

腹痛的病因多为感受外邪、饮食所伤、情志失调及素体虚弱、劳倦内伤等，致气机阻滞、脉络痹阻或经脉失养而发生腹痛。

1. 外感时邪

2. 饮食不节

3. 情志失调

4. 禀赋不足，劳倦内伤

5. 跌仆损伤，腹部手术

腹痛病机为脏腑气机不利，气血阻滞，"不通则痛"；或气血不足，经脉失养，脏腑失煦，"不荣则痛"。总之，本病的基本病机为"不通则痛"或"不荣则痛"。其病位在脾、胃、肝、胆、肾、膀胱及大肠、小肠等多个脏腑。

若腹痛失治误治，气血逆乱，可致厥脱之证；若虫邪聚集，或术后气滞血瘀，日久可变生积聚。

三、诊断与鉴别诊断

（一）诊断

1. 凡是在胃脘以下、耻骨毛际以上部位的疼痛，即为腹痛。

2. 根据性别、年龄、婚况，与饮食、情志、受凉等关系，起病经过，其他伴发症状，鉴别何脏腑受病，明确病理性质。

血、尿、便常规检查，血、尿淀粉酶检测，电子胃镜、肠镜、腹腔镜、腹部 X 线、CT、MRI、B 超等检查有利于明确诊断。

（二）鉴别诊断

1. 胃痛

部位不同，胃痛在心下胃脘之处，腹痛在胃脘以下，耻骨毛际以上；其次伴随症状不同，胃痛常伴有恶心、嗳气等胃病见症，腹痛可伴有便秘、腹泻或尿频、尿急等症状。

2. 积证

腹痛瘀血型腹中无结块，积证腹中有结块，且结块固定不移。腹痛可伴有便秘、腹泻或尿频、尿急等症状；积证可伴有胁痛、黄疸、鼓胀等病证。

四、辨证论治

（一）辨证要点

1. 辨虚实

2. 辨寒热

（二）治法方药

腹痛治疗以"通"字立法，实则攻之，虚则补之，热者寒之，寒者热之，滞者通之。对于虚实夹杂及寒热错杂证，应随病机兼夹变化，或寒热并用，或攻补兼施，灵活运用。

1. 兼气滞，以肝郁气滞为代表，治当疏肝理气，常加柴胡、香附、枳壳、木香、青皮、莪术等。

2. 兼血瘀，多用桃仁、红花、川芎、五灵脂、蒲黄、徐长卿、鬼箭羽、三七、血竭等，严重者可用虫类药加强通络作用，如全蝎、蜈蚣、水蛭、土鳖虫等。

3. 兼食积，常加用焦三仙、鸡内金、炒谷芽、炒麦芽、炒稻芽、枳实、厚朴、槟榔、莱菔子等。

4. 腹痛若由腑气不通，肠胃积滞所致者，应清除中焦郁热，荡涤肠腑积滞，可选用承气汤类。

5. 若肠痈腹痛，见小腹右侧疼痛，可用大黄牡丹汤、大柴胡汤、薏苡附子败酱散等。

（三）主症、治法、方药

1. 寒邪内阻

临床表现：腹痛拘急，痛势急暴，遇寒痛甚，得温痛减，口淡不渴，形寒肢冷，小便清长，大便清稀或秘结；舌质淡，苔白腻，脉沉紧。

治法：温中散寒，理气止痛。

代表方：良附丸合正气天香散（详见 183 方、84 方）。

2. 湿热壅滞

临床表现：腹痛拒按，烦渴引饮，大便秘结，或溏滞不爽，潮热汗出，小便短黄；舌质红，苔黄燥或黄腻，脉滑数。

治法：泄热通腑，行气导滞。

代表方：大承气汤合（或）枳实导滞丸（详见 31 方、230 方）。

若少阳阳明合病，两胁胀痛，大便秘结者，可用大柴胡汤（详见 32 方）。

3. 饮食积滞

临床表现：脘腹胀满，疼痛拒按，嗳腐吞酸，厌食呕恶，痛而欲泻，泻后痛减，或大便秘结；舌苔厚腻，脉滑。

治法：消食导滞，理气止痛。

代表方：枳实导滞丸（详见 230 方）。

4. 肝郁气滞

临床表现：腹痛胀闷，痛无定处，痛引少腹，或兼痛窜两胁，时作时止，得嗳气或矢气则舒，遇忧思恼怒则剧，善太息；舌质红，苔薄白，脉弦。

治法：疏肝解郁，理气止痛。

代表方：木香顺气散（详见 51 方）。

若腹痛肠鸣、腹泻者，可用痛泻要方（详见 341 方）。

若少腹绞痛，阴囊寒疝者，可用天台乌药散（详见 48 方）。

5. 瘀血内停

临床表现：腹痛较剧，痛如针刺，痛处固定，经久不愈，

103

入夜尤甚；舌质紫暗，脉细涩。

治法：活血化瘀，和络止痛。

代表方：少腹逐瘀汤（详见 61 方）。

若下焦蓄血，大便色黑，可用桃核承气汤（详见 268 方）。

若胁下积块，疼痛拒按，可用膈下逐瘀汤（详见 352 方）。

6. 中虚脏寒

临床表现：腹痛绵绵，时作时止，喜暖喜按，畏寒怯冷，神疲乏力，气短懒言，纳食不佳，面色萎黄，大便溏薄；舌质淡，苔白，脉弱或沉缓。

治法：温中补虚，缓急止痛。

代表方：大建中汤或小建中汤（详见 30 方、40 方）。

若腹痛下痢，脉微肢冷，脾肾阳虚者，可用附子理中汤（详见 193 方）。

若大肠虚，积冷便秘者，可用温脾汤（详见 342 方）。

若中气大虚，少气懒言，可用补中益气汤（详见 187 方）。

第七节　泄　泻

一、概述

泄泻是以排便次数增多、粪便稀溏，甚至泻出如水样为主要表现的病证。古代将大便溏薄而势缓者称为泄，大便清稀如水而势急者称为泻，现统称为"泄泻"。

二、病因病机

泄泻的病因主要为感受外邪，饮食所伤，情志不调，禀赋不足及年老体弱、大病久病之后脏腑虚弱。

1. 感受外邪

2. 饮食所伤

3. 情志失调

4. 禀赋不足，病后体虚

泄泻基本病机为脾虚湿盛，脾失健运，水湿不化，肠道清浊不分，传化失司。同时与肝、肾也有相关。明代李中梓《医宗必读·泄泻》有"无湿不成泻"之说。

三、诊断与鉴别诊断

（一）诊断

1. 大便稀溏或如水样，次数增多，每日三次以上。

2. 常伴有腹胀腹痛、肠鸣纳呆。多由寒热、饮食、情志等因素诱发。

3. 急性泄泻起病急，病程短，有感寒受凉、暴饮暴食或误食不洁之物的病史，多伴有恶寒、发热等症状。久泄起病缓，病程长，时发时止，多为禀赋不足，或由急性泄泻失治误治，迁延日久而成，常因受凉、饮食生冷或情志不畅而诱发。

粪便常规、粪便培养、X 线钡剂灌肠、肠道内镜、腹部 B 超及 CT 有助于临床明确诊断。

（二）鉴别诊断

1. 痢疾

泄泻与痢疾共同特点是大便稀溏，大便次数增加，可伴有腹痛发作，完谷不化。但泄泻发作时大便中无脓血，不伴里急后重。而痢疾是以腹痛、便下赤白脓血、里急后重为特征。

2. 霍乱

霍乱是一种上吐下泻并作的病证，发病特点是来势急骤，变化迅速，病情凶险，有饮食不洁史或病人接触史，呈地区流行。起病时常突然腹痛，继则吐泻交作，所吐之物均为未消化之食物，气味酸腐热臭，所泻之物多为黄色粪水，或吐下如米泔水，可伴恶寒、发热，无里急后重。部分病人在剧烈吐泻之后，迅速出现皮肤松弛，目眶凹陷，下肢痉挛转筋，可伴心烦口渴，精神萎靡，少尿或尿闭，腹中绞痛，面色苍白，汗出肢冷等津竭阳衰之危候，预后很差。而泄泻是以大便稀溏、次数增多为特征，一般预后良好。

四、辨证论治

（一）辨证要点

1. 辨轻重

2. 辨缓急

3. 辨寒热

4. 辨虚实

（二）治法方药

明代李中梓在《医宗必读·泄泻》提出"治泻九法"。

暴泻宜运脾化湿，重用化湿，佐以分利。运脾者，燥湿之意，可用芳香化湿之类，如苍术、藿香、佩兰、白豆蔻、草豆蔻、砂仁等。暴泻以驱邪为主，不可骤用补涩，以免关门留寇；气虚下陷之久泻宜健脾益气、提升中阳，方如补中益气汤；滑泄不禁者宜温涩固脱，方如赤石脂禹余粮汤，或加诃子、石榴皮、乌梅等；大便含食物残渣，宜消食化积，方用保和丸；泄泻如水，宜利小便以实大便，方如五苓散等；寒热错杂，久治不愈的慢性泄泻，宜寒温并用，温清消补，方用乌梅丸。

（三）主症、治法、方药

1. 暴泻

（1）寒湿内盛

临床表现：泄泻清稀，甚则如水样，脘闷食少，腹痛肠鸣，或兼恶寒，发热，头痛，肢体酸痛；舌苔白或白腻，脉濡缓。

治法：芳香化湿，解表散寒。

代表方：藿香正气散（详见362方）。

若湿邪偏重，腹满肠鸣，小便不利，可用胃苓汤（详见239方）。

若寒重于湿，腹胀冷痛者，可用理中丸（详见295方）。

（2）湿热中阻

临床表现：泄泻腹痛，泻下急迫，或泻而不爽，粪色黄褐臭秽，肛门灼热，烦热口渴，小便短黄；舌质红，苔黄腻，脉滑数或濡数。

治法：清热燥湿，分消止泻。

代表方：葛根芩连汤（详见333方）。

如在夏暑期间，症见发热头重，烦渴自汗，小便短赤，脉濡数等，是暑湿入侵，表里同病，可用新加香薷饮合六一散（详见349方、74方）。

（3）食滞肠胃

临床表现：腹痛肠鸣，泻下粪便臭如败卵，泻后痛减，脘腹胀满，嗳腐酸臭，不思饮食；舌苔垢浊或厚腻，脉滑。

治法：消食导滞，和中止泻。

代表方：保和丸（详见 245 方）。

2. 久泻

（1）肝气乘脾

临床表现：平时心情抑郁，或急躁易怒，每因抑郁恼怒，或情绪紧张而发泄泻，伴有胸胁胀闷，嗳气食少，腹痛攻窜，肠鸣矢气；舌淡红，脉弦。

治法：抑肝扶脾。

代表方：痛泻要方（详见 341 方）。

（2）脾胃虚弱

临床表现：大便时溏时泻，迁延反复，稍进油腻食物，则大便溏稀，次数增加，或完谷不化，伴食少纳呆，脘闷不舒，面色萎黄，倦怠乏力；舌质淡，苔白，脉细弱。

治法：健脾益气，化湿止泻。

代表方：参苓白术散（详见 219 方）。

若脾阳虚衰，阴寒内盛，亦可用附子理中汤（详见 193 方）。

若久泻不愈，中气下陷，而兼有脱肛者，可用补中益气汤（详见 187 方）。

（3）肾阳虚衰

临床表现：黎明前腹部作痛，肠鸣即泻，泻后痛减，完谷不化，腹部喜暖喜按，形寒肢冷，腰膝酸软；舌淡苔白，脉沉细。

治法：温肾健脾，固涩止泻。

代表方：附子理中丸合四神丸（详见 193 方、107 方）。

第八节　痢　疾

一、概述

痢疾，是以腹痛，里急后重，下痢赤白脓血为主症的病证。是一类或具有传染性的疾病，多发于夏秋季节。

二、病因病机

痢疾的发生多由外感湿热、疫毒之邪，内伤饮食，损及脾胃与肠，邪气客于大肠，与气血搏结，肠道脂膜血络受伤，传导失司，而致下痢。

1. 外感时邪疫毒

2. 内伤饮食

痢疾的主要病机是邪蕴肠腑，气血壅滞，传导失司，脂膜血络受伤而成痢。湿热、疫毒、寒湿、食积等内蕴肠腑，与肠中气血相搏结，大肠传导功能失司，通降不利，气血瘀滞，肠络受损，腐败化为脓血而痢下赤白；气机阻滞，腑气不通，故见腹痛，里急后重。

痢疾病位在肠，与脾、胃相关，可涉及肾。

本病的病理性质分寒热虚实，病机演变多端。

三、诊断与鉴别诊断

（一）诊断

1. 以腹痛，里急后重，下痢赤白脓血为主症。

2. 急性痢疾起病急骤，可伴有恶寒发热；慢性痢疾则反复发作，迁延不愈。

3. 常见于夏秋季节，多有饮食不洁史，或具有传染性。

大便常规检查，可帮助确立诊断。血常规检查，对急性菌痢具有诊断意义。必要时行 X 线钡剂造影及直肠、结肠镜检查，有助于诊断。

（二）鉴别诊断

泄泻

两者多发于夏秋季节，病位在胃肠，病因亦有相似之处，症状都有腹痛、大便次数增多，但痢疾大便次数虽多而量少，排赤白脓血便，腹痛伴里急后重感明显。而泄泻大便溏薄，粪便清稀，或如水，或完谷不化，而无赤白脓血便，腹痛多伴肠鸣，少有里急后重感。正如《景岳全书》所说："泻浅而痢重，泻由水谷不分，出于中焦，痢以脂血伤败，病在下焦。"当然，泻、痢两病在一定条件下又可以相互转化，或先泻后痢，或先痢而后转泻。一般认为先泻后痢病情加重，先痢后泻为病情减轻。

四、辨证论治

（一）辨证要点

1. 辨久暴，察虚实主次
2. 辨寒热偏重
3. 辨伤气、伤血
4. 辨邪正盛衰

（二）治法方药

热痢清之，寒痢温之，初痢实则通之，久痢虚则补之，寒热交错者清温并用，虚实夹杂者攻补兼施。

痢疾初起之时，以实证、热证多见，宜清热化湿解毒；久痢虚证、寒证，应予补虚温中，调理脾胃，兼以清肠，收涩固脱。如下痢兼有表证者，宜合解表剂，外疏内通，夹食滞可配合消导药消除积滞。刘河间提出："调气则后重自除，行血则便脓自愈。"调气和血之法，可用于痢疾的多个证型，赤多重用血药，白多重用气药，而在掌握扶正祛邪的辨证治疗过程中，始终应顾护胃气。治疗痢疾之禁忌：忌过早补涩，忌峻下攻伐，忌分利小便。

（三）主症、治法、方药

1. 湿热痢

临床表现：腹部疼痛，里急后重，痢下赤白脓血，黏稠如胶冻，腥臭，肛门灼热，小便短赤；舌苔黄腻，脉滑数。

治法：清肠化湿，调气和血。

代表方：芍药汤（详见136方）。

2. 疫毒痢

临床表现：起病急骤，壮热口渴，头痛烦躁，恶心呕吐，大便频频，痢下鲜紫脓血，腹痛剧烈，后重感特著，甚者神昏惊厥；舌质红绛，舌苔黄燥，脉滑数或微欲绝。

治法：清热解毒，凉血除积。

代表方：白头翁汤合芍药汤（详见115方、136方）。

神昏谵语，甚则痉厥，舌质红，苔黄糙，脉细数，属热毒深入营血，神昏高热者，用犀角地黄汤（详见343方）、紫雪丹（详见337方）。

3. 寒湿痢

临床表现：腹痛拘急，痢下赤白黏冻，白多赤少，或为纯白冻，里急后重，口淡乏味，脘胀腹满，头身困重；舌质或淡，舌苔白腻，脉濡缓。

治法：温中燥湿，调气和血。

代表方：不换金正气散（详见 59 方）。

4. 阴虚痢

临床表现：痢下赤白，日久不愈，脓血黏稠，或下鲜血，脐下灼痛，虚坐努责，食少，心烦口干，至夜转剧；舌红绛少津，苔少或花剥，脉细数。

治法：养阴和营，清肠化湿。

代表方：黄连阿胶汤合驻车丸（详见 301 方、221 方）。

5. 虚寒痢

临床表现：腹部隐痛，缠绵不已，喜按喜温，痢下赤白清稀，无腥臭，或为白冻，甚则滑脱不禁，肛门坠胀，便后更甚，形寒畏冷，四肢不温，食少神疲，腰膝酸软；舌淡苔薄白，脉沉细弱。

治法：温补脾肾，收涩固脱。

代表方：桃花汤合真人养脏汤（详见 267 方、257 方）。

6. 休息痢

临床表现：下痢时发时止，迁延不愈，常因饮食不当、受凉、劳累而发，发时大便次数增多，夹有赤白黏冻，腹胀食少，倦怠嗜卧；舌质淡苔腻，脉濡软或虚数。

治法：温中清肠，调气化滞。

代表方：连理汤（详见 173 方）。

第九节　便　秘

一、概述

便秘，是以大便排出困难，排便周期延长，或周期不长，但粪质干结，排出艰难，或粪质不硬，虽频有便意，但排便不畅为主要表现的病证。

二、病因病机

便秘主要是由外感寒热之邪，内伤饮食情志，病后体虚，阴阳气血不足等，热结、气滞、寒凝、气血阴阳亏虚，致使邪滞胃肠、壅塞不通；肠失温润，推动无力，糟粕内停，大便排出困难，发为便秘。

1. 素体阳盛
2. 情志失调
3. 感受外邪
4. 年老体虚

便秘病位主要在大肠，涉及脾、胃、肺、肝、肾等多个脏腑，基本病机为大肠传导失常。

便秘的病性可概括为虚、实两个方面。热秘、气秘、冷秘属实，气血阴阳亏虚所致者属虚。虚实之间常常相互兼夹或相互转化。

三、诊断与鉴别诊断

（一）诊断

1. 排便次数每周少于 3 次，或周期不长，但粪质干结，排出艰难，或粪质不硬，虽频有便意，但排便不畅。

2. 粪便的望诊及腹部触诊、大便常规、潜血试验、肛门指诊、钡灌肠或气钡造影、纤维结肠镜检查等有助于便秘的诊断。

（二）鉴别诊断

1. 肠结

两者皆有大便秘结。肠结多为急病，因大肠通降受阻所致，表现为腹部疼痛拒按，大便完全不通，且无矢气和肠鸣音，严重者可吐出粪便。而便秘多为慢性久病，因大肠传导失常所致，表现为大便干结难行，偶伴腹胀，饮食减少，恶心欲吐，有矢气和肠鸣音。

2. 积聚

两者皆有腹部包块。积聚的包块在腹部各处均可出现，形状不定，多与肠形不一致，与排便无关。而便秘者所致包块常出现在左下腹，可扪及条索状物，与肠形一致，压之变形，排便后消失或减少。

四、辨证论治

（一）辨证要点

1. 辨冷秘与热秘

2. 辨实证与虚证

（二）治法方药

便秘治疗当分虚实而治，实证邪滞大肠，腑气闭塞不通。其原则以祛邪为主，据热、冷、气秘之不同，分别施以泻热、温通、理气之法，辅以导滞之品，标本兼治，邪去便通。虚证肠失温润，推动无力，治以养正为先，依阴阳气血亏虚的不同，主用滋阴养血、益气温阳之法，酌用甘温润肠之药，标本兼治，正盛便通。

虚实夹杂者，当攻补兼施。

六腑以通为用，大便干结，解便困难，可用下法，但应在辨证论治基础上以润下为基础，个别证候虽可暂用攻下之药，也以缓下为宜，以大便软为度，不得一见便秘，便用大黄、芒硝、巴豆、牵牛之属。

（三）主症、治法、方药

1. 实秘

（1）热秘

临床表现：大便干结，腹胀或痛，口干口臭，面红心烦，或有身热，小便短赤；舌质红，苔黄燥，脉滑数。

治法：泻热导滞，润肠通便。

代表方：麻子仁丸（详见307方）。

若热势较盛，痞满燥实坚者，可用大承气汤（详见31方）。

（2）气秘

临床表现：大便干结，或不甚干结，欲便不得出，或便后不爽，肠鸣矢气，嗳气频作，胁腹痞满胀痛；舌苔薄腻，脉弦。

治法：顺气导滞，降逆通便。

代表方：六磨汤（详见77方）。

（3）冷秘

临床表现：大便艰涩，腹痛拘急，胀满拒按，胁下偏痛，手足不温，呃逆呕吐；苔白腻，脉弦紧。

治法：温里散寒，通便止痛。

代表方：温脾汤合用半硫丸（详见342方、123方）。

2. 虚秘

（1）气虚秘

临床表现：大便干或不干，虽有便意，但排出困难，用力努挣则汗出短气，便后乏力，面白神疲，肢倦懒言；舌淡苔白，脉弱。

治法：补脾益肺，润肠通便。

代表方：黄芪汤（详见299方）。

（2）血虚秘

临床表现：大便干结，面色无华，皮肤干燥，头晕目眩，心悸气短，健忘少寐，口唇色淡；舌淡苔少，脉细。

治法：养血滋阴，润燥通便。

代表方：润肠丸（详见285方）。

（3）阴虚秘

临床表现：大便干结，形体消瘦，头晕耳鸣，两颧红赤，心烦少寐，潮热盗汗，腰膝酸软；舌红少苔，脉细数。

治法：滋阴增液，润肠通便。

代表方：增液汤（详见354方）。

若胃阴不足，口干口渴者，可用益胃汤（详见279方）。

若肾阴不足，腰膝酸软者，可用六味地黄丸（详见76方）。

若阴亏燥结，热盛伤津者，可用增液承气汤（详见355方）。

（4）阳虚秘

临床表现：大便干或不干，排出困难，小便清长，面色白，四肢不温，腹中冷痛，腰膝酸冷；舌淡苔白，脉沉迟。

治法：补肾温阳，润肠通便。

代表方：济川煎（详见252方）。

第五章 肝胆系病证

第一节 胁 痛

一、概述

胁痛是指以一侧或两侧胁肋部疼痛为主要表现的病证，属临床较常见自觉症状。

二、病因病机

胁痛的发生主要由情志不遂、饮食不节、跌仆损伤、久病体虚等因素所致。上述因素引起肝气郁结、肝失条达，或瘀血停着、痹阻胁络，或湿热蕴结、肝失疏泄，或肝阴不足、络脉失养等诸多病理变化，最终发为胁痛。

1. 情志不遂
2. 跌仆损伤
3. 饮食失宜
4. 外邪内侵
5. 劳欲久病

胁痛病位主要责之于肝胆，亦与脾胃及肾有关。病理因素包括气滞、血瘀、湿热，基本病机属肝络失和，可概括为"不通则痛"与"不荣则痛"两类。其中，因肝郁气滞、瘀血停着、湿热蕴结所致的胁痛多属实证，为"不通则痛"，较多见；因阴血不足、肝络失养所致的胁痛则为虚证，属"不荣则痛"。

胁痛病机有其演变特点。一般说来，胁痛初病在气，由气滞为先，气机不畅致胁痛；气滞日久，则血行不畅，由气滞转为血瘀，或气滞血瘀并见。同时，注意胁痛一证与其他病证间的兼见、转化情况。如湿热瘀阻肝胆之胁痛，若湿热交蒸，胆汁外溢，则可并见黄疸；肝郁气滞或瘀血停着之胁痛，可转化为积聚；肝失疏泄、脾失健运，病久及肾，致气血水停于腹中，则可转化为鼓胀等。

三、诊断与鉴别诊断

（一）诊断

1. 以一侧或两侧胁肋部疼痛为主要表现者，可以诊断为胁痛。胁痛的性质可以表现为刺痛、胀痛、灼痛、隐痛、钝痛等不同特点。

2. 部分病人可伴见胸闷、腹胀、嗳气、呃逆、急躁易怒、口苦纳呆、厌食恶心等症。

3. 常有饮食不节、情志内伤、感受外湿、跌仆闪挫或劳欲久病等病史。

相关血液生化检测及影像学检查有助于诊断。

（二）鉴别诊断

1. 悬饮

悬饮亦可见胁肋疼痛，但其表现为饮留胁下，胸胁胀痛，持续不已，伴见咳嗽、咳痰，呼吸时疼痛加重，常喜向病侧睡卧，患侧肋间饱满，叩诊呈浊音，或兼见发热，一般不难鉴别。

2. 胃痛

一般来说，胁痛与胃痛的疼痛部位及伴随症状有别。胁痛以一侧或两侧胁肋部（侧胸部，腋以下至第十二肋骨部）疼痛为主要表现，可伴有口苦、目眩、善呕等肝胆病证症状；胃痛则表现为上腹部胃脘处胀痛为主，常伴有反酸、嘈杂、嗳气、呃逆等胃部不适，多与饮食有关。肝气犯胃所致胃痛，有时可表现为攻痛连胁，但仍以胃脘部疼痛为主，与胁痛有别。

3. 胸痛

胸痛以胸膺部疼痛为主，病位多在心、肺，存在相应心系、肺系表现，如伴有胸闷不舒、心悸短气、咳嗽喘息、痰多等症。肝郁气滞或邪郁少阳亦致胸胁满痛，表现为胸胁苦满，或胁肋胀痛延及胸背肩臂，范围较广，但仍以胁肋不适为主，与胸痛有别。

四、辨证论治

（一）辨证要点

1. 辨气血

2. 辨虚实

（二）治法方药

疏肝和络止痛为基本治则。

1. 实证以祛邪疏通为主。

2. 虚证以扶正柔肝为要。

3. 灵活应用止痛方药。

（三）主症、治法、方药

1. 肝郁气滞

临床表现：胁肋胀痛，走窜不定，甚则引及胸背肩臂，疼痛每因情志变化而增减，胸闷腹胀，嗳气频作，得嗳气而胀痛稍舒，纳少口苦；舌苔薄白，脉弦。

治法：疏肝理气。

代表方：逍遥散（详见 274 方）或柴胡疏肝散（详见 271 方）。

若气郁化火，症见胁肋掣痛，口干口苦，烦躁易怒，溲黄便秘，舌红苔黄，脉弦数者，可加金铃子散（详见 205 方），或选用加味逍遥散（详见 129 方）、龙胆泻肝汤（详见 95 方）。

2. 邪郁少阳

临床表现：胸胁苦满疼痛，兼寒热往来，口苦咽干，头痛目眩，心烦喜呕；舌苔薄白或微黄，脉弦。

治法：和解少阳。

代表方：小柴胡汤（详见 47 方）。

3. 肝胆湿热

临床表现：胁肋胀痛或灼热疼痛、剧痛，口苦口黏，胸闷纳呆，恶心呕吐，小便黄赤，大便不爽，或兼有身热恶寒，身目发黄；舌红苔黄腻，脉弦滑数。

治法：清热利湿。

代表方：龙胆泻肝汤（详见 95 方）。

若湿热煎熬，结成砂石，阻滞胆道，症见胁肋剧痛，连及肩背者，可加金钱草、海金沙、鸡内金、郁金、川楝子等，或选用硝石矾石散（详见 336 方）。

若胁肋剧痛，呕吐蛔虫者，先以乌梅丸（详见 73 方）安蛔，再予驱蛔。

4. 瘀血阻络

临床表现：胁肋刺痛，痛有定处，痛处拒按，入夜痛甚，胁肋下或见有癥块；舌质紫暗，脉象沉涩。

治法：祛瘀通络。

代表方：膈下逐瘀汤（详见 352 方）。

若瘀血较轻，亦可选用旋覆花汤（详见 315 方）。若瘀血较重，或有明显外伤史者，以逐瘀为主，选用复元活血汤（详见 243 方），亦可加三七粉或云南白药另服。若胁肋下有癥块，而正气未衰者，可加三棱、莪术、土鳖虫，或配合服用鳖甲煎丸（详见 363 方）。

5. 肝络失养

临床表现：胁肋隐痛，悠悠不休，遇劳加重，口干咽燥，心中烦热，头晕目眩；舌红少苔，脉细弦而数。

治法：养阴柔肝。

代表方：一贯煎（详见 1 方）。

第二节　黄　疸

一、概述

黄疸是以目黄、身黄、小便黄为主症的一种病证，其中尤以目睛黄染为主要特征。

二、病因病机

黄疸病因分为外感、内伤两个方面，外感多属湿热疫毒所致，内伤常与饮食、劳倦、病后有关，内外病因又互有关联。

其病理因素有湿邪、热邪、寒邪、疫毒、气滞、瘀血六种，但其病机关键是湿。如《金匮要略·黄疸病脉证并治》指出："黄家所得，从湿得之。"由于湿邪壅阻中焦，脾胃失健，肝气郁滞，疏泄不利，致胆汁输泄失常，外溢肌肤，下注膀胱，而发为目黄、肤黄、小便黄之病证。

1. 感受外邪

2. 饮食所伤

3. 脾胃虚寒

4. 病后续发

5. 其他：亦有因砂石、虫体阻滞胆道而导致胆汁外溢而发黄者。

黄疸的发生主要是湿邪为患，病位主要在脾胃肝胆。

三、诊断与鉴别诊断

（一）诊断

1. 目黄、肤黄、小便黄，其中目睛黄染为本病的重要特征。

2. 常伴食欲减退，恶心呕吐，胁痛腹胀等症状。

3. 常有外感湿热疫毒，内伤酒食不节，或有胁痛、癥积、鼓胀等病史。

4. 相关血液生化检测及影像学检查有助于诊断。

（二）鉴别诊断

萎黄

萎黄主症为肌肤萎黄不泽，目睛及小便均不黄，常伴头昏倦怠，眩晕耳鸣，心悸少寐，纳少便溏等症状。

四、辨证论治

（一）辨证要点

1. 辨急黄、阳黄、阴黄
2. 辨阳黄湿热偏胜
3. 辨阴黄虚实不同

（二）治法方药

黄疸的治疗大法，主要为化湿邪，利小便，再根据疫毒、湿热、寒湿及气血的具体情况灵活施治。

1. 利湿退黄。
2. 活血退黄。
3. 茵陈为治疗黄疸之要药。
4. 重视大黄的退黄作用。

（三）主症、治法、方药

1. 急黄

疫毒炽盛

临床表现：发病急骤，黄疸迅速加深，其色如金，皮肤瘙痒，高热口渴，胁痛腹满，神昏谵语，烦躁抽搐，或见衄血、便血，或肌肤瘀斑；舌质红绛，苔黄而燥，脉弦滑或数。

治法：清热解毒，凉血开窍。

代表方：犀角散（详见 344 方）。

2. 阳黄

（1）热重于湿

临床表现：身目俱黄，黄色鲜明，发热口渴，或见心中懊，腹部胀闷，口干而苦，恶心呕吐，小便短少黄赤，大便秘结；舌苔黄腻，脉象弦数。

治法：清热通腑，利湿退黄。

代表方：茵陈蒿汤（详见 228 方）。

（2）湿重于热

临床表现：身目俱黄，黄色不及前者鲜明，头重身困，胸脘痞满，食欲减退，恶心呕吐，腹胀或大便溏垢；舌苔厚腻微黄，脉象濡数或濡缓。

治法：利湿化浊运脾，佐以清热。

代表方：茵陈五苓散合甘露消毒丹（详见 225 方、89 方）。

阳黄初起见邪郁肌表，寒热头痛之表证者，宜疏表清热，宣散外邪，利湿退黄，方用麻黄连翘赤小豆汤（详见 311 方）。

病程中若见阳明热盛，灼伤津液，积滞成实，大便不通者，宜泻热去实，急下存阴，方用大黄硝石汤（详见 35 方）。

（3）胆腑郁热

临床表现：身目发黄，黄色鲜明，上腹、右胁胀闷疼痛，牵引肩背，身热不退，或寒热往来，口苦咽干，呕吐呃逆，尿黄赤，大便秘；苔黄舌红，脉弦滑数。

治法：疏肝泄热，利胆退黄。

代表方：大柴胡汤（详见 32 方）。

3. 阴黄

（1）寒湿阻遏

临床表现：身目俱黄，黄色晦暗，或如烟熏，脘腹痞胀，纳谷减少，大便不实，神疲畏寒，口淡不渴；舌淡苔腻，脉濡缓或沉迟。

治法：温中化湿，健脾和胃。

代表方：茵陈术附汤（详见 226 方）。

若脾虚湿滞，见面目及肌肤淡黄，甚则晦暗不泽，肢软乏力，心悸气短，大便溏薄者，治宜健脾养血、利湿退黄，可用黄芪建中汤（详见 300 方）。

（2）瘀血阻滞

临床表现：黄疸日久，肤色暗黄、苍黄，甚则黧黑，胁下癥结刺痛、拒按，面颈部见有赤丝红纹；舌有紫斑或紫点，脉涩。

治法：活血化瘀消癥。

代表方：鳖甲煎丸（详见 363 方）。

若胁下癥积胀痛，腹部胀满，属浊邪瘀阻者，可服硝石矾石散（详见 336 方）。

4. 黄疸消退后的调治

（1）湿热留恋

临床表现：脘痞腹胀，胁肋隐痛，饮食减少，口中干苦，小便黄赤；苔腻，脉濡数。

治法：清热利湿。

代表方：茵陈四苓散（详见 227 方）。

（2）肝脾不调

临床表现：脘腹痞闷，肢倦乏力，胁肋隐痛不适，饮食欠香，大便不调；舌苔薄白，脉来细弦。

治法：调和肝脾，理气助运。

代表方：柴胡疏肝散（详见 271 方）或归芍六君子汤（详见 97 方）。

【附】萎黄

萎黄指脾土虚弱，水谷不能生化精微及气血，致肌肤萎黄无光之证。与黄疸不同，萎黄的主要症状为：两目不黄，周身肌肤呈淡黄色，干萎无光泽，小便通畅而色清，倦怠乏力，眩晕耳鸣，心悸少寐，大便溏薄，舌淡苔薄，脉象濡细。

本病是由于虫积食滞或劳伤过度导致脾土虚弱，运化失职，水谷不能化精微而生气血，气血衰少，肌肤失养，以致肌肤萎黄，无光泽。此外，失血过多，或大病之后，血亏气耗，肌肤失养而发本病，临床亦属常见。

萎黄在治疗上主要是调理脾胃，益气补血，方可选用黄芪建中汤（详见 300 方）或人参养荣汤（详见 16 方）。

第三节　积　证

一、概述

积证是以腹内结块，或胀或痛，结块固定不移，痛有定处为主要临床特征的一类病证。积证在历代医籍中亦称为"癥积""疟癖""癖块""伏梁""肥气"等。

二、病因病机

积证主要是由情志失调、饮食伤脾、感受外邪、病后体虚，或黄疸、疟疾等经久不愈，肝脾受损，脏腑失和，以致气滞、血瘀、痰凝于腹内，日久结为积块，而为积证。

1. 情志失调
2. 饮食内伤
3. 感受外邪
4. 他病续发
5. 正气亏虚

本病的病机主要是气机阻滞，瘀血内结。病理因素主要有寒邪、湿浊、痰浊、食滞、虫积等，但主要是气滞血瘀，以血瘀为主。本病病位主要在于肝脾胃肠。

还可以出现一些严重变证。如积久肝脾两伤，肝不藏血，脾不统血，或瘀热灼伤血络，血不循经，可导致出血；肝脾失调，气血瘀滞，日久及肾，肝、脾、肾三脏受损，气、血、水停积腹内，则可转为鼓胀；若肝胆疏泄失常，胆汁外溢，转为黄疸；气血瘀阻，水湿泛滥，亦可出现腹满肢肿等症。

三、诊断与鉴别诊断

(一) 诊断

1. 腹内结块，或胀或痛为本病的主要症状。

2. 以腹内积块，触之有形，固定不移，以痛为主，痛有定处为临床特征。

3. 常有情志抑郁，饮食不节，外邪侵袭，或黄疸、胁痛、虫毒、久疟、久泻、久痢、虚劳等病史。

积证多为肝脾肿大、腹腔肿瘤、增生性肠结核等，必须结合 B 超、CT、MRI、X 片、结肠镜、病理组织活检及有关血液检查以明确诊断。

(二) 鉴别诊断

1. 腹痛

两者皆可由气滞血瘀、瘀血内结、脉络不通引起腹部疼痛，痛处固定不移，甚则出现腹部包块等症。积证之腹痛，或胀或痛，疼痛不甚，但以腹中包块为主要特征；腹痛之瘀血阻滞型，可出现少腹疼痛，部位固定不移，痛势较剧，痛如针刺，甚则腹部包块等症；而腹痛其他证型以腹部疼痛为主要表现。

2. 鼓胀

积证与鼓胀均有情志抑郁、酒食所伤、感染虫毒等致气滞血瘀的相同病机，其病变部位可同在肝脾，皆有胀满、包块等临床表现。积证以腹内结块，或胀或痛为主症；但鼓胀以腹部胀大、脉络暴露为临床特征，疼痛不显，以胀为主，病机可有水饮内停，因而腹中有无水液停聚是积证与鼓胀鉴别之关键所在。

3. 聚证

积证与聚证病机、主症皆有不同。聚证病机以气机逆乱为主，腹内结块聚散无常，痛无定处，病在气分，多属于腑，病史较短，病情一般较轻；积证病机以痰凝血瘀为主，腹内结块触之有形，固定不移，痛有定处，病在血分，多属于脏，积证多为逐渐形成的过程，结块大多由小渐大，由软渐硬，继而疼痛逐渐加剧，病史较长，病情一般较重。

四、辨证论治

（一）辨证要点

1. 辨部位

2. 辨积证初、中、末三期

3. 辨标本缓急

（二）治法方药

积证病在血分，以活血化瘀、软坚散结为基本治则，常选用水蛭、虻虫、䗪虫、山甲、牡蛎、鳖甲、昆布、海藻等软坚、破瘀、消结之品。然其辨治虽重在活血，但仍应依据其病机演变，适度调整攻补策略。谨记治实当顾其虚，补虚勿忘其实之法则，攻伐药物不宜过用，以防伤及气血。

（三）主症、治法、方药

1. 气滞血阻

临床表现：积块软而不坚，固定不移，胁肋疼痛，脘腹痞满；舌暗，苔薄白，脉弦。

治法：理气活血，通络消积。

代表方：大七气汤（详见 25 方）。

2. 瘀血内结

临床表现：腹部积块明显，硬痛不移，时有寒热，面色晦暗黧黑，面颈胸臂或有血痣赤缕，女子可见月事不下；舌质紫暗或有瘀点，脉细涩。

治法：祛瘀软坚。

代表方：膈下逐瘀汤（详见 352 方）。

3. 正虚瘀阻

临床表现：积块坚硬，疼痛逐渐加剧，面色萎黄或黧黑，形脱骨立，饮食大减，神疲乏力，或呕血、便血、衄血；舌质淡紫，舌光无苔，脉细数或弦细。

治法：补益气血，活血化瘀。

代表方：八珍汤合化积丸（详见 19 方、67 方）。

第四节 聚 证

一、概述

聚证是以腹中结块，或痛或胀，聚散无常，痛无定处为主要临床特征的一类病证。聚证在历代医籍中又称"瘕""痃气""癖块""痞块"等。

二、病因病机

聚证主要是由情志失调、食滞痰阻等因素，致肝脾受损、脏腑失和、气机阻滞、气聚成结而成。

1. 情志失调

2. 食滞痰阻

聚证主要病机以气机逆乱为主，大凡以肝郁气滞，痰气交阻，食滞痰阻等以气滞为主因者，多成聚证。病理因素有寒湿、食滞、虫积、痰浊等，病位主要在于肝脾。

少数聚证日久不愈，或因虚极，或因燥热，或因痰浊，或因瘀阻而加重病情，进而由气入血转化成伏梁、痞气、肥气等积证。病久伤及脉道，络瘀脉损，血脉不通，瘀血留滞心脉，心脉痹阻，出现胸痹、心痛、心悸等症；留滞脑窍，则见中风偏瘫、眩晕口癖，甚至昏迷不醒；肾络瘀阻，浊邪留积，壅塞三焦，开阖不利，则出现腰痛、水肿、关格等。

三、诊断与鉴别诊断

（一）诊断

腹内结块，聚散无常，或痛或胀，以胀为主，痛无定处，时作时止为临床特征。

聚证多属胃肠道的炎症、痉挛、梗阻等病变，可结合 X 片、B 超及钡剂造影等检查明确诊断。

（二）鉴别诊断

1. 气鼓

两者皆可由情志失调引起的肝郁气滞所致，病位皆在肝脾，均具有脘腹满闷、胀痛等表现。鼓胀之气鼓以腹部膨隆，腹部按之空空然，叩之如鼓为主症，以腹部胀满膨隆为主要特征；聚证以腹中气聚，局部可见结块，望之有形，按之柔软，聚散无常，或胀或痛，痛无定处为主症，以腹部局部包块为主要特征。

2. 胃痞

两者均可因情志失调而致气滞痰阻，出现脘腹满闷之症。

胃痞临床表现为满闷不适，系自觉症状，而外无形征可见，更无包块可扪及；聚证以腹中气聚、攻窜胀满、时作时止为临床特征，其发作时，腹中气聚胀满，腹内结块望之有形，但按之无块，缓解时气聚胀满的现象消失，腹内结块消散，脘腹胀闷缓解。

四、辨证论治

（一）辨证要点
辨气、食、痰、粪

（二）治法方药

聚证病在气分，以疏肝理气、行气消聚为基本原则。《景岳全书·杂证谟》中提出对积聚的治疗宜"攻、消、散、补"，对于"聚"的治疗，在补的同时，则在攻、消、散三法中应侧重以"消聚"为主。根据不同的病理因素采用相应的治疗方法，包括行气散结、清热散结、化湿散结、导滞散结等。药物主要采用辛散之品，如柴胡、薄荷、香附、青皮、郁金、枳壳之属，疏肝理气，散结消聚。治疗除用调气之品，还应选入酸、甘之味，如白芍、当归、甘草之类，柔肝缓急，使疏散不致过极。

聚证的治疗，重在处理好攻补的关系，对攻伐药物应用应当权衡，不宜过用，应当注意顾护卫气。

（三）主症、治法、方药

1. 肝郁气滞
临床表现：腹中气聚，攻窜胀痛，时聚时散，脘胁之间时或不适，常随情绪波动而起伏；舌淡红，苔薄，脉弦。

治法：疏肝解郁，行气散结。

代表方：逍遥散（详见 274 方）。

若兼热象者，加左金丸（详见 91 方）；若寒湿中阻，腹胀、舌苔白腻者，可加木香顺气散（详见 51 方）。

2. 食滞痰阻

临床表现：腹胀或痛，腹部时有条索状物聚起，重按则胀痛更甚，便秘，纳呆；舌苔腻，脉弦滑。

治法：导滞通便，理气化痰。

代表方：六磨汤（详见 77 方）。

若伴有脘腹胀痛、下痢泄泻，或大便秘结，小便短赤等表现，可予枳实导滞丸（详见 230 方）；若脘腹痞满胀痛加剧，赤白痢疾，里急后重者，则可予木香槟榔丸（详见 52 方）。

第五节　鼓　胀

一、概述

鼓胀是指以腹部胀大如鼓，皮色苍黄，脉络暴露为特征的一类病证。又名"单腹胀""臌""蜘蛛蛊"。

二、病因病机

鼓胀病因复杂，主要是由酒食不节、虫毒感染、他病继发转化、情志刺激等因素引发，致肝脾肾俱损或功能失调，气血搏结，水湿内停。

1. 酒食不节

2. 虫毒感染

3. 他病继发：常见如黄疸、积聚

4. 情志刺激

鼓胀基本病理变化总属肝、脾、肾三脏受损，气滞、血瘀、水停腹中。病变脏腑先于肝脾，久及肾。病理因素无外乎气滞、血瘀、水液停聚。鼓胀病理性质无外乎本虚标实。

三、诊断与鉴别诊断

（一）诊断

1. 初期脘腹作胀，食后尤甚，叩之如鼓。继而腹部胀大如鼓，重者腹壁青筋显露，脐孔突起。

2. 常伴有乏力、纳差、尿少及齿衄、鼻衄、皮肤紫斑等出血征象，可见面色萎黄、皮肤或巩膜黄染、手掌殷红、面颈胸部红丝赤缕、血痣及蟹爪纹。

3. 本病常有情志内伤、酒食不节、虫毒感染或黄疸、积聚久病不愈等病史。

常用检查有 B 超、CT，发现腹水有助于本病诊断。

（二）鉴别诊断

1. 水肿

鼓胀主要因肝、脾、肾受损，气、血、水瘀结于腹中，以腹部胀大为主，四肢肿不甚明显，晚期可伴肢体浮肿。每兼见面色青晦，面颈部有血痣赤缕，胁下癥积坚硬，腹皮青筋显露等。水肿主要因肺、脾、肾三脏失调，水液泛滥肌肤，引起局部或全身浮肿。初期浮肿从眼睑开始，继则延及头面及肢体，或下肢先肿，后及全身，每见面色白，腰酸倦怠等，水肿较甚者亦可伴见腹水。

2. 肠覃

肠覃主要因湿热瘀毒留连肠道，阻滞气机，常见下腹部有肿块，早期肿块局限于下腹部，大如鸡卵，以后逐渐增大，可如怀胎之状，按之坚硬，推之可移，无水液波动感。早期以实证居多，肠覃为慢性耗损性疾病，若不积极治疗，预后不佳。鼓胀虽同见腹部胀大，但触之常未见有形肿块，但常伴水液停聚。

3. 积聚

积聚主要因情志不畅或湿邪食滞致肝脾失调，气滞血瘀，常见腹部胀闷或疼痛不适，腹部可扪及包块。初期，常在气分，多为腑病，病情较轻，常见痛无定处，攻窜走动，得矢气则舒。后期常及血分，多为脏病，病情较重，常伴腹内结块不散，痛有定处。积聚迁延日久可转变为鼓胀。

4. 气鼓

气鼓主要因情志失调，肝郁气滞，常见腹部膨隆，得嗳气或矢气则舒，腹部按之空空然，叩之如鼓。

四、辨证论治

（一）辨证要点

1. 鼓胀早期

（1）辨病性

（2）辨病位

2. 鼓胀晚期

（1）辨阴阳

（2）辨危候

（二）治法方药

由于本病总属本虚标实，故治疗当攻补兼施，祛邪不伤正，而扶正不留邪。初期，一般以实证居多，故治疗以祛邪为主。根据气滞、血瘀、水停之偏重，分别侧重于理气、活血、祛湿利水或暂用逐水之法，同时配合健脾疏肝之品。后期，一般以虚证为主，故治疗以补虚为要。

（三）主症、治法、方药

1. 常证

（1）气滞湿阻

临床表现：腹胀按之不坚，胁下胀满或疼痛，饮食减少，食后胀甚，得嗳气、矢气稍减，小便短少；舌苔薄白腻，脉弦。

治法：疏肝理气，运脾利湿。

代表方：胃苓汤合用柴胡疏肝散（详见239方、271方）。

（2）水湿困脾

临床表现：腹大胀满，按之如囊裹水，甚则颜面微浮，下肢浮肿，脘腹痞胀，得热则舒，精神困倦，怯寒懒动，小便少，大便溏；舌苔白腻，脉缓。

治法：温中健脾，行气利水。

代表方：实脾饮（详见213方）。

（3）湿热蕴结

临床表现：腹大坚满，脘腹胀急，烦热口苦，渴不欲饮，小便赤涩，大便秘结或溏垢；舌边尖红，苔黄腻或兼灰黑，脉象弦数。

治法：清热利湿，攻下逐水。

代表方：中满分消丸（详见63方）。

（4）肝脾血瘀

临床表现：脘腹坚满，青筋显露，胁下癥结痛如针刺，面色晦暗鼋黑，或见赤丝血缕，面、颈、胸、臂出现血痣或蟹爪纹，口干不欲饮水，或见大便色黑；舌质紫暗或有紫斑，脉细涩。

治法：活血化瘀，行气利水。

代表方：调营饮（详见 287 方）。

（5）脾肾阳虚

临床表现：腹大胀满，形似蛙腹，朝宽暮急，面色苍黄，或呈苍白，脘闷纳呆，神倦怯寒，肢冷浮肿，小便短少不利；舌体胖，质紫，苔淡白，脉沉细无力。

治法：温补脾肾，化气利水。

代表方：附子理苓汤（详见 194 方）。

（6）肝肾阴虚

临床表现：腹大胀满，或见青筋暴露，面色晦滞，唇紫，口干而燥，心烦失眠，时或鼻衄，牙龈出血，小便短少；舌质红绛少津，苔少或光剥，脉弦细数。

治法：滋肾柔肝，养阴利水。

代表方：一贯煎合六味地黄丸（详见 1 方、76 方）。

若兼腹内积聚痞块，痛不移处，卧则腹坠，肾虚久泻者，可加用膈下逐瘀汤（详见 352 方）。

2. 变证

（1）黄疸

临床表现：身目黄染如金，倦怠乏力，烦躁不宁，纳食欠佳或不欲食，恶心厌油，肝区胀痛，腹部膨隆，双下肢水肿，尿少如浓茶，大便溏；舌暗红，苔黄腻，脉弦滑。

治法：清热解毒，利湿退黄。

代表方：甘露消毒丹（详见 89 方）。

（2）出血

临床表现：轻者可见牙龈出血、鼻衄或肤下瘀斑，重者病势突变，大量呕吐鲜血或大便下血；舌红苔黄，脉弦数。

治法：泻火解毒，凉血止血。

代表方：犀角地黄汤（详见 343 方）。

（3）神昏

临床表现：神昏谵语，昏不识人，发热，黄疸，烦躁不宁，口臭便秘，溲赤尿少；舌质红绛，苔黄燥，脉细数。

治法：清热解毒，醒脑开窍。

代表方：清营汤合安宫牛黄丸（详见 324 方、153 方）。

若邪热偏盛而身热较重者，选用安宫牛黄丸（详见 153 方）。

若热动肝风而痉厥抽搐者，可改用紫雪丹（详见 337 方）。

若痰浊偏盛而昏迷较重者，可改用至宝丹（详见 140 方）。

第六节　瘿　病

一、概述

瘿病，又名瘿气、瘿瘤，是以颈前喉结两旁结块肿大为主要临床特征的一类疾病。

二、病因病机

瘿病的发生主要是因为情志内伤、饮食及水土失宜、体质因素等，肝郁则气滞，脾伤则气结，气滞则津停，脾虚则酿生痰湿，痰气交阻，血行不畅，则气、血、痰壅结而成瘿病。

瘿病的基本病机是气滞、痰凝、血瘀壅结颈前。本病初期多为气机郁滞，津凝痰聚，痰气搏结颈前，日久则可引起血脉瘀阻，进而气、痰、瘀三者合而为患。

本病的病变部位主要在肝脾，与心有关。瘿病日久，在损伤肝阴的同时，也会伤及心阴，出现心悸、烦躁、脉数等症。

本病的病理性质以实证居多，久病由实致虚，可见气虚、阴虚等虚候或虚实夹杂之候。在本病的病变过程中，常发生病机转化。如痰气郁结日久可化火，形成肝火亢盛证；火热内盛，耗伤阴津，导致阴虚火旺之候，其中以心肝阴虚最为常见；气滞或痰气郁结日久，则深入血分，血液运行不畅，形成痰结血瘀之候。重症患者则阴虚火旺的各种症状常随病程的延长而加重，当出现烦躁不安、谵妄神昏、高热、大汗、脉疾等症状时，为病情危重的表现。若肿块在短期内迅速增大，质地坚硬，结节高低不平者，可能恶变，预后不佳。

三、诊断与鉴别诊断

（一）诊断

1. 以颈前喉结两旁结块肿大为临床特征。初作可如樱桃或指头大小，一般生长缓慢，大小不一，大者可如囊如袋，触之多柔软、光滑，病程日久则质地较硬，或可扪及结节。

2. 多发于女性，常有饮食不节、情志不舒的病史，或发病有一定的地域性。

（二）鉴别诊断

瘰疬

瘿病与瘰疬均可在颈项部出现肿块，但二者的具体部位及肿块的性状不同。瘿病肿块在颈部正前方，肿块一般较大。瘰疬的病变部位在颈项的两侧或颌下，肿块一般较小，每个约黄豆大，数目多少不等。

四、辨证论治

（一）辨证要点

1. 辨痰与瘀

2. 辨火旺与阴伤

（二）治法方药

瘿病以气滞、痰凝、血瘀壅结颈前为基本病机，其治疗应以理气化痰、消瘿散结为基本治则。瘿肿质地较硬及有结节者，配合活血化瘀；火郁阴伤而表现阴虚火旺者，以滋阴降火为主。

1. 根据不同的病机施以相应的治法及用药。

2. 不同疾病阶段用药有所不同。

3. 谨慎应用含碘药物。

（三）主症、治法、方药

1. 气郁痰阻

临床表现：颈前喉结两旁结块肿大，质软不痛，颈部觉胀，胸闷，喜太息，或兼胸胁窜痛，病情常随情志波动；苔薄白，脉弦。

治法：理气舒郁，化痰消瘿。

代表方：四海舒郁丸（详见108方）。

2. 痰结血瘀

临床表现：颈前喉结两旁结块肿大，按之较硬或有结节，肿块经久未消，胸闷，纳差；舌质暗或紫，苔薄白或白腻，脉弦或涩。

治法：理气活血，化痰消瘿。

代表方：海藻玉壶汤（详见283方）。

3. 肝火旺盛

临床表现：颈前喉结两旁轻度或中度肿大，一般柔软光滑，烦热，容易出汗，性情急躁易怒，眼球突出，手指颤抖，面部烘热，口苦；舌质红，苔薄黄，脉弦数。

治法：清肝泻火，消瘿散结。

代表方：栀子清肝汤合消瘰丸（详见235方、282方）。

火郁伤阴，阴虚火旺而见烦热，多汗，消瘦乏力，舌红少苔，脉细数等症者，可用二冬汤合消瘰丸（详见2方、282方）。

4. 心肝阴虚

临床表现：颈前喉结两旁结块或大或小，质软，病起较缓，心悸不宁，心烦少寐，易出汗，手指颤动，眼干，目眩，倦怠乏力；舌质红，苔少或无苔，舌体颤动，脉弦细数。

治法：滋阴降火，宁心柔肝。

代表方：天王补心丹或一贯煎（详见47方、1方）。

第七节　疟　疾

一、概述

疟疾是感受疟邪引起的以寒战、壮热、头痛、汗出、休作有时为主症的疾病。常发于夏秋季节，但其他季节亦可发生。

二、病因病机

疟邪的发生主要是因感受"疟邪"现多指疟原虫，暑湿内伏，复感风寒，饮食劳倦，正虚体弱等，引起疟邪侵体而致病；或暑湿内伏，饮食不节，脾胃受损，痰湿内生，中焦气滞；或劳倦太过，元气耗伤，营卫空虚，疟邪乘袭而致病。多发生于夏秋暑湿当令，按蚊肆虐之时，通过疟蚊叮咬，疟邪入体而致病。

疟疾的主要病机乃疟邪入体，伏于半表半里之间，内搏五脏，横连募原，出与营卫相搏，正邪相争则疟病发作；至正胜邪退，与营卫相离，疟邪伏藏则发作停止；当疟邪再次与营卫相搏时，则再次发作。休作时间的长短，与疟邪所伏深浅相关，每日一发或间日一发则邪伏尚浅，间二日一发即三日疟则邪伏较深，临床以间日一发最常见。

本病的病变部位在少阳，所谓"疟不离少阳"。本病以寒战壮热，休作有时的正疟最常见。若素体阳盛，复感疟邪，或暑热内蕴，里热炽盛，见热多寒少，汗出不畅者即为温疟。若素体阳虚，复感疟邪，或外感寒湿，郁阻中阳，见寒多热少者即为寒疟。若感受瘴毒，出现神昏谵语，痉厥等危重症状，甚至内闭外脱者即是瘴疟：因疫毒热邪内盛，蒙蔽心神则为热瘴；因瘴毒湿浊内盛，蒙蔽心神则为冷瘴。疟邪久留，耗伤气血，遇劳即发，即为劳疟，疟久不愈，血瘀痰凝，结于胁下，则成疟母。病性总体以邪实为主，日久常兼有气血亏虚之象，以正虚邪实为主。

三、诊断与鉴别诊断

（一）诊断

1. 周期性发作的寒战、发热、出汗，在间歇期症状消失。

2. 多发于夏秋季节，有传染及流行史，居住或近期到过疟疾流行地区，或近2周内有输血史。

3. 可见脾脏肿大及贫血表现。

实验室检查，查到疟原虫可确诊。

（二）鉴别诊断

1. 虚劳之阴虚内热

上午发热不明显，以午后或夜间潮热为特征。伴有五心烦热、盗汗、失眠等症状。多由情志内伤所致，病情较重者往往缠绵日久，热不易退。

2. 风温发热

风温初起，邪在卫分时，可见寒战发热，无汗或微汗，咳嗽气急等肺经症状；若邪热壅盛，转入气分，则卫分症状消失，可见壮热有汗不解，兼见咳嗽、口渴、烦躁、便秘等肺胃两经症状。多见于冬春季节。

3. 淋证发热

淋证初起，湿热蕴蒸，邪正相搏，亦常见畏寒或寒战发热，但多兼腰痛，小便频涩，滴沥刺痛等症状。

四、辨证论治

（一）辨证要点

对疟疾的辨证，应着重根据病情的轻重，寒热的偏胜，正气的盛衰，以及病程的长短等确定疟疾的证型。

（二）治法方药

祛邪截疟是疟疾的基本治疗原则，在此基础上温疟兼清，寒疟兼温，瘴疟解毒除瘴，劳疟则以扶正为主，疟母当祛瘀化痰软坚。

1. 治疗时可在基础方上加用具有祛邪截疟作用的药物，如青蒿、常山、槟榔、马鞭草、豨莶草、乌梅等。

2. 疟疾的服药时间一般以疟发前 2 小时为宜。

3. 瘴疟来势凶猛，病情险恶，治疗宜重视解毒除瘴。如出现神昏谵语、痉厥抽风等严重症状时，宜早投清心开窍药物，必要时进行中西医结合治疗。

（三）主症、治法、方药

1. 正疟

临床表现：寒战壮热，休作有时，先有哈欠乏力，继则寒栗鼓颔，寒罢则内外皆热；头痛面赤，口渴引饮，终则遍身汗出，热退身凉；舌红，苔薄白或黄腻，脉弦。

治法：祛邪截疟，和解表里。

代表方：柴胡截疟饮或截疟七宝饮（详见 272 方、350 方）。

2. 温疟

临床表现：热多寒少，汗出不畅；头痛，骨节酸疼，口渴引饮，便秘尿赤；舌红，苔黄，脉弦数。

治法：清热解表，和解祛邪。

代表方：白虎加桂枝汤（详见 117 方）。

若热多寒少，气短，胸中烦闷不舒，汗多，且无骨节酸痛者，可改为白虎加人参汤（详见 116 方）。

3. 寒疟

临床表现：热少寒多，口不渴，神疲体倦，胸脘痞闷；苔白腻，脉弦。

治法：和解表里，温阳达邪。

代表方：柴胡桂枝干姜汤合截疟七宝饮（详见 270 方、350 方）。

4. 瘴疟

（1）热瘴

临床表现：热甚寒微，或壮热不寒，头痛，肢体烦疼，面红目赤，胸闷呕吐，烦渴饮冷，大便秘结，小便热赤，甚至神昏谵语；舌质红绛，苔黄腻或垢黑，脉洪数或弦数。

治法：解毒除瘴，清热保津。

代表方：清瘴汤（详见 326 方）。

若神昏谵语，则急用紫雪丹或至宝丹（详见 337 方、140 方）。

（2）冷瘴

临床表现：寒甚热微，或但寒不热，或呕吐腹泻，甚则神昏不语，嗜睡昏蒙；苔白厚腻，脉弦。

治法：解毒除瘴，芳化湿浊。

代表方：加味不换金正气散（详见 125 方）。

5. 劳疟

临床表现：疟疾迁延日久，遇劳则发，寒热时作，倦怠乏力，短气懒言，纳少自汗，面色萎黄，形体消瘦；舌质淡，脉细无力。

治法：益气养血，扶正祛邪。

代表方：何人饮（详见 175 方）。

此外，久疟不愈，气机郁滞，血行不畅，痰浊瘀血互结于左胁之下，形成痞块，此即《金匮要略》所称之疟母。治宜软坚散结，祛瘀化痰，用鳖甲煎丸（详见 363 方）。若兼气血亏虚者，可配合八珍汤或十全大补汤（详见 19 方、10 方）。

第六章　肾系病证

第一节　水　肿

一、概述

水肿是体内水液滞留，泛滥肌肤，以头面、眼睑、四肢、腹背，甚至全身浮肿为特征表现的一类病证。严重的还可能伴有胸水、腹水等。

二、病因病机

水肿的病因有风邪袭表、疮毒内犯、外感水湿、饮食不节及禀赋不足、久病劳倦；形成本病的机理为肺失通调、脾失转输、肾失开阖、三焦气化不利。

水肿病位在肺、脾、肾，而关键在肾。病理因素为风邪、水湿、疮毒、瘀血。

由于致病因素及体质的差异，水肿的病理性质有阴水、阳水之分，并可相互转化或兼夹。阳水属实，多由外感风邪、疮毒、水湿而成，病位在肺、脾。阴水属虚或虚实夹杂，多由饮食劳倦、禀赋不足、久病体虚所致，病位在脾、肾。

水肿转归，一般而言，阳水易消，阴水难治。

若水邪壅盛或阴水日久，脾肾衰微，水气上犯，则可出现水邪凌心犯肺之重证。若病变后期，肾阳衰败，气化不行，浊毒内闭，是由水肿发展为关格。若肺失通调，脾失健运，肾失开阖，致膀胱气化无权，可见小便点滴或闭塞不通，则是水肿转为癃闭。若阳损及阴，造成肝肾阴虚，肝阳上亢，则可兼见眩晕之证。

三、诊断与鉴别诊断

（一）诊断

1. 水肿先从眼睑或下肢开始，继及四肢全身。轻者仅眼睑或足胫浮肿；重者全身皆肿，甚则腹大胀满，气喘不能平卧。

2. 尿闭或尿少，恶心呕吐，口有秽味，鼻衄牙宣，头痛，抽搐，神昏谵语等危象。

3. 可有乳蛾、心悸、疮毒、紫癜以及久病体虚病史。

尿常规、24 小时尿蛋白总量、抗核抗体、肝肾功能、血浆蛋白、心电图、肝肾 B 超等有助于水肿的诊断。

（二）鉴别诊断

鼓胀、饮证

水肿主要影响肺、脾、肾而致水气通调失职，水泛肌肤，四肢皮色不变，发病时头面或下肢先肿，甚者全身浮肿，可有喘息但先肿后喘，多伴有尿量减少。

鼓胀主要影响肝、脾、肾，脾虚木贼，湿热相乘，水聚腹腔，单腹肿胀，青筋暴露；病重时或兼下肢肿，或先有积聚后成鼓胀，有时小便减少。

饮证由水气射肺所致，病位在肺，水凌胸肺，久咳喘逆后面目浮肿，其形如肿，实不是肿；严重时可见身肿，先喘，久喘才成肿胀，小便初正常，后偶有不适。

四、辨证论治

（一）辨证要点

1. 辨阳水、阴水
2. 辨病邪性质
3. 辨脏腑
4. 辨虚实

（二）治法方药

发汗、利尿、泻下逐水为治疗水肿的三条基本原则，具体应用视阴阳虚实不同而异。阳水以祛邪为主，应予发汗、利水或攻逐，临床应用时配合清热解毒、理气化湿等法；阴水当以扶正为主，健脾温肾，同时配以利水、养阴、活血、祛瘀等法；对于虚实夹杂者，则当兼顾，或先攻后补，或攻补兼施。

（三）主症、治法、方药

1. 阳水

（1）风水相搏

临床表现：眼睑浮肿，继则四肢及全身皆肿，来势迅速。可兼恶寒，发热，肢节酸楚，小便不利等症。偏于风热者，伴咽喉红肿疼痛；舌质红，脉浮滑数。偏于风寒者，兼恶寒，咳喘；舌苔薄白，脉浮滑或浮紧。

治法：疏风清热，宣肺行水。

代表方：越婢加术汤（详见329方）。

（2）湿毒浸淫

临床表现：眼睑浮肿，延及全身，皮肤光亮，尿少色赤，身发疮痍，甚则溃烂，恶风发热；舌质红，苔薄黄，脉浮数或滑数。

治法：宣肺解毒，利湿消肿。

代表方：麻黄连翘赤小豆汤合五味消毒饮（详见311方、57方）。

（3）水湿浸渍

临床表现：全身水肿，下肢明显，按之没指，小便短少，身体困重，胸闷，纳呆，泛恶，起病缓慢，病程较长；苔白腻，脉沉缓。

治法：运脾化湿，通阳利水。

代表方：五皮饮合胃苓汤（详见55方、239方）。

（4）湿热壅盛

临床表现：遍体浮肿，皮肤绷急光亮，胸脘痞闷，烦热口渴，小便短赤，大便干结；舌红，苔黄腻，脉沉数或濡数。

治法：分利湿热。

代表方：疏凿饮子（详见346方）。

腹满不减，大便不通者，可合己椒苈黄丸（详见46方）。

2. 阴水

（1）脾阳虚衰

临床表现：身肿日久，腰以下为甚，按之凹陷不易恢复，脘腹胀闷，纳减便溏，面色不华，神疲乏力，四肢倦怠，小便短少；舌质淡，苔白腻或白滑，脉沉缓或沉弱。

治法：健脾温阳利水。

代表方：实脾饮（详见213方）。

（2）肾阳衰微

临床表现：水肿反复消长不已，面浮身肿，腰以下甚，按之凹陷不起，尿量减少或反多，腰酸冷痛，四肢厥冷，怯寒神疲，面色苍白，心悸胸闷，喘促难卧，腹大胀满；舌质淡胖，苔白，脉沉细或沉迟无力。

治法：温肾助阳，化气行水。

代表方：真武汤（详见258方）。

（3）瘀水互结

临床表现：水肿延久不退，肿势轻重不一，四肢或全身浮肿，以下肢为主，或有皮肤瘀斑，腰部刺痛，或伴血尿；舌紫暗，苔白，脉沉细涩。

治法：活血祛瘀，化气行水。

代表方：桃红四物汤合五苓散（详见265方、56方）。

如见腰膝酸软，神疲乏力，可合用济生肾气丸（详见253方）。

第二节　淋　证

一、概述

淋证是以小便频数，淋沥刺痛，欲出未尽，小腹拘急，或痛引腰腹为主症的病证。

二、病因病机

淋证的发生主要因外感湿热、饮食不节、情志失调、禀赋不足或劳伤久病引起；其主要病机为湿热蕴结下焦，肾与膀胱气化不利。

淋证的病位在膀胱与肾，与肝、脾相关；病理因素主要为湿热之邪。由于湿热导致病理变化的不同，及累及脏腑器官之差异，临床上乃有六淋之分。若湿热客于下焦，膀胱气化不利，小便灼热刺痛，则为热淋；若膀胱湿热，灼伤血络，迫血妄行，血随尿出，乃成血淋；若湿热久蕴，熬尿成石，遂致石淋；若湿热蕴久，阻滞经脉，脂液不循常道，小便浑浊，而为膏淋；若肝气失于疏泄，气火郁于膀胱，则为气淋；若久淋不愈，湿热留恋膀胱，由腑及脏，继则由肾及脾，脾肾受损，正虚邪弱，遂成劳淋；若肾阴不足，虚火扰动阴血，亦为血淋；若肾虚下元不固，不能摄纳精微脂液，亦为膏淋；若中气不足，气虚下陷，膀胱气化无权，亦成气淋。

淋证的病理性质有实、有虚，且多见虚实夹杂之证。淋证多以肾虚为本，膀胱湿热为标。

淋证虽有六淋之分，但各种淋证间存在着一定的联系。表现在转归上，首先是虚实之间的转化。如实证的热淋、血淋、气淋可转化为虚证的劳淋。反之，虚证的劳淋，亦可能兼夹实证的热淋、血淋、气淋。而当湿热未尽，正气已伤，处于实证向虚证的移行阶段，则表现为虚实夹杂的证候。

预后往往与证候类型及病情轻重有关。淋证之实证，如热淋、血淋、石淋初起，病情轻者一般预后良好；若处理不当可致热毒入营血；若久淋不愈，脾肾两虚，则发为劳淋；甚者脾肾衰败，可导致水肿、癃闭、关格；若石阻水道，可出现水气上凌心肺等重证。

三、诊断与鉴别诊断

（一）诊断

1. 小便频数、淋沥涩痛、小腹拘急引痛为各种淋证的主症，是诊断淋证的主要依据。

2. 病久或反复发作后，常伴有低热、腰痛、小腹坠胀、疲劳等。

3. 多见于已婚女性，每因疲劳、情志变化、不洁房事而诱发。

尿常规、尿细菌培养、静脉肾盂造影、腹部平片、膀胱镜等有助于疾病的诊断。

（二）鉴别诊断

1. 癃闭

二者都有小便量少、排尿困难之症状。但淋证尿频而尿痛，且每日排尿总量多为正常；癃闭则无尿痛，每日排尿量少于正常，严重时甚至无尿。诚如《医学心悟·小便不通》所说："癃闭与淋证不同，淋则便数而茎痛，癃闭则小便点滴而难出。"但癃闭复感湿热，常可并发淋证，而淋证日久不愈，亦可发展成癃闭。

2. 尿血

血淋与尿血都有小便出血，尿色红赤，甚至溺出纯血等症状。其鉴别的要点是有无尿痛。如《丹溪心法·淋》所说："痛者为血淋，不痛者为尿血。"

3. 尿浊

膏淋与尿浊在小便浑浊症状上相似，但后者在排尿时无疼痛滞涩感，可资鉴别。即如《临证指南医案·淋浊》所言："大凡痛则为淋，不痛为浊。"

四、辨证论治

（一）辨证要点

1. 辨淋证类别
2. 辨证候虚实
3. 辨标本缓急

（二）治法方药

淋证初起多实，以祛邪为主，常用清利湿热、凉血止血、理气疏导、排石通淋等法。日久虚象明显，多补益脾肾。虚实夹杂者，治当清利与补虚并用。

（三）主症、治法、方药

1. 热淋

临床表现：小便频数短涩，灼热刺痛，溺色黄赤，少腹拘急胀痛，寒热起伏，口苦，呕恶，腰痛拒按，大便秘结；苔黄腻，脉滑数。

治法：清热利湿通淋。

代表方：八正散（详见 18 方）。

2. 石淋

临床表现：尿中夹砂石，排尿涩痛，或排尿时突然中断，尿道窘迫疼痛，少腹拘急，往往突发，一侧腰腹绞痛难忍，甚则牵及外阴，尿中带血；舌红，苔薄黄，脉弦或带数。

治法：清热利湿，排石通淋。

代表方：石韦散（详见 92 方）。

3. 血淋

临床表现：小便热涩刺痛，尿色深红，或夹有血块，疼痛满急加剧，心烦；舌尖红，苔黄，脉滑数。

治法：清热通淋，凉血止血。

代表方：小蓟饮子（详见 44 方）。

尿痛涩滞不显著，腰膝酸软，神疲乏力，舌淡红，脉细数，当滋阴清热，补虚止血，当用知柏地黄丸（详见 203 方）。

4. 气淋

临床表现：郁怒之后，小便涩滞，淋沥不已，少腹胀满疼痛；苔薄白，脉弦。

治法：理气疏导，通淋利尿。

代表方：沉香散（详见 182 方）。

若久病少腹坠胀，尿有余沥，面色萎黄，舌质淡，脉虚细无力，可用补中益气汤（详见 187 方）。

5. 膏淋

临床表现：小便浑浊，乳白或如米泔水，上有浮油，置之沉淀，或伴有絮状凝块物，尿道热涩疼痛，尿时阻塞不畅，口干；舌质红，苔黄腻，脉濡数。

治法：清热利湿，分清泄浊。

代表方：程氏萆薢分清饮（详见 339 方）。

6. 劳淋

临床表现：小便不甚赤涩，溺痛不甚，但淋沥不已，时作时止，遇劳即发，病程缠绵；面色萎黄，少气懒言，神疲乏力，小腹坠胀，里急后重或大便时小便点滴而出，腰膝酸软，肾阳虚见畏寒肢冷，肾阴虚见面色潮红，五心烦热；舌质淡，脉细弱。

治法：补脾益肾。

代表方：无比山药丸（详见 50 方）。

若中气下陷，症见少腹坠胀，尿频涩滞，余沥难尽，不耐劳累，面色无华，少气懒言，舌淡，脉细无力，可用补中益气汤（详见 187 方）。

【附】尿浊

尿浊是以小便浑浊，白如泔浆，尿时无涩痛不利感为主症的疾患。

本病的病机为湿热下注，脾肾亏虚。多由过食肥甘油腻食物，脾失健运，酿湿生热，或某些疾病（如血丝虫病）病后，湿热余邪未清，蕴结下焦，清浊相混，而成尿浊。本病初起以湿热为多，属实证，治宜清热利湿；病久则脾肾亏虚，治宜培补脾肾，固摄下元；虚实夹杂者，应标本兼顾。

1. 湿热下注

临床表现：小便浑浊，色白或黄或红，或夹凝块，上有浮油，或伴血块，尿道有灼热感，口苦，口干；舌质红，苔黄腻，脉濡数。

治法：清热利湿，分清泄浊。

代表方：程氏萆薢分清饮（详见 339 方）。

2. 脾虚气陷

临床表现：尿浊反复发作，日久不愈，状如白浆，小腹坠胀，神倦无力，面色无华，劳累后发作或加重；舌淡苔白，脉虚软。

治法：健脾益气，升清固摄。

代表方：补中益气汤（详见 187 方）。

3. 肾虚不固

临床表现：尿浊日久不愈，小便乳白如脂膏，精神萎靡，消瘦无力，头晕耳鸣，腰膝酸软。肾阴亏虚者兼见烦热，口干；舌质红，脉细数。肾阳亏虚者兼面色白，形寒肢冷；舌质淡红，脉沉细。

治法：偏肾阴虚者，宜滋阴益肾；偏阳虚者，宜温肾固摄。

代表方：偏肾阴虚者，用知柏地黄丸（详见 203 方）；偏肾阳虚者，用鹿茸补涩丸（详见 313 方）。

第三节 癃 闭

一、概述

癃闭是以小便量少，排尿困难，甚则小便闭塞不通为主要特征的病证。其中小便不畅，点滴而短少，病势较缓者称为癃；小便闭塞，点滴不通，病势较急者称为闭。二者虽有程度上的差别，但都是指排尿困难，故多合称为癃闭。

二、病因病机

癃闭的病因主要有外邪侵袭、饮食不节、情志内伤、尿路阻塞、体虚久病五种；基本病机是膀胱气化功能失调。

癃闭病位主要在膀胱与肾，与三焦和肺、脾、肝密切相关；基本病机为膀胱气化功能失调。

病理性质有虚实之分。病理因素有湿热、热毒、气滞及痰瘀。膀胱湿热、肺热气壅、肝郁气滞、尿路阻塞，以致膀胱气化不利者为实证。脾气不升、肾阳衰惫，导致膀胱气化无权者为虚证。各种原因引起的癃闭，常互相关联，或彼此兼夹。如肝郁气滞，化火伤阴；湿热久恋，灼伤肾阴；肺热壅盛，损津耗液，可致水液无以下注膀胱；脾肾虚损日久，气虚无力运化而兼气滞血瘀等，可表现为虚实夹杂之证。

癃闭的病理演变及预后转归，取决于病情轻重与治疗是否及时有效。病情较轻，救治及时，尿量逐渐增多者，为疾病好转。若病情深重，正气衰惫，邪气壅盛者，则可由"癃"至"闭"，更生变证。尿闭不通，水液潴留体内，溢于肌肤则伴发水肿；水气内停，上凌心肺，可并发喘病、心悸；湿浊上逆犯胃，则成呕吐；脾肾衰败，气化不利，湿浊内壅，则可导致关格，预后多差。

三、诊断与鉴别诊断

（一）诊断

1. 起病急骤或逐渐加重，以小便不利、点滴不畅，甚或小便闭塞、点滴全无、每日小便总量明显减少为主要特点。

2. 严重者可伴有恶心呕吐、胸闷气喘、水肿、头痛头晕，甚至神昏等证候。

3. 凡小腹胀满，小便欲解不出，触叩小腹部膀胱区明显膨隆，有振水音者，为尿潴留；小便量少或不通，无排尿感，小腹胀满，触叩小腹部膀胱区无明显充盈征象，亦无振水音者，多属肾功能衰竭引起的少尿或无尿。

4. 多见于老年男性、产后妇女及腹部手术后患者，或患有水肿、淋证、消渴等病迁延日久不愈患者。

泌尿道或前列腺 B 超、尿道及膀胱造影、尿流动力学、肾功能、血常规、血电解质等检查，有助于本病的诊断。

（二）鉴别诊断

1. 淋证

癃闭与淋证均属膀胱气化不利，故皆有排尿困难、点滴不畅的证候。但癃闭无尿道刺痛，每日尿量少于正常，甚或无尿排出。而淋证则小便频数短涩，滴沥刺痛，欲出未尽，而每日排尿量正常。《医学心悟·小便不通》所言："癃闭与淋证不同，淋则便数而茎痛，癃闭则小便点滴而难通。"淋证日久不愈，可发展成癃闭；而癃闭易感外邪，常可并发淋证。

2. 关格

关格和癃闭都以小便量少或闭塞不通为主要特点。但关格常由水肿、淋证、癃闭等经久不愈发展而来，是小便不通与呕吐并见的病证，常伴有皮肤瘙痒、口中尿味、四肢搐搦，甚或昏迷等症状。癃闭不伴有呕吐，部分患者有水蓄膀胱之证候，可以此鉴别。癃闭进一步恶化，可转变为关格。癃闭病情轻于关格。

四、辨证论治

（一）辨证要点

1. 辨膀胱有尿与无尿

2. 辨虚实

3. 辨病情轻重

（二）治法方药

癃闭应以"通利"为治疗原则。具体治法须根据证候虚实不同而异，对虚实夹杂者，应标本同治，切忌滥用通利小便之品。

（三）主症、治法、方药

1. 膀胱湿热

临床表现：小便点滴不通，或量极少而短赤灼热，小腹胀满，口苦口黏，或口渴不欲饮，或大便不畅；舌质红，苔黄腻，脉数或濡数。

治法：清利湿热，通利小便。

代表方：八正散（详见 18 方）。

2. 肺热壅盛

临床表现：小便不畅，甚或点滴不通，咽干，烦渴欲饮，呼吸急促，或有咳嗽；舌红，苔薄黄，脉数。

治法：清泄肺热，通利水道。

代表方：清肺饮（详见 321 方）。

3. 肝郁气滞

临床表现：小便不通或通而不爽，情志抑郁，或多烦善怒，胁腹胀满；舌红，苔薄黄，脉弦。

治法：理气解郁，通利小便。

代表方：沉香散（详见 182 方）。

4. 浊瘀阻塞

临床表现：小便点滴而下，时有排尿中断，或尿如细线，甚则阻塞不通，小腹胀满疼痛；舌紫暗，或有瘀点、瘀斑，脉涩。

治法：行瘀散结，通利水道。

代表方：代抵当丸（详见 114 方）。

5. 脾气不升

临床表现：时欲小便而不得出，或量少而不畅，伴小腹坠胀，神疲乏力，食欲不振，气短而语声低微；舌淡，苔薄，脉细弱。

治法：升清降浊，化气行水。

代表方：补中益气汤合春泽汤（详见 187 方、222 方）。

6. 肾阳衰惫

临床表现：小便不通或点滴不爽，排尿无力，面白神萎，神气怯弱，畏寒肢冷，腰膝冷而酸软无力；舌淡胖，苔薄白，脉沉细或弱。

治法：温补肾阳，化气利水。

代表方：济生肾气丸（详见 253 方）。

【附】关格

关格是以脾肾虚衰，气化不利，浊邪壅塞三焦，致小便不通与呕吐并见为主要表现的危重病证。小便不通谓之关，呕吐时作称之格。多见于水肿、淋证、癃闭的晚期。

关格的发生多因水肿、淋证、癃闭等病证久治不愈，或失治误治，迁延日久而引起。基本病理变化为脾肾衰惫，气化不利，湿浊毒邪内蕴三焦。病理性质为本虚标实，脾肾虚衰为本，湿浊毒邪为标。病位在脾（胃）、肾（膀胱），尤以肾为关键，涉及肺、肝、心多脏。初起病在脾肾，后期可损及多个脏器。若肾阳衰竭，寒水上犯，凌心射肺，则转为心悸、胸痹；若阳损及阴，肾阴亏耗，肝阳上亢，内风自生，则可致眩晕、中风；若浊邪内盛，内陷心包，则为昏迷、谵妄，甚至阴阳离决，危及生命。

关格的辨证应首辨虚实，本虚主要是脾肾阴阳衰惫，标实主要是湿浊毒邪。次辨病位，应分清在脾胃、在肾、在心、在肝的不同。关格的治疗宜攻补兼施，标本兼顾。早期以补为先，兼以化浊利水；晚期应补中有泻，补泻并重，泻后即补，或长期补泻同用，灵活掌握。

1. 脾肾阳虚，湿浊内蕴

临床表现：小便短少，色清，甚则尿闭，面色晦滞，形寒肢冷，神疲乏力，浮肿腰以下为主，纳差，腹胀，泛恶呕吐，大便溏薄；舌淡体胖，边有齿印，苔白腻，脉沉细。

治法：温补脾肾，化湿降浊。

代表方：温脾汤合吴茱萸汤（详见342方、174方）。

如水气凌心者，加己椒苈黄丸（详见46方）。

2. 肝肾阴虚，虚风内动

临床表现：小便短少，呕恶频作，头晕头痛，面部烘热，腰膝酸软，手足抽搐；舌红，苔黄腻，脉弦细。

治法：滋补肝肾，平肝息风。

代表方：杞菊地黄丸合羚角钩藤汤（详见169方、317

方）。

3. 肾气衰微，邪陷心包

临床表现：无尿或少尿，全身浮肿，面白唇暗，四肢厥冷，口中尿臭，神识昏蒙，循衣摸床；舌卷缩，淡胖，苔白腻或灰黑，脉沉细欲绝。

治法：温阳固脱，豁痰开窍。

代表方：急用参附汤合苏合香丸（详见 218 方、165 方），继用涤痰汤（详见 284 方）。

此外，关格患者，还可用保留灌肠法加强通腑降浊解毒的作用。

第四节　阳　痿

一、概述

阳痿是指成年男子性交时阴茎痿软不举，或举而不坚，或坚而不久，无法进行正常性生活的病证。

二、病因病机

本病的病因主要有劳伤久病、情志失调、饮食不节、外邪侵袭等；基本病机为脏腑受损，精血不足，或邪气郁滞，宗筋失养而不用。

1. 情志失调

2. 劳逸失度

3. 饮食不节

4. 禀赋不足或劳欲过度

此外，生活不洁，湿热内侵，蕴结肝经，下注宗筋，气机受阻，也可发为阳痿。

阳痿病位在宗筋，与肝、肾、心、脾关系密切。病理性质有虚实之分，且多虚实相兼。病理因素为气滞、湿热、寒湿、痰浊、血瘀。

本病之预后，视不同病机与病情轻重而异，大多预后良好。

三、诊断与鉴别诊断

（一）诊断

1. 成年男子性交时，阴茎痿而不举，或举而不坚，或坚而不久，无法进行正常性生活。

2. 常有性欲下降、神疲乏力、腰酸膝软、畏寒肢冷、夜寐不安、精神苦闷、胆怯多疑，或小便不畅、滴沥不尽等症。

3. 常有操劳过度、房事不节、手淫频繁，或有肥胖、消渴、惊悸、郁证等病史。

此外，阳痿的诊断须除外阴茎发育不全引起的性交不能。如因过度劳累、情绪反常等因素造成的一过性阴茎勃起障碍，不属于阳痿范围。

阳痿在西医学上有精神性与器质性之别，通过检查尿常规、前列腺液、血脂、血糖、睾酮、促性腺激素、夜间阴茎勃起试验等可以鉴别，多普勒超声、阴茎动脉测压等可确定是否有阴茎血流障碍。

（二）鉴别诊断

早泄

阳痿是指欲性交时阴茎不能勃起，或举而不坚，或坚而不久，不能进行正常性生活的病证；早泄是同房时，阴茎能勃起，但因过早射精，射精后阴茎痿软的病证。二者在临床表现上有明显差别，但在病因病机上有相同之处，若早泄日久不愈，可进一步导致阳痿，故阳痿病情重于早泄。

四、辨证论治

（一）辨证要点

1. 辨虚实

2. 辨病位

（二）治法方药

阳痿的治疗总以恢复宗筋气血正常运行为目的。实证治肝为主，如肝气郁结者宜疏泄，湿热下注者宜清利，宗筋脉络瘀滞者宜活血通络，惊恐伤肾者宜益肾宁神。虚证治心、脾、肾为主，如心脾两虚者当健脾养心，命门火衰者当温肾填精，阴精亏虚者当滋阴养筋。阳痿早期单纯由命门火衰所致者并不多见，治疗切勿滥用补肾壮阳之品。

（三）主症、治法、方药

1. 肝气郁结

临床表现：临房不举，睡中自举，或起而不坚，情怀抑郁，胸胁胀痛，嗳气，脘闷不适，食少便溏；舌质淡，苔薄白，脉弦或弦细。

治法：疏肝解郁，行气起痿。

代表方：柴胡疏肝散（详见 271 方）。

2. 湿热下注

临床表现：阳痿不举，阴茎弛长，睾丸坠胀作痛，阴囊瘙痒或潮湿多汗，泛恶口苦，胁胀腹闷，肢体困倦，尿黄赤涩灼痛，大便不爽，口黏口苦；舌质红，苔腻黄，脉滑数。

治法：清利湿热。

代表方：龙胆泻肝汤（详见 95 方）。

3. 命门火衰

临床表现：阳痿不举，性欲减退，或举而不坚，精薄清冷，神疲倦怠，畏寒肢冷，面色白，头晕耳鸣，腰膝酸软，夜尿清长，五更泄泻，阴器冷缩；舌淡胖，苔薄白，脉沉迟或细。

治法：温肾填精，壮阳起痿。

代表方：赞育丹（详见 359 方）。

4. 心脾亏虚

临床表现：阳痿不举，遇劳加重，心悸，失眠多梦，神疲乏力，面色萎黄，食少纳呆，腹胀便溏；舌淡边有齿痕，苔薄白，脉细弱。

治法：健脾养心，益气起痿。

代表方：归脾汤（详见 98 方）。

5. 惊恐伤肾

临床表现：临房不举，时有自举，兼见胆怯多疑，言迟声低，心悸惊惕，夜寐多梦；舌质淡，苔白，脉弦细。

治法：益肾宁神壮胆。

代表方：启阳娱心丹（详见 184 方）。

第五节　遗　精

一、概述

遗精是指以不因性活动而精液自行频繁泄出为主要特点的病证，常伴有头昏、精神萎靡、腰腿酸软、失眠等。其中，因梦而遗精的称为"梦遗";无梦而遗精,甚至清醒时无性刺激情况之下精液流出的称为"滑精"。

二、病因病机

本病由劳心太过、欲念不遂、饮食不节、恣情纵欲等所致。基本病机为肾气不固,或热扰精室,而致肾失封藏,精关不固。

遗精的基本病机总属肾气不固,或热扰精室,而致肾失封藏,精关不固。病位在肾,与心、肝、脾三脏密切相关。

病理性质有虚实之别,且多虚实夹杂;病理因素不外乎湿与火。

遗精初起大多轻浅,若调理得当,多可痊愈。若讳疾忌医,久病不治,或调治不当,日久肾精耗伤,阴阳俱虚,或命门火衰,下元衰惫,则会转变成早泄、阳痿、不育或虚劳等病。

三、诊断与鉴别诊断

(一)诊断

1. 男子梦中遗精,每周超过 2 次;或清醒时,不因性生活而排泄精液者。

2. 常伴有情绪不稳、精神不振、体倦乏力、腰腿酸软、头晕心悸、失眠多梦、记忆力减退等症。

3. 常有恣情纵欲、情志内伤、久嗜醇酒厚味等病史。

体检有无包茎、包皮过长、包皮垢刺激,并进行直肠指诊、前列腺液常规检查、前列腺和精囊 B 超等检查有助于本病诊断。

（二）鉴别诊断

1. 早泄

早泄是性交时精液过早泄出，而影响性生活。诚如《沈氏尊生书》所描述："未交即泄，或乍交即泄。"明确指出了早泄的特征，以此可资与遗精鉴别。

2. 精浊

精浊常在大便时或排尿终了时发生，尿道口有米泔样或糊状分泌物溢出，并伴有茎中作痒作痛，痛甚如刀刻、火灼。

四、辨证论治

（一）辨证要点

1. 辨虚实

2. 辨病位

（二）治法方药

治疗分虚实两端，邪气盛者治以清泄为主，如清利湿热、清心安神、清泻相火等法；正气虚者以补益为主，分补肾固精、益气摄精等法；虚实夹杂者，治疗当清补兼施。其中，对于阴虚湿热者，用药宜化湿不伤阴，养阴不恋湿；久病夹瘀者，清补之中佐以祛瘀。

（三）主症、治法、方药

1. 君相火旺

临床表现：遗精梦泄，性欲亢进，易举易泄，心烦寐差，潮热颧红，腰酸耳鸣，口干多饮，溲黄便结；舌红，苔少或薄黄，脉细数。

治法：清心泄肝。

代表方：黄连清心饮合三才封髓丹（详见 302 方、20

方）。

若遗精频作，潮热颧红，可用大补阴丸（详见 27 方）。

2. 湿热下注

临床表现：遗精频作，小溲黄赤，热涩不畅，口苦而黏；舌质红，苔黄腻，脉濡数或滑数。

治法：清热利湿。

代表方：程氏萆薢分清饮（详见 339 方）。

3. 劳伤心脾

临床表现：遗精时作，劳则加重，失眠健忘；伴心悸气短，四肢倦怠，纳少腹胀，面色萎黄，大便溏薄；舌质淡胖边有齿印，舌苔薄白，脉细弱。

治法：调补心脾，益气摄精。

代表方：妙香散（详见 195 方）。

4. 肾气不固

临床表现：遗精频作，多为无梦而遗，甚而滑精不禁；伴见头昏，腰膝酸软，形寒肢冷，面色白，阳痿早泄，精液清冷，夜尿清长；舌质淡胖而嫩，苔白滑，脉沉细。

治法：补肾益精，固涩止遗。

代表方：金锁固精丸（详见 206 方）。

【附】早泄

早泄是指性交时射精过早，甚至未交即泄或乍交即泄，以致不能进行正常性交的一种病证。早泄是男子性功能障碍的一种常见症状，多与遗精、阳痿相伴出现。

早泄多由情志内伤、湿热侵袭、纵欲过度、久病体虚所致。精关封藏失职为基本病机，责之于心、肝、肾。临床以虚多实少，或本虚标实证候表现为主。对其虚证以补脾肾为主，或滋阴降火，或温肾益气，或补益心脾，佐以固涩，可选加刺猬皮、金樱子、五倍子、芡实、五味子、龙骨、牡蛎、沙苑子等固涩之品。实证以清热利湿为主，慎用补涩，忌苦寒太过，中病即止，以防伤正。阴阳两虚者，应阴阳双补。

1. 肝经湿热

临床表现：早泄，阴茎易举；伴口苦咽干，胸闷胁痛，阴囊湿痒，小便黄浊；舌红，苔黄腻，脉弦滑而数。

治法：清泄肝经湿热。

代表方：龙胆泻肝汤（详见95方）。

2. 心脾两虚

临床表现：早泄，心悸怔忡，健忘多梦，食少，腹胀便溏，神疲乏力；舌淡，脉细弱。

治法：补益心脾。

代表方：归脾汤（详见98方）。

3. 相火妄动

临床表现：早泄，阳事易举，腰膝酸软，五心烦热，潮热盗汗；舌红少苔，脉细数。

治法：滋阴降火。

代表方：知柏地黄丸（详见203方）。

4. 肾气不固证

临床表现：早泄遗精，性欲减退，腰膝酸软，小便清长，夜尿多，面色白；舌淡苔白，脉沉弱。

治法：益肾固精。

代表方：金匮肾气丸（详见204方）。

第七章 气血津液病证

第一节 郁 证

一、概述

郁证是以心情抑郁、情绪不宁、胸部满闷、胁肋胀痛，或易怒易哭，或咽中如有异物梗阻等症为主要临床表现的一类病证。郁有广义和狭义之分。广义的郁，包括外邪、情志等因素所致之郁。狭义的郁，单指情志不舒之郁。

二、病因病机

郁证多因郁怒、忧思、恐惧等七情内伤，使气机不畅，出现湿、痰、热、食、瘀等病理产物，进而损伤心、脾、肾，致使脏腑功能失调，加之机体脏气易郁，最终发为本病。

1. 情志内伤
2. 脏气易郁

郁证的发生与情志内伤密切相关，基本病机为气机郁滞，脏腑功能失调。基本病理因素为气、血、火、痰、食、湿。

郁证的发生，因七情内伤，导致肝失疏泄、脾失健运、心神失养，继而出现心脾两虚、心肾阴虚之证，脏腑功能失调而发本病。

郁证病位主要在肝，可涉及心、脾、肾等脏。

郁证初起多以气滞为主，进而引起化火、血瘀、痰结、食滞、湿停等病机变化，此时多为实证；日久伤及心、脾、肾等脏腑，致使脏腑功能失调，出现心脾两虚、心神失养、心肾阴虚诸证，此时则由实证转化为虚证。

三、诊断与鉴别诊断

（一）诊断

1. 以心情抑郁、情绪不宁、善太息、胁肋胀满疼痛为主要临床表现，或有易怒易哭，或有咽中如有异物感、吞之不下、咯之不出的特殊症状。

2. 有愤怒、忧愁、焦虑、恐惧、悲哀等情志内伤的病史。

3. 多发于中青年女性。无其他病证的症状及体征。

抑郁量表、焦虑量表测定有助于郁证的诊断及鉴别诊断；有吞之不下、咯之不出等以咽部症状为主要表现时，食道的 X 线及内窥镜检查有助于排除咽喉或食管类疾病。

（二）鉴别诊断

1. 郁证梅核气与虚火喉痹、噎膈

梅核气为自觉咽中有物梗塞，咽之不下，咯之不出，但无咽痛，进食无阻塞，不影响吞咽。咽中梗塞的感觉与情绪波动有关，当心情抑郁或注意力集中于咽部时，则梗塞感觉加重。

虚火喉痹，咽部除有异物感外，尚觉咽干、灼热、咽痒。咽部症状与情绪无关，但过度辛劳或感受外邪则易加剧。

噎膈以吞咽困难为主，吞咽困难的程度日渐加重，且梗塞的感觉主要在胸骨后而不在咽部。

2. 郁证脏躁与癫证

脏躁多在精神因素刺激下呈间歇性发作，在不发作时可如常人，主要表现为情绪不稳定、烦躁不宁、易激惹、易怒易哭、时作欠伸，但有自知自控能力。

癫证则主要表现为表情淡漠、沉默痴呆、出言无序或喃喃自语、静而多喜、缺乏自知自控能力，病程迁延，心神失常的症状极少自行缓解。

四、辨证论治

（一）辨证要点

1. 辨受病脏腑

2. 辨证候虚实

（二）治法方药

理气开郁、调畅气机、怡情易性是治疗郁证的基本原则。郁证初起多以气滞为主，为肝郁气结证，应首当理气开郁，并应根据是否兼有血瘀、火郁、痰结、湿滞、食积等而分别采用活血、降火、祛痰、化湿、消食等法。虚证则应根据损及的脏腑及气血阴精亏虚的不同情况而补之，或养心安神，或补益心脾，或滋养肝肾。对于虚实夹杂者，则又当根据虚实的偏重而兼顾。

（三）主症、治法、方药

1. 肝气郁结

临床表现：精神抑郁，情绪不宁，善太息，胸部满闷，胁肋胀痛，痛无定处，脘闷嗳气，不思饮食，大便不调，女子月事不行；舌质淡红，苔薄腻，脉弦。

治法：疏肝解郁，理气和中。

代表方：柴胡疏肝散（详见 271 方）。

2. 气郁化火

临床表现：急躁易怒，胸闷胁胀，口干苦，或头痛、目赤、耳鸣，或嘈杂吞酸，大便秘结；舌质红，苔黄，脉弦数。

治法：疏肝解郁，清肝泻火。

代表方：加味逍遥散（详见 129 方）。

3. 痰气郁结

临床表现：精神抑郁，胸部满闷，胁肋胀满，咽中如有异物梗塞，吞之不下，咯之不出；苔白腻，脉弦滑。

治法：行气开郁，化痰散结。

代表方：半夏厚朴汤（详见 122 方）。

4. 心神失养

临床表现：精神恍惚，心神不宁，多疑易惊，悲忧善哭，喜怒无常，时时欠伸，或手舞足蹈，喊叫骂詈；舌质淡，脉弦。

治法：甘润缓急，养心安神。

代表方：甘麦大枣汤（详见 85 方）。

5. 心脾两虚

临床表现：多思善虑，心悸胆怯，失眠健忘，头晕神疲，面色无华，纳差；舌质淡，苔薄白，脉细弱。

治法：健脾养心，益气补血。

代表方：归脾汤（详见 98 方）。

6. 心肾阴虚

临床表现：虚烦少寐，惊悸，健忘，多梦，头晕耳鸣，五心烦热，腰膝酸软，盗汗，口干咽燥，男子遗精，女子月经不调；舌红，少苔或无苔，脉细数。

治法：滋养心肾。

代表方：天王补心丹合六味地黄丸（详见 47 方、76 方）。

第二节　血　证

一、概述

凡血液不循常道，或上溢于口鼻诸窍，或下泄于前后二阴，或渗出于肌肤所形成的一类出血性疾患，统称为血证。在古代医籍中，亦称为血病或失血。

二、病因病机

外感以风热燥邪为主；内伤多与酒热辛肥、抑郁忧思、体虚久病等有关。

1. 风热燥邪，侵犯脏腑
2. 饮食辛热，血脉受损
3. 情志过极，气乱血溢
4. 体虚久病，统血无权

血证病机可分为虚、实两大类。虚证主要是气虚不能摄血和阴虚火旺灼伤血络，血溢脉外而出血；实证主要是气火亢盛，血热妄行而致出血。此外，出血后的"留瘀"也使血脉瘀阻、血行不畅、血不循经，成为出血不止或反复出血的原因之一。

关于"血证"的病因病机，还须重视三个关系：一是气、火与血的关系，《景岳全书·血证》载"血动之由，惟火惟气耳。故察火者，但察其有火无火；察气者，但察其气虚气实""动者多由于火，火盛则迫血妄行；损者多由于气，气伤则血无以存"。二是血证的虚实及其转化关系，实热证是基本证候，阴虚证多由实热证演变而成，而气虚证多属变证，三者有时还可错杂并见。三是血证与脏腑之间的病理关系，出血的部位与形式可提示病变的脏腑，但一种血证既可以是本脏腑病变产生的结果（如燥热伤肺的咳血、胃热炽盛的吐血等），也可以是其他脏腑病变损伤本脏腑而产生的出血（如木火刑金的咳血、肝火犯胃的吐血等）。

三、诊断与鉴别诊断

（一）诊断

血证具有明显的证候特征，即出血，表现为血液或从口、鼻，或从尿道、肛门，或从肌肤而外溢，具体应根据出血的不同临床表现进行诊断。

1. 鼻衄

凡血自鼻道外溢而非因外伤、倒经所致者，均可诊断为鼻衄。

2. 齿衄

血自齿龈或齿缝外溢，且排除外伤所致者，即可诊断为齿衄。

3. 咳血

血由肺、气道而来，经咳嗽而出，或觉喉痒胸闷，一咯即出，血色鲜红，或夹泡沫，或痰血相兼，痰中带血。多有慢性咳嗽、痰喘、肺痨等病史。

4. 吐血

发病急骤，吐血前多有恶心、胃脘不适、头晕等症。血随呕吐而出，常伴有食物残渣等胃内容物。血色多为咖啡色或紫暗色，也可为鲜红色。大便呈暗红色或黑如柏油。有胃痛、胁痛、黄疸、癥积等病史。

5. 便血

大便色鲜红、暗红或紫暗，甚至黑如柏油样，次数增多。有胃肠或肝病病史。便血有远近之别，远血病位在胃（上消化道：胃、十二指肠），血与粪便相混，血色如黑漆色或暗紫色；近血来自肠道（下消化道：结肠、直肠、肛门），血便分开或便外裹血，血色多鲜红或暗红。

6. 尿血

小便中混有血液或夹有血丝，排尿时无疼痛。

7. 紫斑

肌肤出现青紫斑点，小如针尖，大者融合成片，压之不褪色。好发于四肢，尤以下肢为甚，常反复发作。重者可伴有鼻衄、齿衄、尿血、便血及崩漏。小儿及成人皆可患病，但以女性多见。

对每一个血证患者，应将红细胞、血红蛋白、白细胞计数及分类、血小板计数作为必要检查，并在此基础上根据各种血证的不同情况进行相应的检查。必要时进行骨髓穿刺检查，以协助诊断。

咳血：实验室检查如血沉、痰培养细菌、痰检查抗酸杆菌及脱落细胞，以及胸部 X 线检查、支气管镜检或造影、胸部 CT 等，有助于进一步明确咳血的病因。

吐血：电子胃镜、超声波、胃液分析等检查可进一步明确引起吐血的病因。

便血：大便及呕吐物潜血试验、大便常规检查、直肠指检、电子结肠镜检查等，有助于进一步明确便血的部位和原因。

尿血：尿常规是必须进行的检查，另可根据情况进一步做尿液细菌学检查、泌尿系超声检查、X 线检查、输尿管、膀胱镜检查等，以明确出血部位和原因。

紫斑：血、尿常规、大便潜血试验、血小板计数、出凝血时间、血管收缩时间、凝血酶原时间、毛细血管脆性试验等为常需进行的检查，有助于明确出血病因。

（二）鉴别诊断

1. 鼻衄与经行衄血

经行衄血又名倒经、逆经，其发生与月经周期有密切关系，多于经行前期或经期出现，与内科所论鼻衄机理不同。

2. 齿衄与舌衄

齿衄为血自齿缝、牙龈溢出；舌衄为血出自舌面，舌面上常有如针眼样出血点，与齿衄不难鉴别。

3. 咳血与吐血、口腔出血

血液均从口而出，但咳血之血由肺而来，咳血之前多有咳嗽、胸闷、喉痒等症状，血色多鲜红，经气道随咳嗽而出，常混有痰液；大量咳血后，可见痰中带血数天；少量咳血或没有将较多咳到口腔的血吞咽入胃则粪便不呈黑色。

吐血之血自胃而来，吐血之前多有胃脘不适或胃痛、恶心等症，血经呕吐而出，常夹有食物残渣，色鲜红或紫暗，粪便多呈黑色，吐血之后无痰中带血。

口腔出血是鼻咽部、齿龈及口腔其他部位的出血，常为纯血或随唾液而出，血量少，并有口腔、鼻咽部病变的相应症状可寻，无伴咳嗽，可与咳血相区别。

4. 吐血与鼻腔、口腔及咽喉出血

吐血经呕吐而出，血色紫暗，夹杂食物残渣，常有胃病史。鼻腔、口腔及咽喉出血，血色鲜红，不夹食物残渣，五官科做相关检查即可明确具体部位。

5. 便血与痢疾、痔疮

痢疾便血为脓血相兼，且有腹痛、里急后重、肛门灼热等症，初起有发热、恶寒等。便血无腹痛、里急后重、脓血相兼，与痢疾不同。

痔疮属外科疾病，其大便下血的特点为便时或便后出血，常伴有肛门异物感或疼痛，做肛门直肠检查时，可发现内痔或外痔。

6. 远血与近血

便血之远近是指出血部位距肛门的远近而言。除便色、便与血的混合状况外，清·吴谦《医宗金鉴》云："先便后血，此远血也，谓血在胃也，即古之所谓结阴，今之所谓便血也；先血后便，此近血也，谓血在肠也，即古之所谓肠澼为痔下血，今之所谓脏毒、肠风下血也。"

7. 肠风与脏毒

两者均属近血，但肠风血色鲜泽清稀，其下如溅，属风热为患。脏毒血色暗浊黏稠，点滴不畅，因湿热（毒）所致。明·戴元礼《秘传证治要诀及类方》明示："血清而色鲜者为肠风，浊而暗者为脏毒。"

8. 尿血与血淋、石淋

三者均有血随尿出，但尿血与血淋以小便时痛与不痛为其鉴别要点，不痛者为尿血，痛（滴沥刺痛）者为血淋。石淋则为尿中时有砂石夹杂，小便涩滞不畅，时有小便中断，或伴腰腹绞痛等症，可与二者鉴别。

9. 紫斑与出疹

紫斑与出疹均有局部肤色的改变，紫斑呈点状者需与出疹的疹点区别。紫斑隐于皮内，压之不褪色，触之不碍手；疹高出于皮肤，压之褪色，摸之碍手。且两者成因、病位均有不同。

10. 紫斑与温病发斑、丹毒

前两者皮肤斑块的表现类似，但病情、病势、预后迥然有别。

温病发斑发病急骤，常伴有高热烦躁、头痛如劈、昏狂谵语、四肢抽搐、鼻衄、齿衄、便血、尿血、舌质红绛等，病情险恶多变。杂病发斑（紫斑）一般不如温病发斑急骤，常有反复发作史，也有突然发生者，虽时有热毒亢盛表现，但一般舌不红绛，不具有温病传变急速的特点。

丹毒属外科皮肤病，以皮肤色红如红丹而得名，轻者压之褪色，重者压之不褪色，但其局部皮肤灼热肿痛，与紫斑皮肤无灼热肿痛有别。

四、辨证论治

（一）辨证要点

1. 辨病证的不同

2. 辨脏腑病变之异

3. 辨证候之虚实

（二）治法方药

治火、治气、治血是血证治疗三大原则。此外，还应注意各种血证的具体病因病机及损伤脏腑的不同，结合证候虚实及病情轻重辨证论治。

1. 治火

治火即泻火，根据证候虚实的不同，实热证应清热泻火，火降则血自宁静，用药如大黄、黄连、黄芩、山栀等；虚热证因阴虚火旺动血，故当滋阴降火，用药如生地黄、阿胶、白芍、龟胶、旱莲草等。

2. 治气

实证当清气降气，虚证当补气益气。一是清气，因气分热盛则血热妄行，气清血凉则血自循经，故凉血必先清气，药如石膏、知母、芦根等；二是降气，因气郁则化火，火性上炎，气降则火降，故对上焦血络损伤的咳血、吐血必须降气，药如旋覆花、苏子、竹茹、代赭石、降香等；三是补气，因气虚摄血无能，故当补气摄血，药如人参、黄芪等；四是益气，因阳虚不运则血不归经，若阳气旺盛，则气能帅血循经而行，故应温阳益气，药如附子、肉桂、炮姜、艾叶等。

3. 治血

唐容川《血证论》提出的止血、消瘀、宁血、补虚仍是当今治血应当遵循的四原则。

（三）主症、治法、方药

1. 鼻衄

鼻腔出血即为鼻衄，多由火热迫血妄行所致，其中以肺热、胃热、肝火为常见，但也可因血失统摄或阴虚火旺引起。采用清热泻火、凉血止血、益气摄血、滋阴降火等治法。

（1）热邪犯肺

临床表现：鼻燥衄血，口干咽燥，或兼有身热，恶风，头痛，咳嗽，痰少；舌质红，苔薄，脉数。

治法：清泄肺热，凉血止血。

代表方：桑菊饮（详见294方）。

（2）胃热炽盛

临床表现：鼻干衄血，或兼齿衄，血色鲜红，口渴欲饮，口干臭秽，烦躁，便秘；舌红，苔黄，脉数。

治法：清胃泻火，凉血止血。

代表方：玉女煎（详见 80 方）。

（3）肝火上炎

临床表现：鼻衄，口苦，烦躁易怒，两目红赤，耳鸣目眩；舌红，苔黄，脉弦数。

治法：清肝泻火，凉血止血。

代表方：龙胆泻肝汤（详见 95 方）。

（4）气血亏虚

临床表现：鼻血淡红，或兼齿衄、肌衄，伴神疲乏力，面色白，头晕心悸，夜寐不宁；舌淡，脉细无力。

治法：补气摄血。

代表方：归脾汤（详见 98 方）。

2. 齿衄

齿龈出血即为齿衄，又称为牙衄、牙宣。胃热、肾虚是其最主要的病机，尤以胃热所致者多见。

阳明热盛属实，发病多急，伴牙龈红肿疼痛；肾虚火旺属虚，起病较缓，病程较长，常伴齿摇不坚。实证宜清胃泻火，虚证宜滋阴降火，但均宜伍用凉血止血之品。

（1）胃火炽盛

临床表现：齿龈出血，血色鲜红，伴齿龈红肿疼痛，口渴口臭；舌红，苔黄，脉洪数。

治法：清胃泻火，凉血止血。

代表方：加味清胃散合泻心汤（详见 130 方、209 方）。

（2）阴虚火旺

临床表现：齿龈出血，血色淡红，起病较缓，常因受热及烦劳而诱发，伴齿摇不坚；舌红，苔少，脉细数。

治法：滋阴降火，凉血止血。

代表方：六味地黄丸合茜根散（详见 76 方、224 方）。

3. 咳血

血由肺及气管外溢，经口咳出，表现为痰中带血，或痰血相兼，或纯血鲜红，兼夹泡沫均称为咳血，亦称为嗽血或咯血。咳血总由肺络受损所致，感受热邪，热伤肺络，是咳血最常见的原因。其次为情志郁结，郁久化火，肝火犯肺，以及肺肾阴虚，虚火内炽，损伤肺络而致。治则为清热润肺，凉血止血，但应据其分属外感、内伤、实火、虚火的不同，采用不同的方药。此外咳血大多伴有咳嗽，因而不同程度兼夹肺失清肃、宣降失调的病变，治疗时应予兼顾。

（1）燥热伤肺

临床表现：喉痒咳嗽，痰中带血，口干鼻燥，或有身热；舌质红，苔薄黄少津，脉数。

治法：清热润肺，宁络止血。

代表方：桑杏汤（详见 293 方）。

（2）肝火犯肺

临床表现：咳嗽阵作，痰中带血或纯血鲜红，胸胁胀痛，烦躁易怒，口苦；舌质红，苔薄黄，脉弦数。

治法：清肝泻肺，凉血止血。

代表方：泻白散合黛蛤散（详见 210 方、360 方）。

咯血量较多、纯血鲜红，可用犀角地黄汤（详见 343 方）加三七粉冲服。

（3）阴虚肺热

临床表现：咳嗽痰少，痰中带血，或反复咳血，血色鲜红，伴口干咽燥，颧红，潮热盗汗；舌红苔少，脉细数。

治法：滋阴润肺，宁络止血。

代表方：百合固金汤（详见 138 方）。

咳血量多可合用十灰散（详见 9 方）。

4. 吐血

血由胃来，经呕吐而出，血色红或紫暗，常夹有食物残渣，称为吐血，亦称为呕血。其发病概由胃络受损所致，因胃腑本身或他脏疾患的影响，导致胃络损伤，血溢胃内，以致胃气上逆，血随气逆，经口吐出，其中以暴饮暴食、饥饱失常、过食辛辣厚味，致使胃中积热，胃络受损；或肝气郁结，脉络阻滞，郁久化火，逆乘于胃，胃络损伤；以及劳倦过度，中气亏虚，气不摄血，血溢胃内等三种情况所致的吐血为多见。血初起以热盛所致者为多，故当清火降逆，但应注意治胃、治肝之别；吐血量多时容易导致气随血脱，当急用益气固脱之法；气虚不摄者，则当大剂益气固摄之品，以复统摄之权；吐血之后或日久不止者，则需补养心脾，益气生血。

（1）胃热壅盛

临床表现：吐血色红或紫暗，常夹有食物残渣，伴脘腹胀闷，嘈杂不适，甚则作痛，口臭便秘，大便色黑；舌质红，苔黄腻，脉滑数。

治法：清胃泻火，化瘀止血。

代表方：泻心汤合十灰散（详见130方、9方）。

（2）肝火犯胃

临床表现：吐血色红或紫暗，伴口苦胁痛，心烦易怒，寐少梦多；舌质红，脉弦数。

治法：泻肝清胃，凉血止血。

代表方：龙胆泻肝汤（详见95方）。

（3）气虚血溢

临床表现：吐血缠绵不止，时轻时重，血色暗淡，伴神疲乏力，心悸气短，面色苍白；舌质淡，脉细弱。

治法：健脾益气摄血。

代表方：归脾汤（详见 98 方）。

5. 便血

便血系胃肠脉络受损，血不循经，溢入胃肠，随大便而下，或大便色黑呈柏油样为主要临床表现的病证。若病位在胃，因其远离肛门，血色变黑，又称远血；若病位在肠，出血色多鲜红，则称近血。便血的原因多样，但以热灼血络和脾虚不摄两类所致者为多。故清热凉血、健脾温中为便血的主要治法。

（1）肠道湿热

临床表现：血色红黏稠，伴大便不畅或稀溏，或有腹痛，口苦；舌质红，苔黄腻，脉濡数。

治法：清化湿热，凉血止血。

代表方：地榆散合槐角丸（详见 134 方、347 方）。

（2）热灼胃络

临床表现：便色如柏油，或稀或稠，常有饮食伤胃史，伴胃脘疼痛，口干；舌淡红，苔薄黄，脉弦细。

治法：清胃止血。

代表方：泻心汤合十灰散（详见 130 方、9 方）。

（3）气虚不摄

临床表现：便血淡红或紫暗不稠，伴倦怠食少，面色萎黄，心悸少寐；舌淡，脉细。

治法：益气摄血。

代表方：归脾汤（详见 98 方）。

（4）脾胃虚寒

临床表现：便血紫暗，甚则色黑，伴脘腹隐痛，素喜热饮，面色不华，神倦懒言，便溏；舌淡，脉细。

治法：健脾温中，养血止血。

代表方：黄土汤（详见297方）。

6. 尿血

小便中混有血液，甚或伴有血块的病证，称为尿血。因出血量及病位不同，而使小便呈淡红色、鲜红色或茶褐色。尿血的病位在肾及膀胱，其主要病机是热伤脉络或脾肾不固，血入水道而成尿血。

实热多由感受热邪所致，治应清热泻火。虚热则多由烦劳过度，耗伤阴精；或热邪耗阴，正虚邪恋所致，治应滋阴降火。脾肾不固所致则主要由饮食不节、劳伤过度、年老体衰及久病迁延等原因引起。脾虚则中气不足，统血无权，血随气陷，治当补脾摄血；肾虚则下元空虚，封藏失职，血随尿出，治当补肾固摄。

（1）下焦湿热

临床表现：小便黄赤灼热，尿血鲜红，伴心烦口渴，面赤口疮，夜寐不安；舌质红，脉数。

治法：清热利湿，凉血止血。

代表方：小蓟饮子（详见44方）。

（2）肾虚火旺

临床表现：小便短赤带血，伴头晕耳鸣，颧红潮热，腰膝酸软；舌红，苔少，脉细数。

治法：滋阴降火，凉血止血。

代表方：知柏地黄丸（详见203方）。

（3）脾不统血

临床表现：久病尿血，量多色淡，甚或兼见齿衄、肌衄，伴食少便溏，体倦乏力，气短声低，面色不华；舌质淡，脉细弱。

治法：补中健脾，益气摄血。

代表方：归脾汤（详见 98 方）。

（4）肾气不固

临床表现：久病尿血，血色淡红，伴头晕耳鸣，精神困惫，腰脊酸痛；舌质淡，脉沉弱。

治法：补益肾气，固摄止血。

代表方：无比山药丸（详见 50 方）。

7. 紫斑

血液溢出于肌肤之间，皮肤表现青紫斑点或斑块的病证，称为紫斑，亦称肌衄；而外感温毒所致者称葡萄疫。紫斑多发生在四肢，尤以下肢多见。皮肤呈点状或片状青紫斑块，大小不等，形状不一，用手指按压紫斑处，其色不褪，部分患者可伴有发热、头痛、纳差、腹痛、肢体关节疼痛等症。儿童及成人均会患本病，以女性居多。

紫斑治则是清热解毒、滋阴降火、益气摄血及宁络止血。本病由火热熏灼，血溢脉外所致者为多：其中属实火者，当着重清热解毒；属虚火者，着重养阴清热。而凉血止血、化瘀消斑的药物，均可配伍使用。对于反复发作，久病不愈，或气血亏虚，气不摄血者，又当益气摄血，并适当配伍养血止血、化瘀清斑的药物。

（1）血热妄行

临床表现：皮肤出现青紫斑点或斑块，甚则鼻衄、齿衄、便血、尿血，伴有发热，口渴，便秘；舌质红，苔黄，脉弦数。

治法：清热解毒，凉血止血。

代表方：十灰散（详见 9 方）。

（2）阴虚火旺

临床表现：皮肤出现青紫斑点或斑块，时发时止，常伴鼻衄、齿衄或月经过多，颧红，口渴心烦，手足心热，或有潮热盗汗；舌红，苔少，脉细数。

治法：滋阴降火，宁络止血。

代表方：茜根散（详见224方）。

（3）气不摄血

临床表现：皮肤青紫斑点或斑块反复发生，久病不愈，伴神疲乏力，头晕目眩，面色苍白或萎黄，食欲不振；舌质淡，脉细弱。

治法：补气摄血。

代表方：归脾汤（详见98方）。

第三节　痰　饮

一、概述

痰饮是指体内水液输布、运化失常，停积于某些部位的一类病证，有广义和狭义之分。广义痰饮包括痰饮、悬饮、溢饮、支饮四类，是诸饮的总称。饮停胃肠则为狭义的痰饮；饮流胁下则为悬饮；饮溢肢体则为溢饮；饮撑胸肺则为支饮。

二、病因病机

痰饮的病机主要为中阳素虚，复加外感寒湿，或为饮食、劳欲所伤，致使三焦气化失常，肺、脾、肾通调、转输、蒸化无权，阳虚阴盛，津液停聚而成。

1. 外感寒湿

2. 饮食不当

3. 劳欲体虚

本病的病理性质，总属阳虚阴盛，输化失调，因虚致实，水饮停积为患。饮邪具有流动之性，饮留胃肠，则为痰饮；饮流胁下，则为悬饮；饮流肢体，则为溢饮；聚于胸肺，则为支饮。故中阳素虚，脏气不足，实是发病的内在病理基础。肺、脾、肾三脏之中，脾运失司，首当其冲。

三、诊断与鉴别诊断

（一）诊断

1. 痰饮

心下满闷，呕吐清水痰涎，胃肠沥沥有声，形体昔肥今瘦，属饮停胃肠。

2. 悬饮 胸胁饱满，咳唾引痛，喘促不能平卧，或有肺痨病史，属饮流胁下。

3. 溢饮 身体疼痛而沉重，甚则肢体浮肿，汗当出而不出，或伴咳喘，属饮溢肢体。

4. 支饮 咳逆倚息，短气不得平卧，其形如肿，属饮邪支撑胸肺。

胸部 X 线及 CT 检查有助于慢性支气管炎、支气管哮喘、渗出性胸膜炎的诊断；胃镜检查可明确慢性胃炎诊断；有心衰临床表现者，颈静脉压或肺毛细血管楔压（PCWP）增高，有助于右心衰或左心衰的诊断；尿常规、肾功能等检查有助于肾炎等疾病的诊断。

（二）鉴别诊断

1. 悬饮与胸痹

两者均有胸痛。但胸痹为胸膺部或心前区闷痛，且可引及左侧肩背或左臂内侧，常于劳累、饱餐、受寒、情绪激动后突然发作，历时较短，休息或用药后得以缓解。

悬饮为胸胁胀痛，持续不解，多伴咳唾，转侧、呼吸时疼痛加重，肋间饱满，并有咳嗽、咳痰等肺系证候。

2. 溢饮与风水证

风水证即水肿之风水相搏证，可分为表实、表虚两个类型。表实者，水肿而无汗，身体疼重，与水泛肌表之溢饮基本相同。如见肢体浮肿而汗出恶风，则属表虚，与溢饮有异。

3. 支饮、伏饮与肺胀、喘证、哮病

上述病证均有咳逆上气、喘满、咳痰等表现。但肺胀是肺系多种慢性疾患日久渐积而成；喘证是多种急慢性疾病的重要主症；哮病是呈反复发作的一个独立疾病；支饮是痰饮的一个类型，因饮邪支撑胸肺而致；伏饮是指伏而时发的饮证。其发生、发展、转归均有不同，但其间亦有一定联系。如肺胀在急性发病阶段，可以表现支饮证候；喘证的肺寒、痰饮两证，又常具支饮特点；哮证也属于伏饮范围。

四、辨证论治

（一）辨证要点

1. 辨清部位
2. 标本虚实
3. 区分兼夹
4. 预后转归

（二）治法方药

1. 治疗总则

温化是痰饮治则。发汗、利水、攻逐为治标之法，健脾温肾为治本之法，亦用作善后调理。

2. 临证化裁

（三）主症、治法、方药

1. 痰饮

多由素体脾虚，运化不健，复加饮食不当，或为外湿所伤，而致脾阳虚弱，饮留胃肠引起。

（1）脾阳虚弱

临床表现：胸胁支满，心下痞闷，胃中有水声，伴脘腹喜温畏冷，泛吐清水痰涎，饮入易吐，口渴不欲饮水，头晕目眩，心悸气短，食少，大便或溏，形体逐渐消瘦；舌苔白滑，脉弦细而滑。

治法：温脾化饮。

代表方：苓桂术甘汤合小半夏加茯苓汤（详见200方、37方）。

（2）饮留胃肠

临床表现：心下坚满或痛，自利，利后反快；或虽利，但心下续坚满；或水走肠间，沥沥有声，腹满，排便不畅；舌苔腻，色白或黄，脉沉弦或伏。

治法：攻下逐饮。

代表方：甘遂半夏汤或己椒苈黄丸（详见88方、46方）。

2. 悬饮

多因素体不强，或原有其他慢性疾病，肺虚卫弱，时邪外袭，肺失宣通，饮停胸胁，络气不和。如若饮阻气郁，久则可以化火伤阴或耗损肺气。在病程发生发展中，可见如下证型。

（1）邪犯胸肺

临床表现：胸痛气急，伴寒热往来，身热起伏，汗少，或发热不恶寒，有汗而热不解，咳嗽，痰少，呼吸、转侧则疼痛加重，心下痞硬；舌苔薄白或黄，脉弦数。

治法：和解宣利。

代表方：柴枳半夏汤（详见 273 方）。

（2）饮停胸胁

临床表现：胸胁疼痛，咳唾引痛，痛势较前减轻，而呼吸困难加重，伴咳逆气喘，息促不能平卧，或仅能偏卧于停饮一侧，病侧肋间胀满，甚则可见偏侧胸廓隆起；舌苔白，脉沉弦或弦滑。

治法：泻肺祛饮。

代表方：椒目瓜蒌汤合十枣汤（详见 335 方、11 方）。

（3）络气不和

临床表现：胸胁疼痛，如灼如刺，胸闷不舒，呼吸不畅，或有闷咳，甚则迁延，经久不已，阴雨天更甚，可见病侧胸廓变形；舌苔暗，质暗，脉弦。

治法：理气和络。

代表方：香附旋覆花汤（详见 241 方）。

（4）阴虚内热

临床表现：咳呛时作，胸胁闷痛，咯吐少量黏痰，伴口干咽燥，或午后潮热，颧红，心烦，手足心热，盗汗，或伴胸胁闷痛，病久不复，形体消瘦；舌质偏红，少苔，脉小数。

治法：滋阴清热。

代表方：沙参麦冬汤合泻白散（详见 180 方、210 方）。

3. 溢饮

多因外感风寒，玄府闭塞，以致肺脾输布失职，水饮流溢四肢肌肉，寒水相杂为患；或宿有痰饮，复加外寒客表而致。因此，多属表里俱寒，为表寒里饮证。

表寒里饮

临床表现：身体沉重而疼痛，甚则肢体浮肿，伴恶寒无汗，或有咳喘，痰多白沫，胸闷，干呕，口不渴；苔白，脉弦紧。

治法：发表化饮。

代表方：小青龙汤（详见 39 方）。

4. 支饮

多由受寒饮冷，饮邪留伏；或因久咳致喘，迁延反复伤肺，肺气不能布津，阳虚不运，饮邪留伏，支撑胸膈，上逆迫肺。此证多反复发作，在感寒触发之时，以邪实为主；缓解期以正虚为主。

（1）寒饮伏肺

临床表现：咳逆喘满不得卧，痰吐白沫量多，经久不愈，天冷受寒加重，甚至引起面浮跗肿，或平素伏而不作，遇寒即发，发则寒热，背痛，腰痛，目泣自出，身体振振动；舌苔白滑或白腻，脉弦紧。

治法：宣肺化饮。

代表方：小青龙汤（详见 39 方）。

（2）脾肾阳虚

临床表现：喘促动则为甚，心悸气短，或咳而气怯，痰多胸闷，伴怯寒肢冷，神疲，少腹拘急不仁，脐下动悸，小便不利，足跗浮肿，或吐涎沫而头目昏眩；舌体胖大，质淡，苔白润或腻，脉沉细而滑。

治法：温脾补肾，以化水饮。

代表方：金匮肾气丸合苓桂术甘汤（详见 204 方、200 方）。

第四节 消 渴

一、概述

消渴是由先天禀赋不足、饮食不节、情志失调、劳倦内伤等导致阴虚内热，以多饮、多尿、乏力、消瘦或尿有甜味为主要症状的病证。

二、病因病机

1. 禀赋不足
2. 饮食失节
3. 情志失调
4. 劳欲过度

消渴病机主要在于阴津亏损，燥热偏盛，阴虚为本，燥热为标。肺、胃、肾为主要病变脏腑，尤以肾为关键。三脏之间，既互相影响又有所偏重。

消渴病日久，易发生以下病变：一是阴损及阳，导致阴阳俱虚。阴虚为本，燥热为标是消渴基本病机特点，由于阴阳互根，若病程日久，阴损及阳，可致阴阳俱虚，其中以肾阳虚及脾阳虚较为多见。严重者可因阴液极度耗损，虚阳浮越，而见烦躁、头痛、呕恶、呼吸深快等症，甚则出现昏迷、肢厥、脉细欲绝等阴竭阳亡危象。二是病久入络，血脉瘀滞。消渴病是一种病及多个脏腑的疾病，气血运行失常，阴虚内热，耗伤津液，又可导致血行不畅、血脉瘀滞。

消渴病病变影响广泛，涉及多个脏腑，未及时医治以及病情严重的患者，常可并发其他多种病证。如肺喜润恶燥，肺失濡养，日久可并发肺痨；肾阴亏损，肝失濡养，肝肾精血不足，不能上承耳目，可并发圆翳内障、雀目、耳聋等；燥热内结，脉络瘀阻，毒蕴成脓，可发为疮疖痈疽；阴虚燥热，血脉瘀滞，可致胸痹，脑脉闭阻或血溢脉外，可发为中风等。

三、诊断与鉴别诊断

（一）诊断

1. 口渴多饮、多食易饥、尿频量多、形体消瘦或尿有甜味等具有特征性的临床症状，是诊断消渴病的主要依据。

2. 有的患者"三多"症状不显著，但若于中年之后发病，且嗜食膏粱厚味、醇酒炙煿，以及病久并发眩晕、肺痨、胸痹、中风、雀目、疮痈等病证者，应考虑消渴的可能性。

3. 由于本病的发生与禀赋不足有较为密切的关系，故消渴病的家族史可供诊断参考。

（二）鉴别诊断

1. 口渴症

口渴症是指口渴饮水的一个临床症状，可出现于多种疾病过程中，尤以外感热病为多见。但这类口渴各随其所患病证的不同而出现相应的临床症状，不伴多食、多尿、尿甜、瘦削等消渴的特点。

2. 瘿病

瘿病之气郁化火、阴虚火旺证，以情绪激动、多食易饥、形体日渐消瘦、心悸、眼突、颈部一侧或两侧肿大为特征。其中多食易饥、消瘦，类似消渴病的中消，但眼球突出、颈前瘿肿有形则与消渴有别，且无消渴病的多饮、多尿、尿甜等症。

四、辨证论治

（一）辨证要点

1. 辨病位
2. 辨标本
3. 辨本症与并发症

（二）治法方药

清热润燥、养阴生津为本病的基本治疗原则。《医学心悟·三消》曰："治上消者，宜润其肺，兼清其胃。""治中消者，宜清其胃，兼滋其肾。""治下消者，宜滋其肾，兼补其肺。"可谓深得治疗消渴之要旨。

消渴容易发生多种并发症，应在治疗本病的同时，积极治疗并发症。白内障、雀盲、耳聋，主要病机为肝肾精血不足，不能上承耳目所致，宜滋补肝肾、益精补血，可用杞菊地黄丸或明目地黄丸。对于并发疮毒痈疽者，则治宜清热解毒、消散痈肿，用五味消毒饮化裁。在痈疽的恢复阶段，治疗上应重视托毒生肌。并发肺痨、水肿、胸痹、中风者，可参考有关章节辨证论治。

（三）主症、治法、方药

1. 上消

肺热津伤

临床表现：口渴多饮，口舌干燥，尿频量多，烦热多汗；舌边尖红，苔薄黄，脉洪数。

治法：清热润肺，生津止渴。

代表方：消渴方（详见 281 方）。

若兼多食易饥、大便干结、舌苔黄燥，可用白虎加人参汤

（详见 116 方）。

若热伤肺阴，脉细苔少者，方用玉泉丸（详见 82 方）或二冬汤（详见 2 方）。

2. 中消

（1）胃热炽盛

临床表现：多食易饥，口渴，尿多，形体消瘦，大便干燥；苔黄，脉滑实有力。

治法：清胃泻火，养阴增液。

代表方：玉女煎（详见 80 方）。

若火旺伤阴，舌红而干、脉细数，方用竹叶石膏汤（详见 147 方）。

（2）气阴亏虚

临床表现：口渴引饮，能食与便溏并见，或饮食减少，精神不振，四肢乏力，体瘦；舌质淡红，苔白而干，脉弱。

治法：益气健脾，生津止渴。

代表方：七味白术散（详见 12 方）。

3. 下消

（1）肾阴亏虚

临床表现：尿频量多，混浊如脂膏，或尿甜，腰膝酸软，乏力，头晕耳鸣，口干唇燥，皮肤干燥，瘙痒；舌红苔少，脉细数。

治法：滋阴固肾。

代表方：六味地黄丸（详见 76 方）。

（2）阴阳两虚

临床表现：小便频数，混浊如膏，甚至饮一溲一，面容憔悴，耳轮干枯，腰膝酸软，四肢欠温，畏寒肢冷，阳痿或月经不调；舌苔淡白而干，脉沉细无力。

治法：滋阴温阳，补肾固涩。

代表方：金匮肾气丸（详见 204 方）。

第五节 汗 证

一、概述

汗证是以汗液外泄失常为主症的一类病证。不因外界环境因素的影响，白昼时时汗出，动辄益甚者称为自汗；寐中汗出，醒来即止者称为盗汗。

二、病因病机

汗证的病因主要有体虚久病、情志失调、饮食不节；基本病机是阴阳失调，腠理不固而致汗液外泄失常。

病变脏腑涉及肝、心、脾、胃、肺、肾。病理性质属虚者为多。自汗多属气虚不固；盗汗多属阴虚内热。因肝火、湿热等邪热所致者，则属实证。病程日久，或病变重者，则会出现阴阳虚实错杂的情况。自汗久则可以伤阴，盗汗久则可以伤阳，出现气阴两虚，或阴阳两虚之证。邪热郁蒸，病久伤阴，则见虚实兼夹之证等。

三、诊断与鉴别诊断

（一）诊断

1. 不因外界环境的影响，在头面、颈胸，或四肢、全身出汗为本病的主要临床症状。

2. 白昼时时汗出，动辄益甚者为自汗；寐中汗出，醒来即止者为盗汗。

3. 有病后体虚、表虚受风、烦劳过度、情志不舒、嗜食辛辣等易引起自汗、盗汗的病因存在。

血沉、抗"O"、血清甲状腺激素和性激素测定、胸部 X 线摄片、痰培养等检查有助于本病的诊断。

（二）鉴别诊断

1. 脱汗

脱汗发生于病情危重之时，正气欲脱，阳不敛阴，以致汗液大泄，表现为大汗淋漓或汗出如珠，常同时伴有声低息短、精神疲惫、四肢厥冷、脉微欲绝或散大无力等症状，为病势危急的征象，又称"绝汗"。其汗出的情况及病情的程度均较汗证为重。

2. 战汗

战汗则发生于急性热病过程中，症见发热烦渴，突然全身恶寒战栗，继而汗出，热势渐退；多为正气拒邪；若正胜邪退，乃属病趋好转之象；与阴阳失调、营卫不和之汗证迥然有别。

3. 黄汗

黄汗则以汗出色黄如柏汁、染衣着色为特点，多因湿热内蕴所致。可以为汗证中的邪热郁蒸型，但汗出色黄的程度较重。

四、辨证论治

（一）辨证要点

应着重辨别阴阳虚实。自汗多属气虚不固，然实证也或有之；盗汗多属阴虚内热，然气虚、阳虚、湿热也或有之。

1. 辨自汗、盗汗

2. 辨伴随症状

3. 辨汗出部位

头面汗出，食后尤甚，手足汗出，多为湿热蕴蒸；腋下、阴部汗出，多属肝经有热；半身或局部汗出，为营卫不和；心胸部汗出，多为心脾两虚、心血不足；遍身汗出，鼻尖尤甚，多为肺气不足。

（二）治法方药

虚证应益气养阴、固表敛汗；实证当清肝泄热、化湿和营；虚实夹杂者，则根据虚实的主次而适当兼顾。此外，由于自汗、盗汗均以腠理不固、津液外泄为共同病变，故可酌加麻黄根、浮小麦、糯稻根、五味子、瘪桃干、牡蛎等固涩敛汗之品，以增强止汗的作用。《丹溪心法》中也有单用桑叶止汗的记载。

（三）主症、治法、方药

1. 肺卫不固

临床表现：汗出恶风，稍劳尤甚，易于感冒，体倦乏力，面色少华；脉细弱，苔薄白。

治法：益气固表。

代表方：玉屏风散（详见83方）。

2. 阴虚火旺

临床表现：夜寐盗汗，或有自汗，五心烦热，或兼午后潮热，两颧色红，口渴；舌红少苔，脉细数。

治法：滋阴降火。

代表方：当归六黄汤（详见141方）。

3. 心血不足

临床表现：睡则汗出，醒则自止，心悸怔忡，失眠多梦，神疲气短，面色少华；舌质淡，苔白，脉细。

治法：补养心血。

代表方：归脾汤（详见98方）。

4. 邪热郁蒸

临床表现：蒸蒸汗出，汗黏，易使衣服黄染，面赤烘热，烦躁，口苦，小便色黄；舌苔薄黄，脉象弦数。

治法：清肝泄热，化湿和营。

代表方：龙胆泻肝汤（详见95方）。

湿热内蕴而热势不盛者，可改用四妙丸（详见101方）。

若胃火上攻，头部蒸蒸汗出者，可用竹叶石膏汤（详见147方）。

第六节　内伤发热

一、概述

内伤发热是指以发热为主要临床表现的病证。一般起病较缓，病程较长，热势轻重不一，但以低热为多，或自觉发热而体温并不升高。

二、病因病机

内伤发热主要是因久病体虚、饮食劳倦、情志失调、外伤出血等导致脏腑功能失调，气血阴阳亏虚所致。

本病病性以火热为标，脏腑气血亏虚、阴阳失衡为本。可分为虚、实两端，由气郁化火、瘀血阻滞及痰湿停聚所致者属实；由气、血、阴、阳亏虚所致者为虚。本病病机复杂，可由一种或多种病因同时引起发热，如气郁血瘀、气阴两虚、气血两虚、痰瘀内阻等。

本病的基本病机主要为脏腑功能失调，气血阴阳亏虚，阴阳失衡，或气、血、湿郁遏化热所致，病变涉及多个脏腑，包括肺、脾（胃）、心、肝、肾，而以肝、脾、肾为主。

三、诊断与鉴别诊断

（一）诊断

1. 内伤发热起病缓慢，病程较长，多为低热，或自觉发热而体温并不升高，表现为高热者较少。不恶寒，或虽有怯冷，但得衣被则温。常兼见头晕、神疲、自汗、盗汗、脉弱等症。

2. 一般有气、血、阴、阳亏虚，或气郁、血瘀、湿阻的病史，或有反复发热史。

3. 无感受外邪所致的头身疼痛、鼻塞、流涕、脉浮等症。

临床诊疗时需监测体温，在完善血、尿、便三大常规，血生化、心电图、胸片等常规检查的基础上，必要时查甲状腺功能、肿瘤标志物、免疫学、风湿三项、狼疮细胞、骨髓穿刺等。

（二）鉴别诊断

外感发热

因感受外邪而起，起病较急，病程较短，发热初期大多伴有恶寒，其恶寒得衣被而不减。发热的程度（体温）大多较高，发热的类型随病种的不同而有所差异。初起常兼有头身疼痛、鼻塞、流涕、咳嗽、脉浮等表证。外感发热由感受外邪，正邪相争所致，属实证者居多。

四、辨证论治

（一）辨证要点

1. 辨证候虚实

2. 辨病情轻重

（二）治法方药

属实者，治宜解郁、活血、除湿为主，适当配伍清热。属虚者，则应益气、养血、滋阴、温阳，除阴虚发热可适当配伍清退虚热的药物外，其余均应以补为主。对虚实夹杂者，则宜兼顾之。

（三）主症、治法、方药

1. 阴虚发热

临床表现：午后潮热，或夜间发热，不欲近衣，手足心热，烦躁，少寐多梦，盗汗，口干咽燥；舌质红，或有裂纹，苔少甚至无苔，脉细数。

治法：滋阴清热。

代表方：清骨散（详见 322 方）。

2. 血虚发热

临床表现：发热，热势多为低热，头晕眼花，身倦乏力，心悸不宁，面白少华，唇甲色淡；舌质淡，脉细弱。

治法：益气养血。

代表方：归脾汤（详见 98 方）。

3. 气虚发热

临床表现：发热，热势或低或高，常在劳累后发作或加剧，倦怠乏力，气短懒言，自汗，易于感冒，食少便溏；舌质淡，苔薄白，脉细弱。

治法：益气健脾，甘温除热。

代表方：补中益气汤（详见 187 方）。

4. 阳虚发热

临床表现：发热而欲近衣，形寒怯冷，四肢不温，少气懒言，头晕嗜卧，腰膝酸软，纳少便溏，面色白；舌质淡胖，或有齿痕，苔白润，脉沉细无力。

治法：温补阳气，引火归原。

代表方：金匮肾气丸（详见 204 方）。

5. 气郁发热

临床表现：发热多为低热或潮热，热势常随情绪波动而起伏，精神抑郁，胁肋胀满，烦躁易怒，口干而苦，纳食减少；舌红，苔黄，脉弦数。

治法：疏肝理气，解郁泄热。

代表方：加味逍遥散（详见 129 方）。

6. 痰湿郁热

临床表现：发热，午后热甚，心内烦热，胸闷脘痞，不思饮食，渴不欲饮，呕恶，大便稀薄或黏滞不爽；舌苔白腻或黄腻，脉濡数。

治法：燥湿化痰，清热和中。

代表方：黄连温胆汤合中和汤（详见 303 方、62 方）。

7. 血瘀发热

临床表现：午后或夜晚发热，或自觉身体某些部位发热，口燥咽干，但不多饮，肢体或躯干有固定痛处或肿块，面色萎黄或晦暗；舌质青紫或有瘀点、瘀斑，脉弦或涩。

治法：活血化瘀。

代表方：血府逐瘀汤（详见 151 方）。

第七节 厥 证

一、概述

厥证是以突然昏倒、不省人事、四肢逆冷为主要临床表现的一种病证。病情轻者，一般在短时间内会逐渐苏醒，清醒后无偏瘫、失语、口眼㖞斜等后遗症。病情重者，则昏厥时间较长，严重者甚至一厥不复而导致死亡。

二、病因病机

厥证的发生多因情志内伤、体虚劳倦、亡血失津、饮食不节等致气机逆乱，升降乖戾，气血阴阳不相顺接而发病。

厥证的病机主要是气机逆乱，升降乖戾，气血阴阳不相顺接，常见气厥、血厥、痰厥。气厥由情志异常、精神刺激、素体虚弱等致气机上冲逆乱，清窍壅塞，神明失养而发；血厥因素有肝阳偏亢，遇暴怒伤而肝气血逆乱于上，或大量失血后血不荣窍而致；体虚湿盛，饮食不节以致气机升降失调，或痰随气升，阻滞神明而发为痰厥。

病理性质有虚实之别。大凡气盛有余，气逆上冲，血随气逆，或夹痰浊壅滞于上，以致清窍闭塞，不省人事，皆为厥之实证；气虚不足，清阳不升，气陷于下，或大量出血，气随血脱，血不上达，气血一时不相顺接，以致神明失养，不省人事，为厥之虚证。

病变所属脏腑主要在心、肝，涉及脾、肾。

厥证之病理转归主要有三：一是阴阳气血相失，进而阴阳离决，发展为一厥不复之死证。二是阴阳气血失常，或为气血上逆，或为中气下陷，或气血痰浊内闭，气机逆乱而阴阳尚未离决。三是表现为各种证候之间的转化。如气厥和血厥之实证，常转化为气滞血瘀之证；失血致厥的血厥虚证，严重者转化为气随血脱之脱证等。厥证的预后，主要取决于正气的强弱、病情的轻重，以及抢救治疗是否及时、得当。

三、诊断与鉴别诊断

（一）诊断

1. 临床表现为突然昏仆、不省人事，或伴四肢逆冷。

2. 患者在发病之前，常有先兆症状，如头晕、视物模糊、面色苍白、出汗等，而后突然发生昏仆、不省人事、"移时苏醒"。发病时常伴有恶心、汗出，或伴有四肢逆冷，醒后感头晕、疲乏、口干，但无失语、瘫痪等后遗症。

3. 了解既往有无类似病证发生，查找病因。发病前有明显的精神刺激、情绪波动等因素，或有大失血病史，或有饮食不节史，或有痰盛宿疾。

血压、血糖、脑血流图、脑电图、脑干诱发电位、动态心电图、颅脑 CT、MRI 等检查有助于本病的诊断。

（二）鉴别诊断

1. 眩晕

眩晕有头晕目眩、视物旋转不定，甚则不能站立、耳鸣，但无神志异常的表现，与厥证之突然昏倒、不省人事迥然有别。

2. 中风

中风以中老年人为多见，常有素体肝阳亢盛。其中脏腑者，突然昏仆，并伴有口眼㖞斜、偏瘫等症；若神昏时间较长，苏醒后有偏瘫、口眼㖞斜及失语等后遗症。厥证可发生于任何年龄，昏倒时间较短，醒后无后遗症，但血厥之实证重者可发展为中风。

3. 痫证

痫证常有先天因素，以青少年为多见。病情重者，虽亦为突然昏仆、不省人事，但发作时间短暂，且发作时常伴有号叫、抽搐、口吐涎沫、两目上视、小便失禁等。痫证常反复发作，每次症状均相类似，苏醒缓解后可如常人。厥证之昏倒，仅表现为四肢厥冷，无叫吼、吐沫、抽搐等症。可做脑电图检查，以资鉴别。

4. 昏迷

昏迷为多种疾病发展到一定阶段所出现的危重证候。一般来说，发生较为缓慢，有一个昏迷前的临床过程，先轻后重，由烦躁、嗜睡、谵语渐次发展；一旦昏迷后，持续时间一般较长，恢复较难，苏醒后原发病仍然存在。厥证常为突然发生，昏倒时间较短，常因情志刺激、饮食不节、劳倦过度、亡血失津等诱发。

四、辨证论治

（一）辨证要点

1. 辨病因

2. 辨虚实

3. 分气血

（二）治法方药

醒神回厥是主要的治疗原则。实证宜开窍、化痰、辟秽而醒神。开窍法适用于邪实窍闭之厥证，以辛香走窜的药物为主,具有通关开窍的作用。主要通过开泄痰浊闭阻、温通辟秽化浊、宣窍通利气机而达到苏醒神志的目的。在使用剂型上应选择丸、散、气雾、含化以及注射之类药物,宜吞服、鼻饲、注射。本法系急救治标之法,苏醒后应按病情辨证治疗。虚证宜益气、回阳、救逆而醒神。适用于元气亏虚、气随血脱、津竭气脱之厥证。主要通过补益元气、回阳救逆而防脱。对于失血、失津过急过多者,还应配合止血、输血、补液,以挽其危。由于气血亏虚,故不可妄用辛香开窍之品。

（三）主症、治法、方药

1. 气厥

（1）实证

临床表现:由情志异常、精神刺激而发作,突然昏倒,不省人事,或四肢厥冷,呼吸气粗,口噤握拳;舌苔薄白,脉伏或沉弦。

治法:开窍,顺气,解郁。

代表方:通关散合五磨饮子（详见288方、58方）。

（2）虚证

临床表现:发病前有明显的情绪紧张、恐惧、疼痛或站立过久等诱发因素,发作时眩晕昏仆,面色苍白,呼吸微弱,汗出肢冷;舌淡,脉沉细微。

治法:补气,回阳,醒神。

代表方:四味回阳饮（详见103方）。

2. 血厥

（1）实证

临床表现:多因急躁恼怒而发,突然昏倒,不省人事,牙关紧闭,面赤唇紫;舌暗红,脉弦有力。

治法:平肝潜阳,理气通瘀。

代表方：羚角钩藤汤（详见 317 方）或通瘀煎（详见 291 方）。

（2）虚证

临床表现：常因失血过多，突然昏厥，面色苍白，口唇无华，四肢震颤，自汗肢冷，目陷口张，呼吸微弱；舌质淡，脉芤或细数无力。

治法：补养气血。

代表方：急用独参汤（详见 247 方）灌服，继服人参养荣汤（详见 16 方）。

3. 痰厥

临床表现：素有咳喘宿痰，多湿多痰，恼怒或剧烈咳嗽后突然昏厥，喉有痰声，或呕吐涎沫，呼吸气粗；舌苔白腻，脉沉滑。

治法：行气豁痰。

代表方：导痰汤（详见 155 方）。

第八节　虚　劳

一、概述

虚劳又称虚损，是以脏腑亏损，气血阴阳虚衰，久虚不复成劳为主要病机，以五脏虚证为主要临床表现的多种慢性虚弱证候的总称。

二、病因病机

1. 先天不足，体质薄弱

2. 重病久病，耗伤正气

3. 误治失治，损耗精气

4. 烦劳过度，损伤五脏

5. 饮食不节，气血匮乏

虚劳为因虚致病，因病致劳，或因病致虚，久虚不复成劳。幼年患虚劳者，常以先天为主因；成年以后患虚劳者，常以后天为主因。病性以本虚为主，表现为气血阴阳亏损。病位涉及五脏，尤以脾肾为要。

三、诊断与鉴别诊断

（一）诊断

1. 脏腑、气血、阴阳的亏虚以一组或多组有内在联系的证候群出现，并呈慢性演变的过程。起病多缓慢或隐匿，亦可明显、急骤，但以前者为多见。

2. 临床可见消瘦憔悴，面色无华，身体羸弱，甚或形神衰败，大肉尽脱，食少便溏，心悸气促，呼多吸少，自汗盗汗，或五心烦热，或畏寒肢冷，脉虚无力等诸多证候。

3. 病因复杂，涉及外感六淫、内伤七情、饮食劳倦、痰饮、瘀血等。常有慢性疾病史。

4. 应排除内科其他疾病中出现的虚证。

（二）鉴别诊断

1. 肺痨

肺痨系正气不足，"痨虫"侵袭所致；病位主要在肺；具有传染性；阴虚火旺为其病机特点；临床主要表现咳嗽、咯血、潮热、盗汗、消瘦等症状。肺痨亦可由肺病波及他脏，发生气阴亏耗，或阴损及阳、阴阳两虚的病变。虚劳由外感、内伤等诸多病因引起；涉及多个脏腑，以脾肾为主；无传染性；

脏腑气血阴阳亏损，久虚不复为其基本病机；临床表现为脏腑气血阴阳亏虚的多种证候。

2. 内科其他疾病虚证

内科其他病证中出现的虚证属"证"的范畴，为证候诊断，有其固定的主证，以脏腑气血阴阳某一部分的损害为主，病变脏腑单一，以该病的主要症状为突出表现。如泄泻病的脾胃虚弱证，虽有脾胃亏虚的症状，但以泄泻为最突出、最基本的表现，治疗相对容易，预后亦良好。虚劳属"病"的范畴，为病名诊断，无固定的主证，为脏腑气血阴阳多方位、多层次的损害，以出现一系列精气亏虚的症状为特征，往往呈慢性演变性发展，治疗难取速效，甚或难以取效。虚劳病的辨治以虚证为基础，虚证是组成虚劳病的基本单位，证与证之间的多种组合方式呈现虚劳病的本质。

四、辨证论治

（一）辨证要点

1. 辨五脏气血阴阳亏虚的不同

2. 辨证候的标本主次

3. 辨有无兼夹病证

4. 辨病势顺逆及轻重

（二）治法方药

1. 虚劳病治疗以"虚者补之"为基本原则，可根据病性之不同，分别采取益气、养血、滋阴、温阳等治法；并要结合五脏病位的不同而选方用药，以加强治疗的针对性。

2. 重视补益脾肾，维护先后天之本不败，以促进各脏虚损的修复。

3. 在虚而有邪、虚实夹杂、寒热并见时，治当权衡标本、轻重、缓急，选用扶正祛邪、攻补兼施、寒温并用等法。对于虚不受补者，应先扶养脾胃之气，制方用药尤贵轻灵不滞，苏脾健运，使水谷精微不断化生，则阴阳气血逐渐恢复。

4. 应注意药物治疗与饮食调养及生活调摄相结合，以提高疗效。

（三）主症、治法、方药

以气、血、阴、阳为纲，五脏虚证为目。

1. 气虚

气虚是气血阴阳亏虚中最常见的一类，其中尤以肺、脾气虚为多，而心、肾气虚亦不少见。主要证候有气短懒言，语声低微，面色白或萎黄，头昏神疲，肢体无力，舌淡，脉细弱。

（1）肺气虚

临床表现：短气自汗，声音低怯，咳嗽无力，痰液清稀，时寒时热，平素易于感冒，面白；舌质淡，脉弱。

治法：补益肺气。

代表方：补肺汤（详见191方）。

（2）心气虚

临床表现：心悸，气短，劳则尤甚，神疲体倦，自汗；舌质淡，脉弱。

治法：益气养心。

代表方：七福饮（详见14方）。

（3）脾气虚

临床表现：饮食减少，食后胃脘不舒，倦怠乏力，大便溏薄，面色萎黄；舌淡，苔薄，脉弱。

治法：健脾益气。

代表方：加味四君子汤（详见126方）。

若有胃下垂、脱肛、腹部坠胀者，可改用补中益气汤（详见 187 方）。

若伴各种出血，可用归脾汤（详见 98 方）。

（4）肾气虚

临床表现：神疲乏力，腰膝酸软，小便频数而清，白带清稀；舌质淡，脉弱。

治法：益气补肾。

代表方：大补元煎（详见 26 方）。

2. 血虚

以心、肝血虚为多，脾血虚常与心血虚并见。主要证候有面色淡黄或淡白无华，唇、舌、指甲色淡，头晕目花，肌肤枯糙，舌质淡红，苔少，脉细。

（1）心血虚

临床表现：心悸怔忡，健忘，失眠，多梦，面色不华；舌质淡，脉细或结代。

治法：养血宁心。

代表方：养心汤（详见 249 方）。

心脾血虚，可选归脾汤（详见 98 方）。

（2）肝血虚

临床表现：头晕，目眩，胁痛，肢体麻木，筋脉拘急，或肌肉动，妇女月经不调甚则闭经，面色不华；舌质淡，脉弦细或细涩。

治法：补血养肝。

代表方：四物汤（详见 104 方）。

若干血瘀结，新血不生，羸瘦，腹部癥块，肌肤甲错，经闭，舌紫暗有瘀点瘀斑，或舌下瘀脉者，可同服大黄蟅虫丸（详见 36 方）。

3. 阴虚

五脏均见阴虚，但以肺、肝、肾为主。主要证候有面颧红赤，唇红，低烧潮热，手足心热，虚烦不安，盗汗，口干，舌质光红少津，脉细数无力。

（1）肺阴虚

临床表现：干咳，咽燥，甚或失音，咯血，潮热，盗汗，面色潮红；舌红少津，脉细数。

治法：养阴润肺。

代表方：沙参麦冬汤（详见180方）。

若肺阴虚日久，出现肺肾阴虚，用麦味地黄丸（详见160方）。

（2）心阴虚

临床表现：心悸，失眠，烦躁，潮热，盗汗，或口舌生疮，面色潮红；舌红少津，脉细数。

治法：滋阴养心。

代表方：天王补心丹（详见47方）。

（3）脾胃阴虚

临床表现：口渴，唇舌干燥，不思饮食，甚则干呕，呃逆，大便燥结，面色潮红；舌红少苔，脉细数。

治法：养阴和胃。

代表方：益胃汤（详见279方）。

（4）肝阴虚

临床表现：头痛，眩晕，耳鸣，目干畏光，视物不明，急躁易怒，或肢体麻木，筋惕肉瞤，面潮红；舌干红，脉弦细数。

治法：滋养肝阴。

代表方：补肝汤（详见190方）。

若肝络失养，胁痛隐隐、口燥咽干、烦热、舌红少苔者，可用一贯煎（详见1方）。

（5）肾阴虚

临床表现：腰酸，遗精，两足痿弱，眩晕，耳鸣，甚则耳聋，口干，咽痛，颧红；舌红少津，脉沉细。

治法：滋补肾阴。

代表方：左归丸（详见90方）。

4. 阳虚

阳虚常由气虚进一步发展而成，以心、脾、肾的阳虚为多见。主要证候有面色苍白或晦暗，怕冷，手足不温，出冷汗，精神疲倦，气息微弱，或有浮肿，下肢为甚；舌质胖嫩，边有齿印，苔淡白而润，脉细微、沉迟或虚大。

（1）心阳虚

临床表现：心悸，自汗，神倦嗜卧，心胸憋闷疼痛，形寒肢冷，面色苍白；舌淡或紫暗，脉细弱或沉迟。

治法：益气温阳。

代表方：保元汤（详见244方）。

（2）脾阳虚

临床表现：面色萎黄，食少，形寒，神倦乏力，少气懒言，大便溏薄，肠鸣腹痛，每因受寒或饮食不慎而加剧；舌淡，苔白，脉弱。

治法：温中健脾。

代表方：附子理中汤（详见193方）。

（3）肾阳虚

临床表现：腰背酸痛，遗精，阳痿，多尿或不禁，面色苍白，畏寒肢冷，下利清谷或五更泄泻；舌淡，舌边齿痕，脉沉迟。

治法：温补肾阳。

代表方：右归丸（详见93方）。

第九节　肥　胖

一、概述

肥胖是由于过食、缺乏体力活动等多种原因导致体内膏脂堆积过多，使体重超过一定范围，或伴有头晕乏力、神疲懒言、少动气短等症状的一种疾病，是多种其他疾病发生的基础。

二、病因病机

肥胖多因年老体弱、过食肥甘、缺乏运动、情志所伤、先天禀赋等导致湿浊痰瘀内聚，留滞不行，形成肥胖。

1. 年老体弱

2. 饮食不节

3. 劳逸失调

4. 先天禀赋：阳热体质

5. 情志所伤

肥胖的基本病机是胃强脾弱，酿生痰湿，导致气郁、血瘀、内热壅塞。

病位主要在脾与肌肉，与肾虚关系密切，亦与心肺的功能失调及肝失疏泄有关。本病为本虚标实之候。本虚多为脾肾气虚，或兼心肺气虚；标实为胃热、痰湿，痰湿常与气郁、瘀血、水湿相兼为病，故痰瘀互结、痰气交阻、痰饮水肿者常见。

临床病机之间的转化常见于三种情况。一是虚实之间的转化。二是病理产物之间的相互转化。三是肥胖病变日久，常变生他病。《内经》中已经认识到肥胖与消瘅等病证有关，极度肥胖者，常易合并消渴、头痛、眩晕、胸痹、中风、胆胀、痹证等。

三、诊断与鉴别诊断

（一）诊断

1. 以形体肥胖为主要表现。

2. 起病缓慢，病程长，常伴有身体沉重、头晕乏力、行动迟缓，甚或动则喘促等症状。一旦形成肥胖，不易短时间内减轻体重。

3. 常有嗜食肥甘、缺乏运动的习惯，或有肥胖病的家族史。可因长期过重的精神压力以及不适当地服用药物诱发。

4. 肥胖病变日久，常变生他病，易合并消渴、眩晕、中风等。

测量体重、身高、腰围、腹围、血压，进行血脂、血糖、血清胰岛素、黄体生成素、皮质醇、睾酮等检查，计算体重指数可反映身体肥胖程度，腰围或腰臀比可反映脂肪分布，必要时行 CT 或 MRI 计算皮下脂肪厚度或内脏脂肪量检查，也可通过身体密度测量法、生物电阻抗法、双能量 X 线吸收法测定体脂总量。

（二）鉴别诊断

1. 水肿

两者均形体肥胖甚则臃肿。肥胖多因饮食不节、缺乏运动、先天禀赋等原因引起，经治疗体重可减轻，但较慢。水肿多因风邪袭表、疮毒内犯、外感水湿、久病劳倦等导致，以颜面、四肢浮肿为主，严重者可见腹部胀满、全身皆肿。经治疗体重可迅速减轻并降至正常。

2. 黄胖

两者均有面部肥胖。肥胖多由于年老体弱、饮食不节、缺乏运动、情志所伤、先天禀赋等原因引起。黄胖则由肠道寄生虫与食积所致，以面部黄胖、肿大为特征。

四、辨证论治

（一）辨证要点

1. 辨虚实

2. 辨标本

3. 辨脏腑病位：以脾、胃为主，涉及五脏

（二）治法方药

本病初期时年轻体壮者以实证为主，中年以上肥胖患者以虚证为主。补虚泻实是本病治疗的基本原则。虚则补之，多用健脾益气；脾病及肾，则结合益气补肾。实则泻之，常用清胃降浊或祛湿化痰法，并结合消导通腑、行气利水、行气化痰或痰瘀同治等法，以消除膏脂、痰浊、水湿、瘀血及郁热。虚实夹杂者，当补虚、泻实并举。

本病需采取终生综合防治措施，提倡健康的生活及饮食方式，减少脂肪及热量的摄入，尤其注重减少晚餐进食过多热量，加强锻炼，注重早期预防。

治疗上强调以饮食、生活习惯调理为关键，药物治疗为辅的原则，终身治疗，并注意预防与肥胖相关疾病的发生及发展。

（三）主症、治法、方药

1. 胃热火郁

临床表现：肥胖多食，消谷善饥，可有大便不爽，甚或干结，尿黄，或有口干口苦，喜饮水；舌质红，苔黄，脉数。

治法：清胃泻火，佐以消导。

代表方：白虎汤合小承气汤（详见118方、41方）。

2. 痰湿内盛

临床表现：形体肥胖，身体沉重，肢体困倦，脘痞胸满，可伴头晕，口干而不欲饮，大便黏滞不爽，嗜食肥甘醇酒，喜卧懒动；舌质淡胖或大，苔白腻或白滑，脉滑。

治法：化痰利湿，理气消脂。

代表方：导痰汤合四苓散（详见155方、102方）。

3. 气郁血瘀

临床表现：肥胖懒动，喜太息，胸闷胁满，面晦唇暗，肢端色泽不鲜，甚或青紫，可伴便干，失眠，男子性欲下降甚至阳痿，女性月经不调、量少甚或闭经，经血色暗或有血块；舌质暗或有瘀斑瘀点，舌苔薄，脉弦或涩。

治法：理气解郁，活血化瘀。

代表方：血府逐瘀汤（详见151方）。

4. 脾虚不运

临床表现：肥胖臃肿，神疲乏力，身体困重，脘腹痞闷，或有四肢轻度浮肿，晨轻暮重，劳累后更为明显，饮食如常或偏少，既往多有暴饮暴食史，小便不利，大便溏或便秘；舌质淡胖，边有齿印，苔薄白或白腻，脉濡细。

治法：健脾益气，渗利水湿。

代表方：参苓白术散合防己黄芪汤（详见219方、156方）。

5. 脾肾阳虚

临床表现：形体肥胖，易于疲劳，可见四肢不温，甚或四肢厥冷，喜食热饮，小便清长；舌淡胖，舌苔薄白，脉沉细。

治法：补益脾肾，温阳化气。

代表方：真武汤合苓桂术甘汤（详见 258 方、200 方）。

第十节　癌　病

一、概述

癌病是由于脏腑组织发生异常增生，以肿块逐渐增大、表面高低不平、质地坚硬、时有疼痛，常伴发热、乏力、纳差、消瘦并进行性加重为主症的疾病。

二、病因病机

癌病的发生，多由正气内虚、外感邪毒、内伤七情、饮食失调，或宿有旧疾等因素致脏腑功能失调，气血津液运行失常，产生气郁、血瘀、痰凝、湿浊、毒聚等病理产物，蕴结于脏腑，相互搏结，日久渐积而成的一类恶性疾病。

1. 素体内虚

2. 六淫邪毒

3. 饮食失调

4. 内伤七情

癌病的基本病机是正气亏虚，脏腑功能失调，气机郁滞，痰瘀酿毒久羁而成有形之肿块。主要病理因素为气郁、痰浊、湿阻、血瘀、毒聚（热毒、寒毒）。病理性质为标实本虚、虚实夹杂，常见全身属虚而局部属实。

不同癌病的病理因素各有特性，如脑瘤常以风火痰瘀上蒙清阳为主，肺癌则多属痰瘀郁热，食道癌、胃癌多属痰气瘀阻，甲状腺癌多属火郁痰瘀，肝癌、胆囊癌多属湿热瘀毒，大肠癌多湿浊瘀滞，肾癌、膀胱癌多为湿热浊瘀等。不同的癌病病变部位不同，如脑瘤病位在脑、肺癌病位在肺、大肠癌病位在肠、肾癌及膀胱癌病位在肾与膀胱等。由于肝藏血，主疏泄，条达气机；脾为气血生化之源；肾藏精，藏元阴元阳，因此各种癌病都与肝、脾、肾三脏功能失调密切相关。

三、诊断

1. 癌病中晚期可出现相关特异性证候表现。由于肿瘤部位不同而主症各异，如脑瘤患者常以头痛、呕吐、视力障碍为主；肺癌患者以顽固性干咳或痰中带血，以及胸痛、气急、发热多见；肝癌患者可见右胁疼痛、乏力、纳差、黄疸等；大肠癌患者可有大便习惯改变，如腹泻或便秘等；肾癌患者可有腰部不适、尿血等。

2. 病变局部可有坚硬、表面不平的肿块，肿块进行性增大，伴乏力、纳差、疼痛，或不明原因发热及消瘦，并进行性加重，多为癌病诊断的主要参照依据。

实验室酶学检查、免疫学检查，或进行胸片、B 超、CT、MRI、胃镜、肠镜、纤维支气管镜等检查，以及手术或病灶穿刺活检进行病理组织学检查，可明确诊断。

四、辨证论治

（一）辨证要点

1. 辨病期

2. 辨正虚

3. 辨邪实

（二）治法方药

癌病的基本治疗原则是扶正祛邪，攻补兼施。扶正分别采用补气、养血、滋阴、温阳；祛邪采用理气、除湿、化痰、祛瘀、解毒（热毒、寒毒）、软坚散结等法，并结合所在病位及肿瘤性质，适当配伍有抗肿瘤作用的中药，综合治疗。

1. 依据病机选方用药

2. 结合辨病选药

（三）主症、治法、方药

1. 气郁痰瘀

临床表现：胸膈痞闷，脘腹胀满，或胀痛不适，或隐痛或刺痛，善太息，神疲乏力，纳呆食少，便溏或呕血、黑便，或咳嗽咳痰，痰质稠黏，痰白或黄白相兼；舌苔薄腻，质暗隐紫，脉弦或细涩。

治法：行气解郁，化痰祛瘀。

代表方：越鞠丸合化积丸（详见331方、67方）。

2. 热毒炽盛

临床表现：局部肿块灼热疼痛，发热，口咽干燥，心烦寐差，或热势壮盛，久稽不退，咳嗽无痰或少痰，或痰中带血，甚则咳血不止，胸痛或腰酸背痛，小便短赤，大便秘结或便溏泄泻；舌质红，舌苔黄腻或薄黄少津，脉细数或弦细数。

治法：清热凉血，解毒散结。

代表方：犀角地黄汤合犀黄丸（详见343方、345方）。

3. 湿热郁毒

临床表现：时有发热，恶心，胸闷，口干口苦，心烦易怒，胁痛或腹部阵痛，身黄，目黄，尿黄，便中带血或黏液脓血便，里急后重，或大便干稀不调，肛门灼热；舌质红，苔黄腻，脉弦滑或滑数。

治法：清热利湿，解毒散结。

代表方：龙胆泻肝汤合五味消毒饮（详见 95 方、57 方）。

4. 瘀毒内阻

临床表现：面色晦暗，或肌肤甲错，胸痛或腰腹疼痛，痛有定处，如锥如刺，痰中带血或尿血，血色暗红，口唇紫暗；舌质暗或有瘀点、瘀斑，苔薄或薄白，脉涩或细弦或细涩。

治法：活血化瘀，理气散结。

代表方：血府逐瘀汤（详见 151 方）。

5. 气阴两虚

临床表现：神疲乏力，口咽干燥，盗汗，头晕耳鸣，视物昏花，五心烦热，腰膝酸软，纳差，大便秘结或溏烂；舌质淡红少苔，脉细或细数。

治法：益气养阴，扶正抗癌。

代表方：生脉地黄汤（详见 109 方）。

6. 气血双亏

临床表现：形体消瘦，面色无华，唇甲色淡，气短乏力，动辄尤甚，伴头昏心悸，目眩眼花，动则多汗，口干舌燥，纳呆食少；舌质红或淡，脉细或细弱。

治法：益气养血，扶正抗癌。

代表方：十全大补丸（详见 10 方）。

第八章 肢体经络病证

第一节 痹 证

一、概述

痹证是以肢体筋骨、关节、肌肉等处发生疼痛、酸楚、重着、麻木，或关节屈伸不利、僵硬、肿大、变形及活动障碍为主要表现的病证。因其发病多与风、寒、湿、热之邪相关，故病情呈反复性，病程有黏滞性、渐进性等特点。

二、病因病机

痹证的发生主要因禀赋不足、外邪入侵、饮食不节、年老久病、劳逸不当等，导致素体亏虚，卫外不固；或风寒湿热，阻滞经络；或痰热内生，痰瘀互结；或肝肾不足，筋脉失养；或精气亏损，外邪乘袭，导致经络痹阻，气血不畅，发为痹证。

此外，跌仆外伤，损及肢体筋脉，气血经脉痹阻，亦与痹证发生有关。

痹证的主要病机，概而论之有风、寒、湿、热、痰、瘀、虚七端。在一定条件下可相互影响，相互转化，引起经络痹阻，气血运行不畅，从而导致痹证的发生。

痹证日久不愈，气血津液运行不畅则血脉瘀阻，津液凝聚，痰瘀互结，闭阻经络，病邪入骨，出现关节肿胀、僵硬、畸形等症，甚至深入脏腑，出现脏腑痹的证候。

本病的病变部位在经脉，累及肢体、关节、肌肉、筋骨，日久则耗伤气血，损伤肝肾；痹证日久可累及脏腑，出现脏腑痹。

本病的病机演变常见于本虚标实之间。痹证日久可发生三个方面的病机演变：一是风寒湿痹或风湿热痹日久不愈，气血运行不畅，出现瘀血痰浊，痹阻经络；二是病久正气耗伤，呈现不同程度的气血亏虚或肝肾不足证候；三是痹证日久不愈，病邪由经络累及脏腑，出现脏腑痹的证候。

三、诊断与鉴别诊断

（一）诊断

1. 突然或逐渐肢体关节、肌肉疼痛、酸楚、麻木、重着、屈伸不利及活动障碍为本病的临床特征。

2. 肢体关节疼痛或游走不定，恶风寒；或痛剧，遇寒则甚，得热则缓；或重着而痛，四肢沉重，活动不灵，肌肤麻木不仁；或肢体关节疼痛，痛处焮红灼热，筋脉拘急；或关节剧痛，肿大，僵硬，变形；或绵绵而痛，麻木尤甚，伴心悸、乏力者。

3. 本病可发生于任何年龄。不同年龄的发病与疾病的类型有一定关系。

4. 抗溶血性链球菌"O"、红细胞沉降率、C反应蛋白、类风湿因子、血清抗核抗体等检查常有助于本病的诊断；X线和CT等影像学检查有助于了解骨关节疾病的病变部位与损伤程度；心电图、心脏彩超、肺功能等检查有助于诊断本病是否累及脏腑。

（二）鉴别诊断

痿证

痹证是由风、寒、湿、热之邪侵袭肌腠经络，痹阻筋脉关节而致；痿证则以邪热伤阴，五脏精血亏损，经脉肌肉失养为患。鉴别要点首先在于痛与不痛，痹证以关节疼痛为主，而痿证则为肢体痿弱不用，一般无疼痛症状；其次在于肢体活动障碍与否，痿证是无力运动，痹证是痛而影响活动；其三，部分痿证病初即有肌肉萎缩，而痹证则是由于疼痛甚或关节僵直不能活动，日久废而不用导致肌肉萎缩。

四、辨证论治

（一）辨证要点

1. 辨邪气偏盛

2. 辨别虚实

（二）治法方药

治疗以祛邪通络、宣痹止痛为基本原则，根据邪气的偏盛，分别予以祛风、散寒、除湿、清热、化痰、行瘀，兼以舒筋通络。久痹正虚者，应重视扶正，以益气养血、培补肝肾为法。虚实夹杂者，宜标本兼顾。

（三）主症、治法、方药

1. 风寒湿痹

（1）行痹

临床表现：肢体关节、肌肉疼痛，屈伸不利，可累及多个关节，疼痛呈游走性，初起可见恶风、发热等表证；舌质淡，苔薄白或薄腻，脉浮或浮缓。

治法：祛风通络，散寒除湿。

代表方：防风汤（详见 157 方）。

（2）痛痹

临床表现：肢体关节疼痛，疼势较剧，痛有定处，关节屈伸不利，局部皮肤或有寒冷感，遇寒痛甚，得热痛减；口淡不渴，恶风寒；舌质淡，苔薄白，脉弦紧。

治法：温经散寒，祛风除湿。

代表方：乌头汤（详见 71 方）。

（3）着痹

临床表现：肢体关节、肌肉酸楚、重着、疼痛，关节活动不利，肌肤麻木不仁，或有肿胀，手足困重；舌质淡，苔白腻，脉濡缓。

治法：除湿通络，祛风散寒。

代表方：薏苡仁汤（详见 357 方）。

2. 风湿热痹

临床表现：肢体关节疼痛，活动不利，局部灼热红肿，得冷则舒，可有皮下结节或红斑，多兼有发热，恶风，汗出，口渴，烦闷不安，尿黄，便干；舌质红，苔黄腻或黄燥，脉滑数或浮数。

治法：清热通络，祛风除湿。

代表方：白虎加桂枝汤（详见 117 方）。

3. 痰瘀痹阻

临床表现：病程日久，肢体关节肿胀刺痛，痛有定处，夜间痛甚；或关节肌肤紫暗、肿胀，按之较硬，肢体顽麻或重着；或关节僵硬变形，屈伸不利，甚则肌肉萎缩，有硬结、瘀斑，面色暗黧，肌肤甲错，眼睑浮肿，或痰多胸闷；舌质暗紫或有瘀点瘀斑，苔白腻，脉弦涩。

治法：化痰祛瘀，蠲痹通络。

代表方：双合汤（详见 79 方）。

4. 肝肾两虚

临床表现：痹证日久不愈，关节肿大，僵硬变形，屈伸不利，肌肉瘦削，腰膝酸软；或畏寒肢冷，阳痿遗精；或头晕目眩，骨蒸潮热，面色潮红，心烦口干，失眠；舌质红，少苔，脉细数。

治法：补益肝肾，舒筋活络。

代表方：独活寄生汤（详见 248 方）。

第二节　痉　证

一、概述

痉证，又称"痉"，是以项背强直、四肢抽搐，甚至口噤、角弓反张为主症的疾病。起病急骤，病情危重，可伴发于高热、昏迷等病症过程中。

二、病因病机

痉证的发生主要因外邪壅络、热盛津伤、痰瘀壅滞、阴血亏虚等，导致气血运行不利；或热盛动风，消灼津液；或痰瘀内生，滞塞筋脉；或气血亏虚，阴津不足，进而筋脉失于濡养，筋脉拘急，发为痉证。

痉证的主要病机概而论之，有风（寒、湿）、热、痰、瘀、虚五端，在一定条件下相互影响，引起阴阳失调，阳动阴不濡，从而导致筋脉失养而发痉。风、寒、湿邪侵袭，壅滞经脉，气血运行不利，筋脉拘急则发为痉证。外感热邪，或寒、湿之邪郁而化热，消灼阴津，引动肝风，其则内结阳明，窜犯心营，闭塞筋脉，可致高热发痉。此外，痰瘀阻滞筋脉，导致筋脉失养而发痉。气血津液亏虚，阴不制阳，也可导致筋脉失于濡养而发痉。

本病的病变部位在筋脉，由肝所主，尚涉及心、脾、胃、肾等多个脏腑。如肝经热盛，风阳妄动；或热陷心包，逆乱神明；或脾失健运，痰浊阻滞；或胃热腑实，阴津耗伤；或肾精不足，阴血亏虚等，均与痉证的发生相关。

本病的病机演变常见于虚实之间。

此外，痉证若久治不当，可出现肢体不利、半身不遂等偏瘫症状，或出现头痛、痴呆、痫证等后遗症；严重者可危及生命。

三、诊断与鉴别诊断

（一）诊断

1. 多突然起病，以项背强急、四肢抽搐，甚至角弓反张为其证候特征。

2. 部分危重患者可有神昏谵语等意识障碍。

3. 发病前多有外感或内伤等病史。

头颅 CT、MRI 或脑脊液检查有助于本病的诊断。

（二）鉴别诊断

1. 痫证

以突然仆倒、昏不知人、口吐涎沫、两目上视、四肢抽搐，或口中如作猪羊声为特征；大多发作片刻即自行苏醒，醒后如常人。

2. 厥证

由于阴阳失调，气机逆乱，以突然昏倒、不省人事、四肢逆冷等为主要表现。四肢逆冷，无项背强硬、四肢抽搐等症状是其鉴别要点。

3. 中风

急性发作，以突然昏仆、不省人事，或不经昏仆，但以半身不遂、口舌歪斜、神识昏蒙等为主要表现，醒后多有后遗症。

4. 颤证

通常起病较慢，病程较久，以头颈、手足不自主颤动、振摇为主要症状。手足颤抖动作，频率较快，多呈持续性，无项背强硬、角弓反张、发热、神昏等症状。

四、辨证论治

（一）辨证要点

1. 辨外感与内伤

2. 辨虚证与实证

（二）治法方药

急则治其标、缓则治其本，是痉证治疗的基本原则，切勿滥用镇肝息风之品。外感发痉以邪实为主，当祛其邪，常用祛风散寒、清热除湿、豁痰开窍等治法。内伤发痉以本虚为主，当扶正，治疗以滋阴养血、舒筋解痉等为主。

痉证多起病急，发展迅速。若见有口张目瞪、昏昧无知、戴眼反折、遗尿、汗出如油如珠等，均属预后不良的征象。

（三）主症、治法、方药

1. 邪壅经络

临床表现：头痛，项背强直，恶寒发热，无汗或汗出，肢体酸重，甚至口噤不能语，四肢抽搐；舌苔薄白或白腻，脉浮紧。

治法：祛风散寒，燥湿和营。

代表方：羌活胜湿汤（详见 179 方）。

若寒邪较重，项背强急，肢痛拘挛，苔薄白，脉浮紧，病属"刚痉"，以葛根汤（详见 332 方）为主治之。

若风邪偏盛，项背强急，发热不恶寒，汗出头痛，苔薄白，脉沉细，病属"柔痉"，以栝蒌桂枝汤（详见 263 方）为主治之。

若湿热偏盛，筋脉拘急，胸脘痞闷，身热，渴不欲饮，小便短赤，苔黄腻，脉滑数，用三仁汤（详见 22 方）加地龙、丝瓜络、威灵仙治之。

2. 肝经热盛

临床表现：高热头痛，口噤齿，手足躁动，甚则项背强急，四肢抽搐，角弓反张；舌质红绛，舌苔薄黄或少苔，脉弦细而数。

治法：清肝潜阳，息风镇痉。

代表方：羚角钩藤汤（详见 317 方）。

若神昏痉厥，可用安宫牛黄丸（详见 153 方）、至宝丹（详见 140 方）或紫雪丹（详见 337 方）。

3. 阳明热盛

临床表现：壮热汗出，项背强急，手足挛急，甚则角弓反张，腹满便结，口渴喜冷饮；舌质红，苔黄燥，脉弦数。

治法：清泄胃热，增液止痉。

代表方：白虎汤合增液承气汤（详见 118 方、355 方）。

若热邪伤津而无腑实证者，可用白虎加人参汤（详见 116 方）。

4. 心营热盛

临床表现：高热烦躁，神昏谵语，项背强急，四肢抽搐，甚则角弓反张；舌质红绛，苔黄少津，脉细数。

治法：清心透营，开窍止痉。

代表方：清营汤（详见 324 方）。

5. 瘀血内阻

临床表现：头痛如刺，痛有定处，形体消瘦，项背强直，四肢抽痛；舌质紫暗，边有瘀斑、瘀点，脉象细涩。

治法：活血化瘀，通窍止痉。

代表方：通窍活血汤（详见 290 方）。

6. 痰浊阻滞

临床表现：头痛昏蒙，神识呆滞，项背强急，四肢抽搐，胸脘满闷，呕吐痰涎；舌苔白腻，脉滑或弦滑。

治法：豁痰开窍，息风止痉。

代表方：涤痰汤（详见 284 方）。

7. 阴血亏虚

临床表现：项背强急，四肢麻木，抽搐或筋惕，头目昏眩，自汗，神疲气短，或低热；舌质淡或舌红无苔，脉细数。

治法：滋阴养血，息风止痉。

代表方：四物汤合大定风珠（详见 104 方、29 方）。

第三节　痉　证

一、概述

痿证是以肢体筋脉弛缓，软弱无力，不能随意运动，或伴有肌肉萎缩的一种病证。临床以下肢痿弱较为常见，亦称

"痿躄"。"痿"是指机体痿弱不用；"躄"是指下肢软弱无力，不能步履之意。

二、病因病机

痿证的发生主要因感受温毒、湿热浸淫、饮食毒物所伤、久病房劳、跌仆瘀阻等，引起五脏受损，精津不足，气血亏耗，进而肌肉筋脉失养，发为痿证。

其病变部位在筋脉、肌肉，与肝、肾、肺、脾胃最为密切。

本病的病机演变常见于本虚标实之间。一般而言，本病以热证、虚证为多，虚实夹杂者亦不少见。

此外，久痿虚极，脾肾精气虚败，病情危笃。足少阴脉贯行舌根，足太阴脉上行夹咽，连舌本，散于舌下。脾肾精气虚损则舌体失去支持，脾气虚损，无力升清，肾气虚衰，宗气不足，可见舌体瘫软、呼吸和吞咽困难等凶险之候。凡此种种，都是痿证的并病或变证，可参考虚劳、喘证等章节辨治。

三、诊断与鉴别诊断

（一）诊断

1. 肢体筋脉弛缓不收，下肢或上肢，一侧或双侧，软弱无力，甚则瘫痪，部分患者伴有肌肉萎缩。

2. 由于肌肉痿软无力，可有睑废、视歧、声嘶低暗、抬头无力等症状，甚则影响呼吸、吞咽。

3. 部分患者发病前有感冒、腹泻病史，有的患者有神经毒性药物接触史或家族遗传史。

脑脊液检查、肌电图、肌肉活组织检查、血清酶学检测、乙酰胆碱受体抗体检查，有助于明确诊断。头颅 MRI 或 CT 检查，有助于疾病的鉴别诊断。

（二）鉴别诊断

1. 偏枯

偏枯亦称半身不遂，是中风症状，病见一侧上下肢偏废不用，常伴有语言謇涩、口舌歪斜，久则患肢肌肉枯瘦。其瘫痪是由于中风而致，二者临床不难鉴别。

2. 痹证

痹证后期，由于肢体关节疼痛，不能运动，肢体长期废用，亦有类似痿证之瘦削枯萎者。但痿证肢体关节一般不痛；痹证则均有疼痛。其病因病机、治法也不相同，应予鉴别。

四、辨证论治

（一）辨证要点

1. 辨脏腑病位
2. 审标本虚实

（二）治法方药

痿证的治疗，虚证以扶正补虚为主。肝肾亏虚者，宜滋养肝肾；脾胃虚弱者，宜益气健脾。实证宜祛邪和络。肺热伤津者，宜清热润燥；湿热浸淫者，宜清热利湿；瘀阻脉络者，宜活血行瘀。虚实兼夹者，又当兼顾之。

（三）主症、治法、方药

1. 肺热津伤

临床表现：发病急，病起发热，或热后突然出现肢体软弱无力，可较快发生肌肉瘦削，皮肤干燥，心烦口渴，咳呛少痰，咽干不利，小便黄赤或热痛，大便干燥；舌质红，苔黄，脉细数。

治法：清热润燥，养阴生津。

代表方：清燥救肺汤（详见 327 方）。

身热已退，兼见食欲减退、口干咽干较甚，宜用益胃汤（详见 279 方）加石斛、薏苡仁、山药、麦芽。

2. 湿热浸淫

临床表现：起病较缓，逐渐出现肢体困重，痿软无力，尤以下肢或两足痿弱为甚，兼见微肿，手足麻木，扪及微热，喜凉恶热，或有发热，胸脘痞闷，小便赤涩热痛；舌质红，舌苔黄腻，脉濡数或滑数。

治法：清热利湿，通利经脉。

代表方：二妙丸（详见 6 方）。

如痿证可见腰以下痿软、瘫痪不能动，为湿热侵袭下焦，肾精亏虚所致，常用加味三妙丸（详见 124 方），以清利湿热、填精益髓。

3. 脾胃虚弱

临床表现：起病缓慢，肢体软弱无力逐渐加重，神疲肢倦，肌肉萎缩，少气懒言，纳呆便溏，面色萎黄无华，面浮；舌淡苔薄白，脉细弱。

治法：补中益气，健脾升清。

代表方：参苓白术散（详见 219 方）。

中气不足，可用补中益气汤（详见 187 方）。

4. 肝肾亏损

临床表现：起病缓慢，渐见肢体痿软无力，尤以下肢明显，腰膝酸软，不能久立，甚至步履全废，腿胫大肉渐脱，或伴有眩晕耳鸣，舌咽干燥，遗精或遗尿，或妇女月经不调；舌红少苔，脉细数。

治法：补益肝肾，滋阴清热。

代表方：虎潜丸（详见 202 方）。

5. 脉络瘀阻

临床表现：久病体虚，四肢痿弱，肌肉瘦削，手足麻木不仁，四肢青筋显露，可伴有肌肉活动时隐痛不适，舌痿不能伸缩，舌质暗淡或有瘀点瘀斑，脉细涩。

治法：益气养营，活血行瘀。

代表方：圣愈汤合补阳还五汤（详见 132 方、189 方）。

若见肌肤甲错、形体消瘦、手足痿弱，为瘀血久留，可用圣愈汤（详见 132 方）送服大黄䗪虫丸（详见 36 方）。

第四节　颤　证

一、概述

颤证是以头部或肢体摇动、颤抖，不能自制为主要临床表现的一种病证。轻者表现为头摇动或手足微颤，重者可见头部振摇、肢体颤动不止，甚则肢节拘急、失去生活自理能力。

二、病因病机

颤证的发生主要因年老体虚、情志过极、饮食不节、劳逸失当等，引起风阳内动，或痰热动风，或瘀血夹风，或虚风内动，或肾精气血亏虚，进而筋脉失养或风邪扰动筋脉而发为颤证。

颤证的主要病机概而论之，有风、火、痰、瘀四端，在一定条件下相互影响，相互转化，引起气血阴精亏虚，不能濡养筋脉；或痰浊、瘀血壅阻经脉，气血运行不畅，筋脉失养；或热甚动风，扰动筋脉，而致肢体拘急颤动而发颤证。

本病的病变部位在筋脉，与肝、肾、脾等脏关系密切。

本病的病机演变常见于本虚标实。本为气血阴阳亏虚，其中以阴津精血亏虚为主；标为风、火、痰、瘀为患。标本之间密切联系，风、火、痰、瘀可因虚而生，诸邪又进一步耗伤阴津气血。风、火、痰、瘀之间也相互联系，甚至可以互相转化，如阴虚、气虚可转为阳虚，气滞、痰湿也可化热等。颤证日久可导致气血不足、络脉瘀阻，出现肢体僵硬、动作迟滞乏力的现象。

三、诊断与鉴别诊断

（一）诊断

1. 头部及肢体颤抖、摇动、不能自制，甚者颤动不止、四肢强急。

2. 常伴动作笨拙、活动减少、多汗流涎、语言缓慢不清、烦躁不寐、神识呆滞等症状。

3. 多发生于中老年人，一般呈隐匿起病，逐渐加重，不能自行缓解。部分患者发病与情志有关，或继发于脑部病变。

颅脑 CT、MRI、PET 或 SPECT 等影像学检查，有助于因脑部疾病引起颤证的诊断。眼底角膜色素环（K – F 环）检查，血铜、尿铜的测定和肝功能的检查，有助于因铜代谢异常性疾病引起颤证的诊断。检测 T3、T4 及甲状腺功能，有助于内分泌疾病的诊断。

（二）鉴别诊断

瘛疭

瘛疭即抽搐，多见于急性热病或某些慢性疾病急性发作，抽搐多呈持续性，有时伴短阵性间歇，手足屈伸牵引，弛纵交替。部分患者可有发热、两目上视、神昏等症状，结合病史分析，二者不难鉴别。

四、辨证论治

（一）辨证要点

辨清标本虚实

（二）治法方药

本病的初期，本虚之象并不明显，常见风火相煽、痰热壅阻之标实证，治疗当以清热、化痰、息风为主；病程较长，年老体弱，其肝肾亏虚、气血不足等本虚之象逐渐突出，治疗当以滋补肝肾、益气养血、调补阴阳为主，兼以息风通络。由于本病多发于中老年人，常在本虚的基础上导致标实，因此，治疗更应重视补益肝肾，治病求本。

颤证属"风病"范畴，临床对各证候的治疗均可在辨证的基础上配合息风之法，而清热、平肝、滋阴、潜阳等也常与息风相伍。常用的药物有钩藤、白蒺藜、天麻、珍珠母、生龙骨、生牡蛎、全蝎、蜈蚣、白僵蚕等。其中虫类药不但息风定颤，且有搜风通络之功。

（三）主症、治法、方药

1. 风阳内动

临床表现：肢体颤动粗大，程度较重，不能自制，头晕耳鸣，面赤烦躁，易激动，心情紧张时颤动加重，伴有肢体麻木，口苦而干，语言迟缓不清，流涎，尿赤，大便干；舌质红，苔黄，脉弦滑数。

治法：镇肝息风，舒筋止颤。

代表方：天麻钩藤饮合镇肝息风汤（详见 49 方、356

方）。

2. 痰热风动

临床表现：头摇不止，肢麻震颤，重则手不能持物，头晕目眩，胸脘痞闷，口苦口黏，甚则口吐痰涎；舌体胖大，有齿痕，舌质红，舌苔黄腻，脉弦滑数。

治法：清热化痰，平肝息风。

代表方：导痰汤合羚角钩藤汤（详见 155 方、317 方）。

3. 气血亏虚

临床表现：头摇肢颤；面色白，表情淡漠，神疲乏力，动则气短，心悸健忘，眩晕，纳呆；舌体胖大，舌质淡红，舌苔薄白滑，脉沉濡无力或沉细弱。

治法：益气养血，濡养筋脉。

代表方：人参养荣汤（详见 16 方）。

4. 髓海不足

临床表现：头摇肢颤，持物不稳，腰膝酸软，失眠心烦，头晕，耳鸣，善忘，老年患者常兼有神呆、痴傻；舌质红，舌苔薄白，或红绛无苔，脉象细数。

治法：填精补髓，育阴息风。

代表方：龟鹿二仙膏（详见 177 方）。

5. 阳气虚衰

临床表现：头摇肢颤，筋脉拘挛，畏寒肢冷，四肢麻木，心悸懒言，动则气短，自汗，小便清长或自遗，大便溏；舌质淡，舌苔薄白，脉沉迟无力。

治法：补肾助阳，温煦筋脉。

代表方：地黄饮子（详见 133 方）。

第五节　腰　痛

一、概述

腰痛又称"腰脊痛"，是以腰脊或脊旁部位疼痛为主要表现的病证。其发病有急性和慢性之分。急性腰痛，病程较短，腰部多拘急疼痛、刺痛，脊柱两旁常有明显的按压痛；慢性腰痛，病程较长，时作时止，腰部多隐痛或酸痛。

二、病因病机

腰痛的发生主要因外邪侵袭、体虚年老、跌仆闪挫引起经脉受阻，气血不畅；或肾气亏虚，腰府失养；或气血阻滞，瘀血留着，进而痹阻经脉，气血不通，发为腰痛。

腰痛的主要病机概而论之为邪阻经脉，腰府失养。

本病的病变部位在肾，与膀胱经、督脉、带脉和足少阴肾经等经脉密切相关。

外感腰痛，起病较急，腰痛明显，常伴有风、寒、湿、热等外邪症状。寒湿者，腰部冷痛重着，转侧不利，静卧病痛不减；湿热者，腰部热痛重着，暑湿天加重，活动后或可减轻。内伤腰痛，多起病隐匿，腰部酸痛，病程缠绵，常伴有脏腑虚损症状，多见于肾虚。

本病的病机演变常见于本虚标实之间。外感腰痛，或跌仆损伤多属实证，为邪阻经脉，"不通则痛"。内伤腰痛多属虚证，为肾精亏虚，腰府失养，"不荣则痛"。

三、诊断与鉴别诊断

（一）诊断

1. 急性腰痛，病程较短，轻微活动即可引起一侧或两侧腰部疼痛加重，脊柱两旁常有明显的按压痛。

2. 慢性腰痛，病程较长，缠绵难愈，遇劳则剧，按之则舒。可因体位不当、劳累过度、天气变化等因素诱发或加重。

3. 常有居处潮湿阴冷、涉水冒雨、跌仆闪挫、腰椎劳损或劳累过度等相关病史。

腰椎、骶髂关节 X 线、CT、MRI 等检查有助于腰椎病变的诊断。

（二）鉴别诊断

1. 背痛

背痛是指由于身体某组织受伤或怀孕、肥胖、不佳的静态姿势等所致的背膂以上部位出现疼痛的症状。

2. 尻痛

尻痛是尻骶部位的疼痛。

3. 胯痛

胯痛是指尻尾以下及两侧胯部的疼痛。

4. 肾痹

肾痹是指腰背强直弯曲、不能屈伸、行动困难而言，多由骨痹日久发展而成。

四、辨证论治

（一）辨证要点

1. 辨虚实

2. 辨病理性质

（二）治法方药

腰痛治疗当分标本虚实。感受外邪属实，宜祛邪通络，根据寒湿、湿热的不同，分别予以温散或清利；外伤腰痛属实，宜活血祛瘀，通络止痛；内伤致病多属虚，宜补肾固本为主；虚实兼见者，宜分清主次轻重，标本兼顾。

（三）主症、治法、方药

1. 寒湿腰痛

临床表现：腰部冷痛重着，转侧不利，静卧病痛不减，寒冷或阴雨天加重；舌质淡，苔白腻，脉沉而迟缓。

治法：散寒行湿，温经通络。

代表方：甘姜苓术汤（详见 87 方）。

2. 湿热腰痛

临床表现：腰部疼痛，重着而热，暑湿阴雨天气加重，活动后或可减轻，身体困重，小便短赤；舌质红，苔黄腻，脉濡数或弦数。

治法：清热利湿，舒筋止痛。

代表方：四妙丸（详见 101 方）。

3. 瘀血腰痛

临床表现：腰痛如刺，痛有定处，痛处拒按，日轻夜重，轻者俯仰不便，重者不能转侧；舌质暗紫，或有瘀斑，脉涩。部分患者有跌仆闪挫病史。

治法：活血化瘀，通络止痛。

代表方：身痛逐瘀汤（详见 176 方）。

4. 肾虚腰痛

（1）肾阴虚

临床表现：腰部隐隐作痛，酸软无力，缠绵不愈，心烦少寐，口燥咽干，面色潮红，手足心热；舌红少苔，脉弦细数。

治法：滋补肾阴，濡养筋脉。

代表方：左归丸（详见 90 方）。

若肾阴不足，相火偏亢，可选用知柏地黄丸（详见 203 方）或大补阴丸（详见 27 方）。

若虚劳腰痛，日久不愈，阴阳俱虚，阴虚内热者，可选用杜仲丸（详见 167 方）。

（2）肾阳虚

临床表现：腰部隐隐作痛，酸软无力，缠绵不愈，局部发凉，喜温喜按，遇劳更甚，卧则减轻，常反复发作，面色白，肢冷畏寒；舌质淡，苔薄白，脉沉细无力。

治法：补肾壮阳，温煦经脉。

代表方：右归丸（详见 93 方）。

无明显阴阳偏盛者，可服用青娥丸（详见 197 方）。

若房劳过度而致肾虚腰痛者，可用血肉有情之品调理，如河车大造丸（详见 208 方）。

第九章　中医内科常用方剂

一　画

1. 一贯煎（《柳洲医话》）

【组成】北沙参、麦冬、当归身、生地黄、枸杞子、川楝子。

【功用】滋阴疏肝。

【主治】肝肾阴虚，肝气不舒，脘胁胀痛，吞酸吐苦，咽干口燥，脉细弱或虚弦，舌红少津。亦治疝气瘕聚。

【方歌】一贯煎中用地黄，沙参杞子麦冬襄，当归川楝水煎服，阴虚肝郁是妙方。

二　画

2. 二冬汤（《医学心悟》）

【组成】天冬、麦冬、天花粉、黄芩、知母、甘草、人参、荷叶。

【功用】养阴清热，生津止渴。

【主治】上消，渴而多饮；肺热咳嗽，痰少等症。

【方歌】《医学心悟》二冬汤，渴而多饮用此方，天冬麦冬芩花粉，荷叶甘草知母参。

3. 二阴煎（《景岳全书》）

【组成】生地黄、麦冬、酸枣仁、生甘草、玄参、茯苓、黄连、木通、灯心草、竹叶。

【功用】清心泻火，养阴安神。

【主治】心经有热，水不制火，惊狂失志，多言多笑，喜怒无常；或疮疡疹毒，烦热失血。

【方歌】景岳全书二阴煎，导赤黄连麦玄添，茯苓灯心枣仁肉，滋阴降火治狂癫。

4. 二陈平胃散（《症因脉治》）

【组成】半夏、茯苓、陈皮、甘草、苍术、厚朴。

【功用】消积宽中，化痰止咳。

【主治】食积咳嗽，五更为甚，胸脘满闷，脉沉滑。及偏渗小便不利，泄泻不止，水谷不分，腹中辘辘有声，胃有痰饮者。

【方歌】二陈平胃散苍朴，消积宽中化痰咳，食积咳嗽胃痰饮，泄泻偏渗尿不利。

5. 二陈汤（《太平惠民和剂局方》）

【组成】半夏、橘红、茯苓、甘草、生姜、乌梅。

【功用】燥湿化痰，理气和中。

【主治】湿痰证。咳嗽痰多，色白易咯，恶心呕吐，胸膈痞闷，肢体困重，或头眩心悸，舌苔白滑或腻，脉滑。

【方歌】和剂局方二陈汤，橘夏苓草乌梅姜。

6. 二妙散（《丹溪心法》）

【组成】黄柏、苍术。

【功用】清热燥湿。

【主治】湿热下注证。筋骨疼痛，或两足痿软，或足膝红肿疼痛，或湿热带下，或下部湿疮、湿疹，小便短赤，舌苔黄腻者。

【方歌】丹溪心法二妙散，苍术黄柏同时用，清热燥湿有功效，湿热下注证适宜。

7. 丁香透膈汤（《医学入门》）

【组成】丁香、木香、麦芽、青皮、肉豆蔻、白豆蔻、沉香、藿香、陈皮、厚朴、甘草、草果、神曲、半夏、人参、茯苓、砂仁、香附、白术。

【功用】温中降逆，行气止痛，益气健脾，和中止呕，疏肝理气。

【主治】脾胃不和。痰逆恶心呕吐，饮食不进，十膈五噎，痞塞不通。

【方歌】《入门》丁香透膈汤，香砂六君沉香附，藿朴青芽白肉蔻，草果神曲枣生姜。

8. 丁香散（《古今医统》）

【组成】丁香、柿蒂、高良姜、炙甘草。

【功用】温中散寒，降逆止呃。

【主治】呃逆。三阴中寒，胃气欲绝而呃者，其证厥冷恶寒，下利清谷。

【方歌】古今医统丁香散，柿蒂人参高良姜，呃声沉缓脘不舒，温胃降逆散中寒。

9. 十灰散（《十药神书》）

【组成】大蓟、小蓟、侧柏叶、荷叶、茜草根、山栀、茅根、大黄、牡丹皮、棕榈皮。

【功用】凉血止血。

【主治】血热妄行，吐血、咯血。

【方歌】《十药神书》十灰散，侧柏茅荷茜丹棕，二蓟栀黄各炒黑，上部出血势能摧。

10. 十全大补汤（《太平惠民和剂局方》）

【组成】熟地黄、白芍、当归、川芎、人参、白术、茯苓、炙甘草、黄芪、肉桂、生姜、大枣。

【功用】温补气血。

【主治】气血俱虚而偏于寒者。男子妇人诸虚不足，五劳七伤，不进饮食，久病虚损，面色萎黄，脚膝无力，喘嗽中满等证。

【方歌】十全大补用八珍，再加芪桂姜枣成，气血俱虚阴寒生，温补气血保康宁。

11. 十枣汤（《伤寒论》）

【组成】芫花、大戟、甘遂、大枣。

【功用】攻逐水饮。

【主治】悬饮，胁下有水气，咳唾胸胁引痛，心下痞硬，干呕短气，头痛目眩，或胸背掣痛不得息，舌苔滑，脉沉弦者。

【方歌】十枣逐水效甚夸，大戟甘遂与芫花，悬饮内停胸胁痛，大腹肿满用无差。

12. 七味白术散（《小儿药证直诀》）

【组成】人参、茯苓、白术、甘草、木香、葛根、藿香叶。

【功用】健脾养胃，益气生津。

【主治】小儿脾胃虚弱，清阳不升，乳食少进，呕吐泄泻，烦渴饮水，赢困少力，舌质淡，苔薄白，脉细弱。

【方歌】七味白术小儿良，四君葛根木藿香，口渴腹泻脾气降，钱氏此散宜煎尝。

13. 七味都气丸（《医宗己任编》）

【组成】地黄、山茱萸、山药、茯苓、泽泻、牡丹皮、五味子。

【功用】补肾纳气，涩精止遗。

【主治】用于肾虚不能纳气，呼多吸少，喘促胸闷，久咳咽干气短，遗精盗汗，小便频数。

【方歌】七味都气丸地黄，山药山萸苓泽泻，丹皮五味纳肾气，涩精止遗治喘促。

14. 七福饮（《景岳全书》）

【组成】人参、熟地黄、当归、炒白术、炙甘草、酸枣仁、远志。

【功用】补益气血，健脾安神。

【主治】气血虚亏，心神不安。心悸气短，失眠健忘、面色苍白或萎黄，舌淡，脉弱。

【方歌】《景岳全书》七福饮，酸枣远志炙甘草，人参熟地归白术，补气血健脾安神。

15. 人参败毒散（《太平惠民和剂局方》）

【组成】柴胡、甘草、桔梗、人参、川芎、茯苓、枳壳、前胡、羌活、独活。

【功用】益气解表，化湿祛痰。

【主治】痰湿表证兼有气虚者。症见壮热恶寒，无汗头痛，肢体疼痛，胸膈痞闷，咳嗽有痰，苔白腻，脉浮无力等。

【方歌】人参败毒草苓芎，羌独柴前枳桔同，薄荷少许姜三片，气虚感寒有奇功。

16. 人参养荣汤（《太平惠民和剂局方》）

【组成】人参、熟地黄、当归、白芍、白术、茯苓、炙甘草、黄芪、陈皮、五味子、肉桂、炒远志。本方即十全大补汤去川芎，加陈皮、五味子、远志而成。

【功用】益气养营。

【主治】积劳虚损，四肢沉滞，骨肉酸疼，呼吸少气，行动喘促，心虚惊悸，咽干唇燥，饮食无味，形体瘦削等证。

【方歌】人参养荣即十全，除却川芎加五味，陈皮远志加姜枣，脾肺气血补方先。

17. 人参益气汤（《杂病源流犀烛》）

【组成】黄芪、人参、防风、升麻、生地黄、熟地黄、白芍、生甘草、炙甘草、五味子、肉桂。

【功用】益气养血，升提清阳。

【主治】气血两虚，清阳下陷，多寐，四肢倦怠。

【方歌】人参益气汤黄芪，升麻防风生熟地，芍生炙草肉桂味，清阳下陷多寐医。

18. 八正散（《太平惠民和剂局方》）

【组成】车前子、瞿麦、萹蓄、滑石、山栀子、炙甘草、木通、大黄、灯心草。

【功用】清热泻火，利水通淋。

【主治】湿热下注，发为热淋、血淋、石淋，尿频涩痛，淋漓不畅，小便黄赤，甚或癃闭不通，小腹胀满，咽干口燥，舌质红苔黄腻，脉数实者。

【方歌】八正木通与车前，扁蓄大黄滑石研，草梢瞿麦兼栀子，煎加灯草痛淋蠲。

19. 八珍汤（《正体类要》）

【组成】人参、白术、白茯苓、当归、白芍、川芎、熟地黄、炙甘草。

【功用】气血双补。

【主治】气血两虚，面色苍白或萎黄，头晕目眩，四肢倦怠，气短懒言，心悸怔忡，纳食不馨，舌质淡苔薄白，脉细弱或虚大无力。亦治失血过多，恶寒发热，烦躁作渴，或疮疡久溃，不能愈合。

【方歌】双补气血八珍汤，四君四物合成方，煎加姜枣调营卫，气血亏虚服之康。

三　画

20. 三才封髓丹（《卫生宝鉴》）

【组成】天冬、熟地黄、人参、黄柏、砂仁、甘草。

【功用】泻火坚阴，固精封髓。

【主治】阴虚火旺，相火妄动，扰动精室之梦遗滑精，失眠多梦，腰膝酸软，五心烦热，口舌干燥等症。

【方歌】三才封髓天地人，黄柏甘草与砂仁，相火妄动水不济，多梦遗精此方珍。

21. 三子养亲汤（《韩氏医通》）

【组成】紫苏子、白芥子、莱菔子。

【功用】下气降逆，化痰消食。

【主治】咳嗽气逆，痰多胸痞，食欲不振，舌苔白腻，脉滑者。本方为治痰壅胸痞，咳嗽气逆的常用方。不分男女老幼，均可用之，尤以老年人为宜。

【方歌】三子养亲韩氏方，芥苏莱菔共煎尝，祛痰降气兼消食，事亲有道享寿康。

22. 三仁汤（《温病条辨》）

【组成】杏仁、白蔻仁、薏苡仁、厚朴、半夏、通草、滑石、竹叶。

【功用】宣畅气机，清利湿热。

【主治】湿温初起，邪在气分，头痛恶寒，身重疼痛，面色淡黄，胸闷不饥，午后身热，舌白不渴，脉弦细而濡。

【方歌】三仁杏蔻薏苡仁，朴夏白通滑竹伦，水用甘澜扬百遍，湿温初起法堪遵。

23. 三拗汤（《太平惠民和剂局方》）

【组成】麻黄、杏仁、甘草、生姜。

【功用】发汗解表，宣肺平喘。

【主治】肺感寒邪，暴嗽喘逆。本方为麻黄汤的类方，即由麻黄汤去桂枝而成，是发汗解表，宣肺平喘的轻剂。本方证的病位着重在肺而及于皮毛，由于发汗解表作用较轻，故其功用重在宣肺平喘止咳，对于外感风寒所致的喘咳疗效较好。

【方歌】三拗麻黄不去节，杏仁不去皮和尖，甘草用生不用炙，宣肺平喘药价廉。

24. 下瘀血汤（《金匮要略》）

【组成】大黄、桃仁、䗪虫。

【功用】破血下瘀。

【主治】产后腹痛，拒按，按之有块，固定不移，舌有瘀点，此为腹中有干血着于脐下。亦治血瘀而致的经水不利。

【方歌】下瘀血汤用大黄，桃仁䗪虫蜜和丸，以酒煎丸顿服之，急下干血莫彷徨。

25. 大七气汤（《医学入门》）

【组成】青皮、陈皮、桔梗、藿香、官桂、甘草、三棱、莪术、香附、益智仁、生姜、大枣。

【功用】行气消积，和血通络。

【主治】气郁血阻之积聚证。

【方歌】大七气汤枣生姜，青陈桔甘桂藿香，三棱莪术益智仁，香附加入癥瘕康。

26. 大补元煎（《景岳全书》）

【组成】人参、炒山药、熟地黄、杜仲、枸杞子、当归、山茱萸、炙甘草。

【功用】救本培元，大补气血。

【主治】气血大亏，精神失守之危剧病证。

【方歌】大补元煎益精方，人参草药培脾安，归地山萸滋真水，杜仲枸杞冲任藏。

27. 大补阴丸（《丹溪心法》）

【组成】知母、黄柏、熟地黄、龟甲、猪脊髓。

【功用】降火滋阴。

【主治】阴虚火旺，骨蒸潮热，盗汗遗精，咳嗽咯血，心烦易怒，足膝疼热，舌红少苔，尺脉数而有力。

【方歌】大补阴丸知柏黄，龟板脊髓蜜成方，咳嗽咯血骨蒸热，阴虚火旺制亢阳。

28. 大青龙汤（《伤寒论》）

【组成】麻黄、桂枝、杏仁、炙甘草、生石膏、生姜、大枣。

【功用】发汗解表，清热除烦。

【主治】外感风寒，发热恶寒，寒热俱重，脉浮紧，身疼痛，不汗出而烦躁者。王旭高说："'发热恶寒，无汗烦躁'八字，是大青龙汤着眼。亦能治疗溢饮兼有里热者。"本方由麻黄汤加重麻黄、甘草，减少杏仁，再加石膏、生姜、大枣所组成。

【方歌】大青龙汤桂麻黄，杏草石膏姜枣藏，太阳无汗兼烦躁，风寒两解此为良。

29. 大定风珠（《温病条辨》）

【组成】白芍、阿胶、生龟甲、生地黄、火麻仁、五味子、生牡蛎、麦冬、鸡子黄、生鳖甲、炙甘草。

【功用】滋阴熄风。

【主治】阴虚动风证。温病后期，神倦瘈疭，脉气虚弱，舌绛苔少，有时时欲脱之势者。

【方歌】大定风珠鸡子黄，麦地麻芍牡草方，龟板鳖甲胶五味，滋阴熄风最相当。

30. 大建中汤（《金匮要略》）

【组成】川椒、干姜、人参、饴糖。

【功用】温中补虚，降逆止痛。

【主治】中阳衰微，阴寒内盛，脘腹剧痛，手不可近，呕不能饮食，舌质淡苔白滑，脉沉细迟。以及脏寒蛔动不安，上腹部剧痛者。

【方歌】痛呕食艰属大寒，当用金匮大建中，干姜四两椒二合，人参二两饴糖溶。

31. 大承气汤（《伤寒论》）

【组成】大黄、枳实、厚朴、芒硝。

【功用】峻下热结。

【主治】①阳明腑实证，不恶寒，反恶热，日晡潮热，谵语神昏，矢气频转，大便不通，手足濈然汗出，腹满痛，按之硬，或目中不了了，睛不和，舌苔焦黄起刺，或焦黑燥裂，脉沉实；②热结旁流，下利清水，其气臭秽，脐腹疼痛，按之坚硬有块，口燥咽干，脉滑而数；③热厥、痉病、发狂之属于阳明腑实里热者。

【方歌】大承气汤用硝黄，配伍枳朴泻力强，痞满燥实四证见，峻下热结宜此方。

32. 大柴胡汤（《伤寒论》）

【组成】柴胡、黄芩、大黄、枳实、半夏、白芍、大枣、生姜。本方系由小柴胡汤去人参、甘草，加大黄、枳实、芍药而成。

【功用】和解少阳，内泻热结。本方为治少阳阳明并病，和解与泻下并用。

【主治】少阳阳明并病，往来寒热，胸胁苦满，呕不止，郁郁微烦，心下痞硬，或心下满痛，大便不解或下利，舌苔黄，脉弦数有力。

【方歌】大柴胡汤用大黄，枳实芩夏有白芍，再加姜枣表兼里，妙法内攻并外攘。

33. 大黄牡丹汤（《金匮要略》）

【组成】大黄、牡丹、桃仁、冬瓜子、芒硝。

【功用】泻热逐瘀，散结消痈。

【主治】肠痈初起，右少腹疼痛拒按，甚则局部肿痞，小便自调，时时发热，自汗出，复恶寒，或右足屈而不伸，舌苔薄腻而黄，其脉迟紧有力。本方只宜于肠痈湿热瘀滞者。亦可用治子宫附件炎、盆腔炎属湿热结滞，气血凝滞者。

【方歌】金匮大黄牡丹汤，桃仁瓜子芒硝襄，肠痈初起腹按痛，苔黄脉数服之康。

34. 大黄黄连泻心汤（《伤寒论》）

【组成】大黄、黄连。

【功用】泻热消痞。

【主治】热痞证。心下痞，按之濡，其脉关上浮者。

【方歌】大黄黄连泻心汤，泻热消痞可用之。

35. 大黄硝石汤（《金匮要略》）

【组成】大黄、硝石、黄柏、栀子。

【功用】清热退黄，攻下里实。

【主治】黄疸腹满，小便不利，面赤，自汗出，此为表和里实，当下之，宜大黄硝石汤。

【方歌】大黄硝石善驱黄，栀子黄柏挑大梁，二便不利里有热，阳明里实用本方。

36. 大黄蟅虫丸（《金匮要略》）

【组成】大黄、蟅虫、水蛭、虻虫、蛴螬、干漆、桃仁、杏仁、黄芩、干地黄、芍药、甘草。

【功用】祛瘀生新。

【主治】五劳虚极。形体羸瘦，腹满不能饮食，肌肤甲错，两目黯黑者。

【方歌】大黄蟅虫芩芍桃，地黄杏草漆蛴螬，虻虫水蛭蜜丸服，祛瘀生新功独超。

37. 小半夏加茯苓汤（《金匮要略》）

【组成】半夏、生姜、茯苓。

【功用】和胃止呕，引水下行。

【主治】《金匮要略》："卒呕吐，心下痞，膈间有水，眩悸者。"《张氏医通》："痰饮多汗，小便不利。"

【方歌】小半夏加茯苓汤，行水消痞有生姜。

38. 小半夏汤（《金匮要略》）

【组成】半夏、生姜。

【功用】化痰散饮，和胃降逆。

【主治】痰饮呕吐。呕吐痰涎，口不渴，或干呕呃逆，谷不得下，便自利，舌苔白滑。

【方歌】小半夏汤有生姜，化痰降逆基础方；主治痰饮呕吐证，若加茯苓效力彰。

39. 小青龙汤（《伤寒论》）

【组成】麻黄、芍药、细辛、炙甘草、干姜、桂枝、五味子、法半夏。

【功用】解表散寒，温肺化饮。

【主治】外感风寒，内停水饮，恶寒发热无汗，咳嗽喘息，痰多而稀，干呕不渴，苔白润滑，脉浮。或溢饮四肢浮肿，身体疼重者。

【方歌】小青龙汤最有功，风寒束表饮停胸，辛夏甘草和五味，姜桂麻黄芍药同。

40. 小建中汤 (《伤寒论》)

【组成】桂枝、芍药、饴糖、炙甘草、生姜、大枣。本方即桂枝汤倍芍药加饴糖而成。

【功用】温中补虚，和里缓急。

【主治】虚劳里急，腹中痛，喜得温按，按之则痛减，或心中悸动，虚烦不宁，面色无华，脉弦而涩，舌质淡嫩苔薄白。

【方歌】小建中汤芍药多，桂姜甘草大枣和，更加饴糖补中脏，虚劳腹冷服之瘥。

41. 小承气汤 (《伤寒论》)

【组成】大黄、厚朴、枳实。本方即大承气汤去芒硝，并减轻厚朴、枳实用量而成。

【功用】轻下热积。

【主治】阳明腑证，汗多，便硬，谵语，潮热，微烦，小便数，腹大满不通，脉滑而疾，舌苔老黄。亦治热结旁流，下利谵语者。适用于阳明热盛，痞满而实，燥坚不甚的腑实证。

【方歌】朴二枳三四两黄，小承微结好商量，长沙下法分轻重，妙在同煎切勿忘。

42. 小柴胡汤 (《伤寒论》)

【组成】柴胡、黄芩、半夏、人参、炙甘草、生姜、大枣。

【功用】和解少阳。

【主治】①伤寒少阳病，往来寒热，胸胁苦满，嘿嘿不欲饮食，心烦喜呕，口苦，咽干，目眩，舌苔薄白，脉弦者；②妇人中风，热入血室，经水适断，寒热发作有时。以及疟疾、黄疸等杂病见少阳证者。柯韵伯称其为"少阳枢机之剂，和解表里之总方"，故列于和解剂诸方之首。

【方歌】小柴胡汤和解供，半夏人参甘草从，更用黄芩加姜枣，少阳百病此为宗。

43. 小陷胸汤（《伤寒论》）

【组成】黄连、半夏、瓜蒌。

【功用】清热涤痰，宽胸散结。

【主治】痰热互结心下（胸膈）的小结胸病，按之则痛，苔黄滑或黄浊，脉浮滑者。

【方歌】小陷胸汤连夏蒌，宽胸开结涤痰优，膈上热痰痞满痛，舌苔黄腻服之休。

44. 小蓟饮子（《济生方》）

【组成】生地黄、小蓟、滑石、木通、炒蒲黄、藕节、淡竹叶、当归、山栀子、炙甘草。

【功用】凉血止血，利水通淋。

【主治】下焦结热，血淋，小便频数，赤涩热痛或尿血，舌红，脉数者。

【方歌】小蓟饮子藕蒲黄，木通滑石生地襄，归草黑栀淡竹叶，血淋热结服之良。

45. 川芎茶调散（《太平惠民和剂局方》）

【组成】川芎、荆芥、薄荷、羌活、细辛、白芷、防风、甘草。

【功用】疏风止痛。

【主治】外感风邪，偏正头痛，或恶寒发热，目眩鼻塞，舌苔薄白，脉浮者。

【方歌】川芎茶调散荆防，辛芷薄荷甘草羌，目昏鼻塞风攻上，正偏头痛悉平康。内若加僵蚕菊，菊花茶调用亦臧。

46. 己椒苈黄丸（《金匮要略》）

【组成】防己、椒目、葶苈子、大黄。

【功用】泻热逐水，通利二便。

【主治】水饮积聚脘腹，肠间有声，腹满便秘，小便不利，口干舌燥，脉沉弦。

【方歌】金匮己椒苈黄丸，防己最善走下行，椒目葶苈专利水，再加大黄末为丸，水饮得除诸症消。

四　画

47. 天王补心丹（《摄生秘剖》）

【组成】人参、玄参、丹参、茯苓、五味子、远志、桔梗、当归身、天冬、麦冬、柏子仁、酸枣仁、生地黄、辰砂。

【功用】滋阴清热，补心安神。

【主治】阴亏血少，心悸怔忡，睡眠不安，神疲健忘，大便干燥，口舌生疮，舌红少苔，脉细而数。

【方歌】补心丹用柏枣仁，二冬生地当归身，三参（人参、玄参、丹参）桔梗朱砂味，远志茯苓共养神。

48. 天台乌药散（《医学发明》）

【组成】乌药、木香、小茴香、青皮、高良姜、槟榔、川楝子、巴豆。

【功用】行气疏肝，散寒止痛。

【主治】小肠疝气。少腹引控睾丸而痛，偏坠肿胀，或少腹疼痛，苔白，脉弦。本方主治气滞寒凝之疝气痛。以少腹痛引睾丸，舌淡苔白，脉沉弦为证治要点。湿热下注之疝痛不宜使用。先将巴豆微打破，同川楝子用麸炒黑，去巴豆及麸皮不用，合余药共研为末，和匀，每服 3 克，温酒送下。

【方歌】天台乌药木茴香，巴豆制楝青槟姜，行气疏肝止疼痛，寒疝腹痛是良方。

49. 天麻钩藤饮（《杂病证治新义》）

【组成】天麻、钩藤、石决明、川牛膝、桑寄生、杜仲、山栀、黄芩、益母草、朱茯神、夜交藤。

【功用】平肝熄风，滋阴清热安神。

【主治】肝阳上亢，肝风内动，头痛眩晕，震颤失眠，甚或半身不遂，舌红苔黄，脉弦数。为治疗肝厥头痛、眩晕失眠之良剂。

【方歌】天麻钩藤生石决，杜仲牛膝桑寄生，栀子黄芩益母草，朱茯神与夜交藤。

50. 无比山药丸（《太平惠民和剂局方》）

【组成】山药、肉苁蓉、熟地黄、山茱萸、茯神、菟丝子、五味子、赤石脂、巴戟天、泽泻、杜仲、牛膝。

【功用】补脾益肾。

【主治】脾肾不固证。眩晕，耳鸣，心悸，腰膝酸软，面色苍白，舌质淡，脉细弱。

【方歌】无比山药是局方，淮山茯泽萸地黄，菟牛巴戟赤石脂，苁蓉杜仲五味藏。

51. 木香顺气散（《沈氏尊生书》）

【组成】木香、青皮、橘皮、甘草、枳壳、川朴、乌药、香附、苍术、砂仁、桂心、川芎。

【功用】温中散寒，行气化湿。

【主治】肝郁气滞聚证。腹中气聚，攻窜胀痛，脘胁不适，苔薄白，脉弦。

【方歌】木香顺气青陈朴，芎苍枳壳与香附，砂仁桂心乌药草，肝郁气滞此方服。

52. 木香槟榔丸（《医方集解》）

【组成】木香、槟榔、青皮、陈皮、莪术、枳壳、黄连、黄柏、大黄、香附、牵牛子、三棱、芒硝。

【功用】行气导滞，攻积泄热。

【主治】积滞内停，脘腹痞满胀痛，大便秘结，以及赤白痢疾，里急后重，舌苔黄腻，脉实者。本方行气攻积之力较强，宜于积滞内停，蕴为湿热，气机壅阻，邪正俱实者。

【方歌】集解木香槟榔丸，木香槟榔青陈皮，黄柏黄连莪术齐，大黄黑丑兼香附，集解三棱枳玄明，泻痢后重热滞宜。

53. 五仁丸（《世医得效方》）

【组成】桃仁、杏仁、柏子仁、松子仁、郁李仁、陈皮。

【功用】润肠通便。

【主治】津枯便秘证。

【方歌】五仁丸中柏子陈，桃杏松子郁李仁，津枯便秘难如厕，润肠通腑效似神。

54. 五生饮（《世医得效方》）

【组成】生南星、生半夏、生白附子、川乌、黑豆。

【功用】温化痰涎。

【主治】发痫则面色晦暗青灰而黄，手足清冷，双眼半开半合，昏愦，偃卧，拘急，或抽搐时作，口吐涎沫，一般口不啼叫，或声音微小。醒后周身疲乏，或如常人，舌质淡，苔白腻，脉多沉细或沉迟。

【方歌】川乌黑豆五生饮，半夏南星白附生，阳虚痰湿阴痫病，温阳除痰顺气定。

55. 五皮饮（《华氏中藏经》）

【组成】桑白皮、陈皮、生姜皮、大腹皮、茯苓皮。

【功用】疏理脾气，利湿消肿。

【主治】水肿，头面四肢悉肿，肢体沉重，心腹胀满，上气促急，小便不利，舌苔白腻者。

【方歌】五皮饮用五般皮，陈茯姜桑大腹奇，或用五加易桑白，脾虚肤胀此方施。

56. 五苓散（《伤寒论》）

【组成】泽泻、白术、茯苓、猪苓、桂枝。

【功用】化气利水。

【主治】①外有表证，内有蓄水，头痛微热，渴欲饮水，或水入则吐，心下痞满，小便不利，少腹急迫不舒，舌苔白腻，脉浮；②水湿内停所致的水肿、身重、泄泻、小便不利，以及霍乱吐泻等证；③痰饮，脐下动悸，吐涎沫而头眩者。本方具有化气利水之功，凡水饮内停，或为膀胱蓄水，或为水逆，或为痰饮，或为水肿，或为泄泻，均可以本方加减治之。

【方歌】五苓散治太阳腑，泽泻白术猪茯苓，温阳化气添桂枝，利便解表治水停。

57. 五味消毒饮（《医宗金鉴》）

【组成】金银花、野菊花、蒲公英、紫花地丁、紫背天葵。

【功用】清热解毒消肿。

【主治】各种疔毒，局部红肿热痛，初起如粟，坚硬根深如钉状，舌红苔黄，脉数有力者。

【方歌】五味消毒治诸疔，银花野菊紫地丁，蒲公英与天葵子，痈疮疖肿亦堪灵。

58. 五磨饮子（《医方考》）

【组成】木香、沉香、槟榔、枳实、乌药。

【功用】行气降逆。

【主治】大怒暴厥，或七情郁结，心腹胀痛，或走注攻痛等症。

【方歌】五磨饮子木香榔，乌药沉香枳实尝，大怒暴厥七情结，行气降逆功用彰。

59. 不换金正气散（《太平惠民和剂局方》）

【组成】厚朴、藿香、甘草、半夏、苍术、陈皮、生姜、大枣。

【功用】和脾胃，止吐泻，温中，下痰饮。

【主治】湿浊内停兼有表寒之腹胀呕吐，恶寒发热，或霍乱吐泻，或水土不服，舌苔白腻者。

【方歌】不换金正气散，藿香半夏平胃散。

60. 止嗽散（《医学心悟》）

【组成】荆芥、桔梗、甘草、白前、陈皮、百部、紫菀。

【功用】止嗽化痰，解表宣肺。

【主治】风邪犯肺，咳嗽咽痒，或微恶风发热，舌苔薄白。

【方歌】止嗽散内用桔梗，紫菀荆芥百部陈，白前甘草共为末，姜汤调服止嗽频。

61. 少腹逐瘀汤（《医林改错》）

【组成】小茴香、干姜、延胡索、当归、川芎、肉桂、赤芍、蒲黄、五灵脂、没药。

【功用】活血祛瘀，温经止痛。

【主治】少腹瘀血，积块疼痛，或有块而不痛，或疼痛而无块，或少腹胀满，或经期腰酸少腹胀，或经血一月三五次，接连不断，断而又来，其色或紫或黑或有块，或崩漏兼少腹疼痛。亦治少腹瘀血所致的不孕症。善治少腹血瘀、冲任寒凝之证，故名"少腹逐瘀汤"。

【方歌】少腹茴香与炒姜，元胡灵脂没芎当，蒲黄官桂赤芍药，调经种子第一方。

62. 中和汤（《丹溪心法》）

【组成】苍术、半夏、黄芩、香附。

【功用】燥湿清热，开郁豁痰。

【主治】湿痰气热。

【方歌】丹溪心法中和汤，苍术半夏芩香附。

63. 中满分消丸（《兰室秘藏》）

【组成】白术、人参、炙甘草、猪苓、姜黄、茯苓、干姜、砂仁、泽泻、陈皮、知母、黄芩、黄连、半夏、枳实、厚朴。

【功用】健脾和胃，清热利湿，消胀除满。

【主治】脾失健运、脘腹胀满之证，中满热胀，鼓胀，气胀，水胀。

【方歌】中满分消砂朴姜，陈夏芩连知泽襄，二苓参术姜黄草，枳实为丸效力彰。

64. 升阳益胃汤（《内外伤辨惑论》）

【组成】黄芪、半夏、人参、炙甘草、独活、防风、白芍、羌活、橘皮、茯苓、柴胡、泽泻、白术、黄连。

【功用】益气升阳，清热除湿。

【主治】脾胃虚弱，湿热滞留中焦。怠惰嗜卧，四肢不收，体重节肿，口苦舌干，饮食无味，食不消化，大便不调。适用于脾胃气虚，湿郁生热之证。

【方歌】升阳益胃参术芪，黄连半夏草陈皮，苓泻防风羌独活，柴胡白芍姜枣随。

65. 升陷汤（《医学衷中参西录》）

【组成】生黄芪、知母、柴胡、桔梗、升麻。

【功用】升阳，宣肺，止喘。

【主治】胸中大气下陷，气短不足以息，或寒热往来，或满闷怔忡，脉沉迟微弱者。

【方歌】衷中参西升陷汤，芪知桔柴升麻藏，气陷气喘寒热闷，升阳宣肺是妙方。

66. 化肝煎（《景岳全书》）

【组成】青皮、陈皮、白芍、丹皮、栀子、泽泻、贝母。

【功用】清肝泄热，和胃止痛。

【主治】胃痛肝胃郁热证，胃脘灼痛，泛酸嘈杂，心烦易怒，口干口苦，舌红苔薄黄，脉弦数。

【方歌】化肝煎治怒伤肝，山栀泽泻青陈丹，贝芍制酸兼止痛，肝胃郁热服之安。

67. 化积丸（《类证治裁》）

【组成】三棱、莪术、阿魏、海浮石、香附、雄黄、槟榔、苏木、瓦楞子、五灵脂。

【功用】活血化瘀。

【主治】积证日久不愈证。积块坚硬，腹部疼痛，面色萎黄或黧黑，舌质淡紫，脉象弦细。

【方歌】化积丸用阿魏榔，棱莪浮石楞雄黄，苏木香附五灵脂，活血化瘀功擅长。

68. 化斑汤（《温病条辨》）

【组成】石膏、知母、生甘草、玄参、犀角（用水牛角代）、白粳米。

【功用】清热凉血。

【主治】气血两燔，高热或身热夜甚，外透斑疹，口渴，脉数等症。

【方歌】化斑汤用生石膏，犀玄知母与甘草，加入粳米熬成汤，清热凉血功用高。

69. 月华丸（《医学心悟》）

【组成】天冬、麦冬、生地黄、熟地黄、山药、百部、沙参、川贝母、茯苓、阿胶、三七、獭肝、菊花、桑叶。

【功用】滋阴润肺，镇咳止血。

【主治】肺肾阴虚，久咳不愈，痰中带血及劳瘵久嗽等症。

【方歌】月华丸治痨瘵嗽，二冬二地獭肝凑，贝药百部沙阿胶，茯苓桑菊三七优。

70. 丹参饮（《时方歌括》）

【组成】丹参、檀香、砂仁

【功用】活血祛瘀，行气止痛。

【主治】血瘀气滞所致的心胃诸痛。

【方歌】丹参饮是止痛方，砂仁再加檀香匡，气滞血瘀两相结，瘀散气顺保安康。

71. 乌头汤（《金匮要略》）

【组成】麻黄、芍药、黄芪、甘草、川乌。

【功用】温经祛湿，散寒止痛。

【主治】寒湿痹证。关节剧痛，不可屈伸，畏寒喜热，舌苔薄白，脉沉弦。

【方歌】乌头汤治历节痛，麻芪芍草三两同，蜜煎川乌缓其毒，出奇制胜有神功。

72. 乌头桂枝汤（《金匮要略》）

【组成】乌头、桂枝、芍药、甘草、生姜、大枣。

【功用】逐冷调营。

【主治】寒疝腹中痛，逆冷，手足不仁，若身疼痛，灸刺诸药不能治。

【方歌】腹痛身痛肢不仁，药攻刺灸治非真，桂枝汤照原方煮，蜜煮乌头合用神。

73. 乌梅丸（《伤寒论》）

【组成】乌梅、黄连、黄柏、附子、干姜、桂枝、细辛、蜀椒、人参、当归。

【功用】温脏安蛔，泄肝安胃。

【主治】①蛔厥，腹痛时作，手足厥冷，时静时烦，时发时止，得食而呕，常自吐蛔，兼治久利；②厥阴病，消渴，气上撞心，心中疼热，饥不欲食，食则吐蛔，下之利不止。

【方歌】乌梅丸用细辛桂，黄连黄柏及当归，人参椒姜加附子，清上温下又安蛔。

74. 六一散（《伤寒直格》）

【组成】滑石、甘草。

【功用】祛暑利湿。

【主治】感受暑湿。身热烦渴、小便不利，或泄泻。本方证乃暑邪挟湿所致。本方原名益元散，后人通称为六一散。沿用通称者，既取"天一生水，地六成之"之义，又含方药用量比例，以示区别于本方加朱砂之益元散。

【方歌】六一散为解暑宝，六份滑石一份草，身热烦渴小便涩，通利暑湿此方好。

75. 六君子汤（《校注妇人良方》）

【组成】人参、炙甘草、茯苓、白术、陈皮、制半夏。

【功用】健脾止呕。

【主治】脾胃气虚兼有痰湿。不思饮食，恶心呕吐，胸脘痞闷，大便不实，或咳嗽痰多稀白等症。

【方歌】六君子汤四君先，益以陈夏姜枣添，脾失健运腹胀满，呕吐吞酸此方煎。

76. 六味地黄丸（《小儿药证直诀》）

【组成】熟地黄、山药、茯苓、丹皮、泽泻、山茱萸。（本方系将《金匮要略》的肾气丸，减去桂枝、附子所组成。）

【功用】滋补肝肾。

【主治】肝肾阴虚。腰膝酸软，头目眩晕，耳鸣耳聋，盗汗遗精，以及小儿囟开不合之症。或虚火上炎而致骨蒸潮热，手足心热，或消渴，或虚火牙痛，口燥咽干，舌红少苔，脉细数。原著用治小儿肝肾阴虚不足之证。

【方歌】六味地黄益肾肝，山药丹泽萸苓掺。

［附］知柏地黄丸：再加知柏成八味，阴虚火旺可煎餐。

都气丸：六味再加五味子，丸名都气虚喘安。

麦味地黄丸：地黄丸中加麦味，咳喘盗汗皆能挽。

杞菊地黄丸：六味再加杞与菊，目视昏花治可痊。

77. 六磨汤（《证治准绳》）

【组成】沉香、木香、槟榔、乌药、枳实、大黄。

【功用】破气宽中通便。

【主治】气滞腹痛，大便秘结而有热者。

【方歌】六磨乌药与大黄，沉香木香枳槟榔。便秘气结可导滞，胸胁痞满效力强。

78. 孔圣枕中丹（《备急千金要方》）

【组成】远志、石菖蒲、龟甲、龙骨。

【功用】补肾宁心，益智安神。

【主治】心肾不足而致健忘失眠，心神不安。

【方歌】枕中丹出千金方，龟板龙骨远志菖，作散食后酒调服，开窍定志又潜阳。

79. 双合汤（《万病回春》）

【组成】当归、川芎、生地黄、白芍、桃仁、红花、白芥子、茯苓、法半夏、陈皮、竹沥、甘草。

【功用】化痰行瘀。

【主治】痹证之痰瘀痹阻证。

【方歌】痰瘀痹阻用双合，桃红四物与二陈，白芥竹沥方
中加，化痰行瘀此方佳。

五　画

80. 玉女煎（《景岳全书》）

【组成】石膏、熟地黄、麦冬、知母、牛膝。

【功用】清胃滋阴。

【主治】胃热阴虚。烦热干渴，头痛，牙痛，牙龈出血，
舌红苔黄且干。亦治消渴，消谷善饥等。本方治证，原书为
"少阴不足，阳明有余"，是由胃热阴伤所致。本方在原书认
为："若大便溏泄者，乃非所宜"。

【方歌】玉女煎中熟地先，石膏知麦牛膝添，阴虚胃热口
齿病，虚火牙痛服之痊。

81. 玉枢丹（《百一选方》）

【组成】山慈菇、续随子、大戟、麝香、雄黄、朱砂、五
倍子。

【功用】化痰开窍，辟秽解毒。

【主治】秽恶痰浊所致的脘腹胀闷疼痛，呕吐泄泻，小儿
痰厥，及外科疮疡肿毒等症。

【方歌】紫金又名玉枢丹，慈戟五倍续随子，麝香雄黄朱
砂末，辟秽开窍更去痰。

82. 玉泉丸（《万病回春》）

【组成】黄连、葛根、天花粉、知母、麦冬、人参、五味
子、生地汁、莲子、乌梅、当归、甘草、人乳汁、牛乳汁、甘

蔗叶、梨汁、藕汁。

【功用】养阴益气，生津止渴，清热除烦。

【主治】上消证。饮水多而食少。

【方歌】万病回春玉泉丸，连葛天花知生地，莲梅归草生脉散，人牛梨藕汁甘蔗。

83. 玉屏风散（《丹溪心法》）

【组成】防风、黄芪、白术。

【功用】益气、固表、止汗。

【主治】表虚自汗，易感风邪。

【方歌】玉屏风散用黄芪，白术防风三味提，卫阳不固汗自多，益气解表又止嚏。

84. 正气天香散（《证治准绳》引刘河间方）

【组成】乌药、香附、陈皮、紫苏、干姜。

【功用】行气温中，调经止痛。

【主治】妇人诸气作痛，或上冲心胸，或攻筑胁肋，腹中结块刺痛，月水不调，或眩晕呕吐，往来寒热。

【方歌】绀（gàn）珠正气天香散，香附干姜紫苏陈，乌药舒郁兼除痛，气行血活经自匀。

85. 甘麦大枣汤（《金匮要略》）

【组成】甘草、小麦、大枣。

【功用】养心安神，和中缓急，亦补脾气。

【主治】脏躁。精神恍惚，常悲伤欲哭，不能自主，睡眠不安，甚则言行失常，呵欠频作，舌红苔少。脏躁多由心虚、肝郁所致。

【方歌】金匮甘麦大枣汤，妇人脏躁喜悲伤，精神恍惚常欲哭，养心安神效力彰。

86. 甘草干姜汤（《伤寒论》）

【组成】甘草、干姜。

【功用】温中散寒，温肺益气。

【主治】伤寒脉浮，自汗出，小便数，心烦，微恶寒，脚挛急，误用桂枝汤解表之后，出现咽中干，烦躁吐逆；肺痿，吐涎沫而不咳者。

【方歌】《伤寒》甘草干姜汤，温中散寒化肺涎。

87. 甘姜苓术汤（《金匮要略》）

【组成】甘草、干姜、茯苓、白术。

【功用】暖土胜湿。

【主治】寒湿下侵之肾着病。身重腰下冷痛，腰重如带五千钱，但饮食如故，口不渴，小便自利。

【方歌】《金匮》甘姜苓术汤，暖土胜湿治肾着。

88. 甘遂半夏汤（《金匮要略》）

【组成】甘遂、半夏、芍药、甘草。

【功用】逐饮降逆。

【主治】痰饮留滞胃肠证。心下坚满或痛，利后反快，虽利心下续坚满，肠间沥沥有声，腹满便秘，口舌干燥，苔黄或白腻，脉沉弦或沉伏。

【方歌】甘遂半夏汤法良，芍药甘草共煎尝，逐饮降逆消痞满，主治痰饮在胃肠。

89. 甘露消毒丹（《温热经纬》）

【组成】滑石、茵陈、黄芩、石菖蒲、川贝母、木通、藿香、射干、连翘、薄荷、白蔻仁。

【功用】利湿化浊，清热解毒。

【主治】湿温时疫，邪在气分。发热困倦，胸闷腹胀，肢酸咽肿，身黄，颐肿口渴，小便短赤，吐泻，淋浊，舌苔淡白或厚腻或于黄者。

【方歌】甘露消毒蔻藿香，茵陈滑石木通菖，芩翘贝母射干薄，湿温时疫是主方。

90. 左归丸（《景岳全书》）

【组成】熟地黄、山药、枸杞子、山茱萸、川牛膝、菟丝子、鹿角胶、龟甲胶。

【功用】滋阴补肾。

【主治】真阴不足。头目眩晕，腰酸腿软，遗精滑泄，自汗盗汗，口燥咽干，渴欲饮水，舌光少苔，脉细或数。

【方歌】左归丸内山药地，萸肉枸杞与牛膝，菟丝龟鹿二胶合，壮水之主方第一。

91. 左金丸（《丹溪心法》）

【组成】黄连、吴茱萸。

【功用】清肝泻火，降逆止呕。

【主治】肝火犯胃，症见胁肋胀痛，嘈杂吞酸，呕吐口苦，脘痞嗳气，舌红苔黄，脉弦数。本方在原书一名四令丸，《医方集解》又名为萸连丸。

【方歌】丹溪心法左金丸，专治胁痛和吞酸，六份黄连一份萸，降逆止呕并清肝。

92. 石韦散（《证治汇补》）

【组成】石韦、冬葵子、瞿麦、滑石、车前子。

【功用】清热利湿，通淋排石。

【主治】石淋证。小便短涩，排尿中断，尿夹砂石，小腹拘急，腰腹绞痛，苔黄腻，脉弦数。

【方歌】石韦散用治石淋，石韦瞿麦车前子，水飞滑石冬葵子，尿路结石服安宁。

93. 右归丸（《景岳全书》）

【组成】熟地黄、山药、山茱萸、枸杞子、菟丝子、鹿角胶、杜仲、肉桂、当归、制附子。

【功用】温补肾阳，填精补血。

【主治】肾阳不足，命门火衰。久病气衰神疲，畏寒肢冷；或阳痿遗精，或阳衰无子；或大便不实，甚则完谷不化；或小便自遗；或腰膝软弱，下肢浮肿等。

【方歌】右归丸中地附桂，山药茱萸菟丝归，杜仲鹿胶枸杞子，益火之源此方魁。

94. 右归饮（《景岳全书》）

【组成】熟地黄、山药、枸杞子、山茱萸、甘草、肉桂、杜仲、制附子。

【功用】温肾填精。

【主治】肾阳不足。气怯神疲，腹痛腰酸，肢冷脉细，或阴盛格阳，真寒假热之证。

【方歌】右归饮用地药萸，附桂仲草与枸杞，气虚大加参和术，肾阳虚衰服之愈。

95. 龙胆泻肝汤（《医方集解》）

【组成】龙胆草、黄芩、栀子、泽泻、木通、车前子、当归、生地黄、柴胡、生甘草。

【功用】泻肝胆实火，清下焦湿热。

【主治】肝胆实火上扰，症见头痛目赤，胁痛口苦，耳聋、耳肿；或湿热下注，症见阴肿、阴痒，筋痿阴汗，小便淋浊，妇女湿热带下等。

【方歌】龙胆泻肝栀芩柴，生地车前泽泻偕，木通甘草当归合，肝经湿热力能排。

96. 平胃散 (《太平惠民和剂局方》)

【组成】 苍术、厚朴、陈皮、甘草、生姜、大枣。

【功用】 燥湿运脾，行气和胃。

【主治】 湿滞脾胃。脘腹胀满，不思饮食，口淡无味，呕吐恶心，嗳气吞酸，肢体沉重，怠惰嗜卧，常多自利，舌苔白腻而厚，脉缓。本方为治湿滞脾胃之主方。

【方歌】 平胃散用朴陈皮，苍术甘草姜枣齐，燥湿运脾除胀满，调胃和中此方宜。

97. 归芍六君子汤 (《笔花医镜》)

【组成】 归身、白芍、人参、白术、茯苓、陈皮、半夏、炙甘草。

【功用】 调养肝脾。

【主治】 脾气亏虚证。纳差乏力，气短懒言，肢体倦怠，面色萎黄，舌淡苔白，脉虚弱。

【方歌】 归芍六君汤归芍，参术苓草夏陈合，气短懒言肢无力，调养肝脾疗效卓。

98. 归脾汤 (《济生方》)

【组成】 白术、茯神、黄芪、龙眼肉、酸枣仁、人参、木香、炙甘草、当归、远志、生姜、大枣。

【功用】 益气补血，健脾养心。

【主治】 ①心脾两虚。思虑过度，劳伤心脾，气血不足。心悸怔忡，健忘不眠，盗汗虚热，食少体倦，面色萎黄，舌质淡，苔薄白，脉细缓。②脾不统血。症见便血，以及妇女崩漏，月经超前，量多色淡，或淋漓不止，或带下。

【方歌】 归脾汤用术参芪，归草茯神远志随，酸枣木香龙眼肉，煎加姜枣益心脾，怔忡健忘俱可却，肠风崩漏总能医。

99. 四七汤（《太平惠民和剂局方》）

【组成】苏叶、制半夏、厚朴、茯苓、生姜、大枣。

【功用】行气解郁、降逆化痰。

【主治】梅核气、痰湿不甚。

【方歌】和剂局方四七汤，半夏厚朴汤大枣，行气解郁降化痰，痰湿不甚梅核气。

100. 四君子汤（《太平惠民和剂局方》）

【组成】人参、白术、茯苓、炙甘草。

【功用】益气健脾。

【主治】脾胃气虚。面色萎白，语声低微，四肢无力，食少或便溏，舌质淡，脉细缓。

【方歌】四君子汤中和义，参术茯苓甘草比。益以夏陈名六君，祛痰补益气虚饵；除却半夏名异功，或加香砂气滞使。

101. 四妙丸（《成方便读》）

【组成】黄柏、苍术、牛膝、薏苡仁。

【功用】清热利湿。

【主治】湿热下注。两足麻痿肿痛等症。

【方歌】二妙散中苍柏兼，若云三妙牛膝添，四妙再加薏苡仁，湿热下注痿痹痊。

102. 四苓散（《丹溪心法》）

【组成】茯苓、猪苓、白术、泽泻。

【功用】渗湿利水。

【主治】内伤饮食有湿。小便赤少，大便溏泄。

【方歌】四苓散中用泽泻，白术猪苓茯苓连，利小便即实大便，方简效宏药价廉。

103. 四味回阳饮（《景岳全书》）

【组成】人参、制附子、炮姜、炙甘草。

【功用】补气回阳。

【主治】气虚厥证。眩晕昏仆，面色苍白，呼吸微弱，汗出肢冷，舌淡白，脉沉微。

【方歌】四味回阳饮固脱，参附姜草四味着，眩晕昏仆脉沉微，温阳益气疗效卓。

104. 四物汤（《太平惠民和剂局方》）

【组成】当归、白芍药、川芎、熟地黄。

【功用】补血调血。

【主治】冲任虚损。月水不调，脐腹疼痛，崩中漏下。血瘕块硬，时发疼痛。妊娠胎动不安，血下不止，及产后恶露不下，结生瘕聚，少腹坚痛，时作寒热。本方是补血调经的主方。

【方歌】四物地芍与归芎，血家百病此方通，经带胎产俱可治，加减运用在胸中。

105. 四逆加人参汤（《伤寒论》）

【组成】附子、干姜、炙甘草、人参。

【功用】回阳益气，救逆固脱。

【主治】四肢厥逆。恶寒蜷卧，脉微而复自下利，利虽止而余证仍在。

【方歌】四逆汤方主回阳，加参一两救阴方，利虽已止知亡血，须取中焦变化乡。

106. 四逆汤（《伤寒论》）

【组成】炙甘草、干姜、附子。

【功用】回阳救逆。

【主治】①少阴病。症见四肢厥逆，恶寒蜷卧，呕吐不渴，腹痛下利，神衰欲寐，舌苔白滑，脉象微细。②太阳病误汗亡阳。本方为回阳救逆之代表方剂。

【方歌】四逆汤中附草姜，四肢厥冷急煎尝，腹痛吐泻脉微细，急投此方可回阳。

107. 四神丸（《证治准绳》）

【组成】肉豆蔻、补骨脂、五味子、吴茱萸、大枣、生姜。

【功用】温补脾肾、涩肠止泻。

【主治】脾肾虚寒。五更泄泻，不思饮食，或久泻不愈，腹痛腰酸肢冷，神疲乏力等。

【方歌】四神故纸与吴萸，肉蔻五味四般须，大枣生姜为丸服，五更肾泄最相宜。

108. 四海舒郁丸（《疡医大全》）

【组成】海蛤粉、海带、海藻、海螵蛸、昆布、陈皮、青木香。

【功用】理气舒郁，化痰消瘿。

【主治】瘿病气郁痰阻证。颈胀胸闷，或兼胸膈窜痛，舌苔薄白，脉弦。

【方歌】四海舒郁治瘿瘤，蛤带藻蛸四海求，昆布陈皮青木香，理气舒郁涤痰优。

109. 生脉地黄汤（《医宗金鉴》）

【组成】人参、麦冬、五味子、地黄、山萸肉、山药、茯苓、丹皮、泽泻。

【功用】滋阴补肾，益气生津，敛阴止汗。

【主治】虚劳，火盛刑金者。久哮肺肾两虚者。

【方歌】六味地黄生脉散，养阴纳气平虚喘。

110. 生脉散（又名生脉饮）（《内外伤辨惑论》）

【组成】人参、麦冬、五味子。

【功用】益气生津，敛阴止汗。

【主治】①暑热汗多，耗气伤液。体倦气短，咽干口渴，脉虚细。②久咳肺虚，气阴两伤、呛咳少痰，气短自汗，口干舌燥，苔薄少津，脉虚数或虚细。

【方歌】生脉麦味与人参，保肺清心治暑淫，气少汗多兼口渴，病危脉绝急煎斟。

111. 生姜甘草汤（《备急千金要方》）

【组成】生姜、人参、甘草、大枣。

【功用】补中生津，益气化饮。

【主治】肺痿咳唾涎沫不止，咽燥而渴。

【方歌】《千金》生姜甘草汤，人参大枣共煎尝，补中生津益气化，主治肺痿唾涎沫。

112. 生铁落饮（《医学心悟》）

【组成】天冬、麦冬、胆南星、贝母、橘红、远志、石菖蒲、连翘、茯苓、茯神、玄参、钩藤、丹参、辰砂、生铁落。

【功用】镇心除痰，宁神定志。

【主治】痰火上扰的癫狂症。

【方歌】《医学心悟》铁落饮，二冬二茯胆南星，橘志菖翘钩玄贝，更加丹朱可镇心。

113. 失笑散（《太平惠民和剂局方》）

【组成】蒲黄、五灵脂。

【功用】活血祛瘀，散结止痛。

【主治】瘀血停滞。心腹剧痛，或产后恶露不行，或月经不调，少腹急痛等。治疗瘀血作痛常用方。

【方歌】失笑灵脂蒲黄同，等量为散酽醋冲，瘀滞心腹时作痛，祛瘀止痛有奇功。

114. 代抵当丸（《证治准绳》）

【组成】大黄、当归尾、生地、穿山甲、芒硝、桃仁、肉桂。

【功用】活血化瘀，通便。

【主治】虚人瘀血证。

【方歌】代抵挡丸大黄硝，归桃地甲肉桂调，瘀血在内腹胀满，缓下攻瘀见功用。

115. 白头翁汤（《伤寒论》）

【组成】白头翁、黄柏、黄连、秦皮。

【功用】清热解毒，凉血止痢。

【主治】热痢。腹痛，里急后重，肛门灼热，泻下脓血，赤多白少，渴欲饮水，舌红苔黄，脉弦数。

【方歌】白头翁汤治热痢，黄连黄柏与秦皮，味苦性寒能凉血，解毒坚阴功用奇。

116. 白虎加人参汤（《伤寒论》）

【组成】知母、石膏、甘草、粳米、人参。

【功用】清热，益气，生津。

【主治】白虎汤证。但汗多而脉大无力，具有津气皆伤之证；以及暑病见有津气两伤，症见汗出背微恶寒，身热而渴等症。

【方歌】白虎膏知甘草粳，气分大热此方清，热渴汗出脉洪大，加入人参气津生。

117. 白虎加桂枝汤（《金匮要略》）

【组成】知母、石膏、甘草、粳米、桂枝。

【功用】清热，通络，和营卫。

【主治】温疟，其脉如平，身无寒但热，骨节疼烦，时呕。风湿热痹，症见壮热，气粗烦躁，关节肿痛，口渴苔白，脉弦数。

【方歌】仲景清里白虎汤，桂加三两另名方，无寒但热为温疟，骨节疼烦一扫光。

118. 白虎汤（《伤寒论》）

【组成】知母、石膏、甘草、粳米。

【功用】清热生津。

【主治】阳明气分热盛。壮热面赤，烦渴引饮，汗出恶热，脉洪大有力，或滑数。本方主治阳明气分热盛之证。

【方歌】略。参见 116. 白虎加人参汤方歌。

119. 白金丸（验方）

【组成】白矾、郁金。

【功用】祛风化痰，行气解郁。

【主治】癫证痰气郁结。精神抑郁。表情淡漠，神志痴呆，舌苔腻，脉弦滑。

【方歌】白金丸内矾郁金，祛风化痰行气郁，痰气郁结癫证解。

120. 半夏白术天麻汤（《医学心悟》）

【组成】天麻、半夏、茯苓、橘红、甘草、白术、生姜、大枣。

【功用】燥湿化痰，平肝息风。

【主治】风痰上扰。眩晕头痛，胸闷呕恶，舌苔白腻，脉弦滑等。

【方歌】半夏白术天麻汤，苓草橘红大枣姜，眩晕头痛风痰证，热盛阴亏切莫尝。

121. 半夏泻心汤（《伤寒论》）

【组成】半夏、人参、干姜、炙甘草、黄连、黄芩、大枣。

【功用】和胃降逆，开结除痞。

【主治】胃气不和。心下痞满不痛，干呕或呕吐，肠鸣下利，舌苔薄黄而腻，脉弦数。

【方歌】半夏泻心黄连芩，干姜甘草与人参，大枣合之治虚痞，法在降阳而和阴。

122. 半夏厚朴汤（《金匮要略》）

【组成】半夏、厚朴、茯苓、生姜、紫苏。

【功用】行气散结，降逆化痰。

【主治】梅核气。咽中如有物阻，咯吐不出，吞咽不下，胸胁满闷，或咳或呕等。

【方歌】半夏厚朴痰气疏，茯苓生姜共紫苏，加枣同煎名四七，痰凝气滞皆能除。

123. 半硫丸（《太平惠民和剂局方》）

【组成】半夏、硫黄。

【功用】温肾逐寒，通阳泄浊。

【主治】老年虚冷便秘证或寒湿久泻证。

【方歌】《和剂局方》半硫丸，半夏硫黄温肾寒，通阳泄浊治秘泻。

124. 加味三妙丸（《医学正传》）

【组成】黄柏、当归尾、苍术、牛膝、防己、萆薢、龟甲。

【功用】清热燥湿，强壮筋骨。

【主治】治两足湿痹疼痛，或如火燎，从足跗热起，渐至腰胯，或麻痹痿软。

【方歌】正传加味三妙丸，苍术黄柏归牛膝，防己龟甲与萆薢，

125. 加味不换金正气散（验方）

【组成】厚朴、苍术、陈皮、藿香、佩兰、草果、半夏、槟榔、菖蒲、荷叶、甘草。〔由平胃散（苍术、厚朴、陈皮、

甘草）加草果、藿香、佩兰、半夏、菖蒲、荷叶、槟榔组成。]

【功用】解毒除瘴，芳香化浊。

【主治】疟疾冷瘴证。寒甚热微，或但寒不热，或呕吐腹泻，或神昏嗜睡，舌苔白腻，脉弦。

【方歌】冷瘴疟疾见神昏，速投加味不换金，平胃草果藿香佩，半夏菖蒲荷叶槟。

126. 加味四君子汤（《三因极一病证方论》）

【组成】人参、茯苓、白术、炙甘草、黄芪、白扁豆。

【功用】补脾益气。

【主治】五痔下血，面色萎黄，心忪，耳鸣，脚弱，气乏，口淡，食不知味。

【方歌】加味四君芪扁汤，参苓术草义和中。

127. 加味四物汤（《金匮翼》）

【组成】白芍、当归、生地黄、川芎、菊花、蔓荆子、黄芩、甘草。由四物汤（当归、生地、白芍、川芎）加蔓荆子、黄芩、菊花、甘草组成。

【功用】养血祛风。

【主治】血虚头痛证。头痛眩晕，痛势隐隐，遇劳则甚，神疲乏力，心悸怔忡，面色少华，舌淡苔薄白，脉细无力。

【方歌】血虚头痛选何方，宜用加味四物汤，四物汤加蔓荆子，菊芩甘草共煎尝。

128. 加味桔梗汤（《医学心悟》）

【组成】桔梗、甘草、贝母、橘红、金银花、薏苡仁、葶苈子、白及。

【功用】清肺化痰，排脓解毒。

【主治】肺痈溃脓期。咳痰如米粥，腥臭异常，时有咳血，胸中闷痛，身热面赤，舌红苔黄腻，脉滑数。

【方歌】肺痈溃脓吐痰浊，加味桔梗汤适合，桔甘贝橘葶苈子，银花苡仁白及着。

129. 加味逍遥散（丹栀逍遥散）（《内科摘要》）

【组成】牡丹皮、栀子、当归、白芍、茯苓、白术、柴胡、甘草、生姜、薄荷。

【功用】疏肝健脾，和血调经。

【主治】肝脾血虚，化火生热。或烦躁易怒，或自汗盗汗，或头痛目涩，或颊赤口干，或月经不调，少腹作痛，或小腹胀坠，小便涩痛等。

【方歌】加味逍遥丹栀姜，柴芍归薄苓术草，疏肝健脾调经血，主治肝脾血虚热。

130. 加味清胃散（《张氏医通》）

【组成】生地黄、牡丹皮、当归、黄连、连翘、犀角（用水牛角代）、升麻、生甘草。

【功用】清胃泻火。

【主治】胃火炽盛证。齿衄鲜红，齿龈肿痛，口渴口臭，舌红苔黄腻，脉洪数。

【方歌】加味清胃生地丹，黄连连翘犀角攀，当归升麻生甘草，胃火上蒸齿疼安。

131. 加减葳蕤汤（《重订通俗伤寒论》）

【组成】玉竹、葱白、桔梗、白薇、淡豆豉、薄荷、炙甘草、大枣。

【功用】滋阴清热，发汗解表。

【主治】素体阴虚，感受外邪。头痛身热，微恶风寒，无汗或有汗不多，舌赤脉数，咳嗽心烦，口渴，咽干等症。

【方歌】加减葳蕤用白薇，豆豉葱白桔梗随，草枣薄荷八味共，滋阴发汗功可慰。

132. 圣愈汤（《兰室秘藏》）

【组成】熟地、白芍、川芎、人参（亦可用党参）、当归、黄芪。

【功用】益气，补血，摄血。

【主治】月经先期而至，量多色淡，四肢乏力，体倦神衰之证。此证系气血虚弱，不能摄血所致。

【方歌】兰室秘藏圣愈汤，人参黄芪四物汤。

六　画

133. 地黄饮子（《黄帝素问宣明论方》）

【组成】熟地黄、巴戟天、山茱萸、肉苁蓉、石斛、炮附子、五味子、官桂、白茯苓、麦门冬、石菖蒲、远志、生姜、大枣、薄荷。

【功用】滋肾阴，补肾阳，开窍化痰。

【主治】喑痱证。舌强不能言，足废不能用，口干不欲饮，脉沉细弱。本方证是下元虚衰，虚阳上浮，痰浊随之上泛，堵塞窍道所致。"喑"是舌不能言，"痱"是足废不能用。由于下元虚衰，筋骨痿软无力，故足废不能用；痰浊上泛，堵塞窍道，故舌强不能言。本方是治疗喑痱的主要方剂。

【方歌】地黄饮子山茱斛，麦味菖蒲远志茯，苁蓉桂附巴戟天，少入薄荷姜枣服。

134. 地榆散（《太平圣惠方》）

【组成】地榆、黄芩、黄连、栀子、犀角屑（用水牛角代）、茜根。

【功用】清热化湿，凉血止血。

【主治】肠道湿热便血证。便血鲜红，肛门灼热，苔黄腻，脉濡数。

【方歌】地榆散用犀角屑，芩连茜根山栀子，湿热伤络大便血，清肠化湿止血灵。

135. 芍药甘草汤（《伤寒论》）

【组成】芍药、甘草。

【功用】调和肝脾，缓急止痛。

【主治】伤寒伤阴，筋脉失濡，腿脚挛急，心烦，微恶寒，肝脾不和，脘腹疼痛。

【方歌】伤寒芍药甘草汤，调和肝脾缓急痛，伤寒伤阴筋失濡，腿脚挛急脘腹痛。

136. 芍药汤（《素问病机气宜保命集》）

【组成】芍药、槟榔、大黄、黄芩、黄连、当归、官桂、甘草、木香。

【功用】调和气血，清热解毒。

【主治】湿热痢。腹痛便脓血，赤白相兼，里急后重，肛门灼热，小便短赤，舌苔黄腻。

【方歌】芍药汤中用大黄，芩连归桂槟草香，清热燥湿调气血，里急腹痛自安康。

137. 芎芷石膏汤（《医宗金鉴》）

【组成】川芎、白芷、石膏、菊花、藁本、羌活。

【功用】疏风清热。

【主治】风热头痛证。头痛如灼，发热恶风，面红目赤，口渴欲饮，鼻流浊涕，便秘尿黄，舌红，苔黄，脉浮数。

【方歌】芎芷石膏汤芎芷，石膏藁本菊羌使，疏风散邪清里热，风热上犯头痛止。

138. 百合固金汤（《医方集解》引赵蕺庵方）

【组成】生地黄、熟地黄、麦冬、贝母、百合、当归、白芍、生甘草、玄参、桔梗。

【功用】养阴润肺，化痰止咳。

【主治】肺肾阴虚。咳痰带血，咽喉燥痛，手足心热，骨蒸盗汗，舌红少苔，脉细数。

【方歌】百合固金二地黄，玄参贝母桔甘藏，麦冬芍药当归配，喘咳痰血肺家伤。

139. 达原饮（《瘟疫论》）

【组成】槟榔、厚朴、草果、知母、黄芩、白芍、甘草。

【功用】开达膜原，辟秽化浊。

【主治】瘟疫或疟疾，邪伏膜原。憎寒壮热，或一日三次，或一日一次，发无定时，胸闷呕恶，头痛烦躁，脉弦数，舌苔垢腻。

【方歌】达原饮用槟榔芩，草果草芍知朴寻，邪伏膜原发寒热，除温截疟效验灵。

140. 至宝丹（《太平惠民和剂局方》）

【组成】朱砂、麝香、安息香、金银箔、犀角（用水牛角代）、牛黄、琥珀、雄黄、玳瑁、龙脑。

【功用】清热开窍，化浊解毒。

【主治】中暑、中风及温病痰热内闭。神昏谵语，身热烦躁，痰盛气粗，舌红苔黄垢腻，脉滑数，以及小儿惊厥属于痰热内闭者。

【方歌】至宝朱砂麝息香，雄黄犀角与牛黄，金银二箔兼龙脑，琥珀还同玳瑁良。

141. 当归六黄汤（《兰室秘藏》）

【组成】当归、生地黄、熟地黄、黄芩、黄柏、黄连、黄芪。

【功用】滋阴泻火，固表止汗。

【主治】阴虚有火，发热盗汗。面赤，心烦，口干唇燥，便结溲黄，舌红，脉数。

【方歌】当归六黄二地黄，芩连芪柏共煎尝，倍用黄芪固气表，阴虚火旺盗汗良。

142. 当归龙荟丸（《黄帝素问宣明论方》）

【组成】当归、龙胆、栀子、黄连、黄芩、黄柏、大黄、青黛、芦荟、木香、麝香。

【功用】清肝泻火。

【主治】肝经郁火。目赤肿痛，烦躁易怒，不能安卧，尿赤便秘，脉洪实，以及小儿急惊，热盛抽搐等。当归龙荟丸是备用大苦大寒之剂，着重于直泻实火从二便分消，用治于肝经实火之证。

【方歌】当归龙荟用四黄，龙胆芦荟木麝香，黑栀青黛姜汤下，一切肝火尽能攘。

143. 当归四逆汤（《伤寒论》）

【组成】当归、桂枝、芍药、细辛、炙甘草、通草、大枣。

【功用】温经散寒，养血通脉。

【主治】①阳气不足而又血虚，外受寒邪。手足厥寒，舌淡苔白，脉细欲绝或沉细。②寒入经络，腰、股、腿、足疼痛。

【方歌】当归四逆桂芍枣，细辛甘草与通草，血虚肝寒手足冷，煎服此方乐陶陶。

144. 当归芍药散（《金匮要略》）

【组成】当归、芍药、川芎、茯苓、白术、泽泻。

【功用】养血行气，缓急止痛。

【主治】血虚气滞所致的妊娠小腹作痛，按之痛减，面色萎黄，头晕目眩，心悸怔忡，舌淡红，脉细滑等症。

【方歌】当归芍药有川芎，茯苓白术泽泻从，妊娠血虚少腹痛，养血行气并止痛。

145. 当归补血汤（《内外伤辨惑论》）

【组成】黄芪、当归。

【功用】补气生血。

【主治】劳倦内伤，气弱血虚，阳浮外越。肌热面赤，烦渴欲饮，脉洪大而虚，以及妇人经行、产后血虚发热头痛。或疮疡溃后，久不愈合者。

【方歌】当归补血东垣笺，黄芪一两归二钱，血虚发热口烦渴，脉大而虚宜此煎。

146. 朱砂安神丸（《医学发明》）

【组成】朱砂、黄连、生地黄、炙甘草、当归。

【功用】镇心安神，泻火养阴。

【主治】心火偏亢，阴血不足。心烦神乱，失眠，多梦，怔忡，惊悸，甚则欲吐不果，胸中自觉懊恼，舌红，脉细数。

【方歌】朱砂安神东垣方，归连甘草合地黄，怔忡不寐心烦乱，清热养阴可复康。

147. 竹叶石膏汤（《伤寒论》）

【组成】竹叶、石膏、半夏、麦冬、人参、炙甘草、粳米。

【功用】清热生津，益气和胃。

【主治】伤寒、温热、暑病之后，余热未清，气津两伤。身热多汗，心胸烦闷，气逆欲呕，口干喜饮，或虚烦不寐，脉虚数，舌红苔少。本方即白虎汤去知母，加人参、麦冬益气滋阴，竹叶、半夏和胃除烦，正如《医宗金鉴》所说："以大寒之剂，易为清补之方。"本方在原书用治于"伤寒解后，虚羸少气"之证。在实际运用中，凡于热病过程，见有气阴两伤，身热有汗不退，胃失和降等皆可使用。

【方歌】竹叶石膏汤人参，麦冬半夏甘草临，再加粳米同煎服，清热益气养阴津。

148. 竹沥汤（《外台秘要》）

【组成】竹沥、生葛汁、生姜汁。

【功用】清热化痰。

【主治】中风热证。

【方歌】《外台秘要》竹沥汤，生葛生姜汁共尝。

149. 竹茹汤（《普济本事方》）

【组成】竹茹、半夏、干葛、甘草、生姜、大枣。

【功用】清热解酒，和胃止呕。

【主治】胃热呕吐

【方歌】普济本事竹茹汤，干葛半夏草姜枣。

150. 华盖散（《太平惠民和剂局方》）

【组成】麻黄、桑白皮、紫苏子、杏仁、赤茯苓、陈皮、炙甘草。

【功用】宣肺解表，祛痰止咳。

【主治】肺感风寒。咳嗽上气，痰气不利，呀呷有声，脉浮数者。

【方歌】华盖麻黄杏橘红，桑皮苓草苏子共，肺感风寒痰气逆，解表宣肺气宽松。

151. 血府逐瘀汤（《医林改错》）

【组成】当归、生地黄、桃仁、红花、枳壳、赤芍药、柴胡、甘草、桔梗、川芎、牛膝。

【功用】活血祛瘀，行气止痛。

【主治】胸中血瘀，血行不畅。胸痛、头痛日久不愈，痛如针刺而有定处，或呃逆日久不止，或饮水即呛，干呕，或内热瞀闷，或心悸怔忡，或夜不能睡，或夜寐不安，或急躁善怒，或入暮潮热，或舌质黯红、舌边有瘀斑，或舌面有瘀点，唇暗或两目暗黑，脉涩或弦紧。

【方歌】血府当归生地桃，红花甘草壳赤芍，柴胡芎桔牛膝等，血化下行不作劳。

152. 交泰丸（《韩氏医通》）

【组成】黄连、肉桂。

【功用】交通心肾，清火安神。

【主治】心火偏亢，心肾不交，怔忡，失眠。

【方歌】韩氏医通交泰丸，黄连肉桂交心肾，清火安神治失眠。

153. 安宫牛黄丸（《温病条辨》）

【组成】牛黄、郁金、犀角（用水牛角代）、黄连、朱砂、冰片、珍珠、山栀、雄黄、黄芩、麝香、金箔衣。

【功用】清热开窍，豁痰解毒。

【主治】温热病，热邪内陷心包，痰热壅闭心窍。高热烦躁，神昏谵语，以及中风昏迷，小儿惊厥属邪热内闭者。清热泻火，凉血解毒之品与芳香开窍药配合，是为凉开之方的配伍特点。原书用法中指出："脉虚者，人参汤下"，是取其补气扶正并加强清热开窍之功，但应严密观察病情；慎防其由闭转脱；"脉实者，银花、薄荷汤下"，是加强其清热、透解之效。本方为清热开窍的重要方剂，凡神昏谵语属热邪内陷心包，痰热闭阻者，均可使用。如邪陷心包，兼有腑实，见神昏舌短，大便秘结，饮不解渴者，用安宫牛黄丸二粒，化开，调大黄末9g内服，先服一半，不知再服，此即牛黄承气汤。

【方歌】安宫牛黄开窍方，芩连栀郁朱雄黄，牛角珍珠冰麝箔，热闭心包功用良。

154. 安神定志丸（《医学心悟》）

【组成】人参、茯苓、茯神、石菖蒲、姜远志、龙齿。

【功用】安神定志，益气镇惊。

【主治】主治心胆气虚，心神不宁，症见精神烦乱，失眠，梦中惊跳、怵惕，心悸胆怯，舌质淡，脉细弱。亦治癫痫及遗精。

【方歌】安神定志用远志，人参菖蒲合龙齿，茯苓茯神二皆用，心虚胆怯用此治。

155. 导痰汤（《校注妇人良方》）

【组成】半夏、胆南星、枳实、茯苓、橘红、甘草、生姜。即二陈汤去乌梅，加南星、枳实而成。

【功用】燥湿祛痰，行气开郁。

【主治】痰涎壅盛，胸膈痞塞，或咳嗽恶心，饮食少思，以及肝风挟痰，呕不能食，头痛眩晕，甚或痰厥者。

【方歌】导痰汤用半夏橘，茯苓枳实胆南星，加入生姜水煎服，专治痰厥头昏晕。

156. 防己黄芪汤（《金匮要略》）

【组成】防己、黄芪、白术、甘草、生姜、大枣。

【功用】益气祛风，健脾利水。

【主治】卫表不固，风水或风湿。汗出恶风，身重，小便不利，舌淡苔白，脉浮者。

【方歌】防己黄芪金匮方，白术甘草枣生姜，汗出恶风兼身重，表虚湿盛服之康。

157. 防风汤（《黄帝素问宣明论方》）

【组成】防风、当归、赤茯苓、杏仁、黄芩、秦艽、葛根、麻黄、肉桂、甘草、生姜、大枣。

【功用】祛风通络，散寒除湿。

【主治】痹证（风寒湿痹证）。关节肌肉疼痛，遇阴雨天为甚，舌苔薄白，脉弦紧或濡缓。

【方歌】宣明论方防风汤，麻黄汤益秦艽防，归苓芩葛生姜枣，祛风胜湿行痹尝。

158. 如金解毒散（《景岳全书》）

【组成】桔梗、甘草、黄芩、黄连、黄柏、栀子。

【功用】降火解毒，清肺消痈。

【主治】肺痈成痈期热毒壅盛证。壮热不寒，汗出烦躁，咳嗽胸痛，咳吐浊痰，舌苔黄腻，脉滑数。

【方歌】如金解毒芩柏连，再以山栀制火炎，桔梗甘草除痰浊，热毒内盛肺痈痊。

七　画

159. 麦门冬汤（《金匮要略》）

【组成】麦冬、半夏、人参、甘草、粳米、大枣。

【功用】滋养肺胃，降逆下气。

【主治】①虚热肺痿。咳唾涎沫，短气喘促，咽干口燥，舌红少苔，脉虚数。②胃阴不足证。气逆呕吐，口渴咽干，舌红少苔，脉虚数。

【方歌】麦门冬汤用人参，枣草粳米半夏存，肺痿咳逆因虚火，清养肺胃此方珍。

160. 麦味地黄丸（《医级》）

【组成】熟地黄、山茱萸、干山药、泽泻、茯苓、丹皮、麦冬、五味子。（六味地黄丸加麦冬、五味子）

【功用】滋补肺肾。

【主治】肺肾阴虚证。症见虚烦劳热，咳嗽吐血，潮热盗汗。

【鉴别】知柏地黄丸、杞菊地黄丸、都气丸、麦味地黄丸均由六味地黄丸加味而成，皆有滋阴补肾之功。知柏地黄丸偏于滋阴降火，适用于阴虚火旺、骨蒸潮热、遗精盗汗之证；杞菊地黄丸偏于养肝明目，适用于肝肾阴虚、两目昏花、视物模糊之证；都气丸于补肾阴中兼有纳气敛肺之功，适用于肾不纳气之虚喘证；麦味地黄丸偏于滋肾敛肺，适用于肺肾阴虚之咳嗽。

【方歌】六味地黄益肾肝，茱薯丹泽地苓专，阴虚火旺加知柏，养肝明目杞菊煎，若加五味成都气，再入麦冬长寿丸。

161. 赤石脂禹余粮汤（《伤寒论》）

【组成】赤石脂、禹余粮。

【功用】涩肠止泻。

【主治】泻痢日久，滑脱不禁。

【方歌】赤石脂汤禹余粮，涩肠止泻伤寒方，治疗久泻痢滑脱。

162. 苇茎汤（《备急千金要方》）

【组成】苇茎、薏苡仁、桃仁、冬瓜子。

【功用】清肺化痰，逐瘀排脓。

【主治】痰瘀互结，热毒壅滞之肺痈证。身有微热，咳嗽痰多，甚则咳吐腥臭脓血，胸中隐隐作痛，舌红，苔黄腻，脉滑数。

【方歌】苇茎汤方出《千金》，桃仁薏苡冬瓜仁，肺痈痰热兼瘀血，化浊排脓病自宁。

163. 苍术二陈汤（《杂病源流犀烛》）

【组成】苍术、白术、茯苓、陈皮、甘草、半夏。

【功用】化痰祛湿。

【主治】湿痰流注，尿浊。

【方歌】《犀烛》苍术二陈汤，陈夏苓草与白术，化痰祛湿疗湿痰。

164. 苏子降气汤（《太平惠民和剂局方》）

【组成】苏子、半夏、当归、前胡、厚朴、肉桂、甘草、生姜、大枣、苏叶。

【功用】降气平喘，祛痰止咳。

【主治】上实下虚之喘咳证。喘咳痰多，短气，胸膈满闷，呼多吸少，或腰疼脚软，或肢体浮肿，舌苔白滑或白腻，脉弦滑。

【方歌】苏子降气半夏归，前胡桂朴草姜枣，下虚上盛痰嗽喘，亦有加参贵合机。

165. 苏合香丸（《太平惠民和剂局方》《中国药典2020年版》）

【组成】白术、青木香、犀角（用水牛角代）、香附、朱砂、诃子、檀香、安息香、沉香、麝香、丁香、荜茇、苏和香油、乳香、冰片。

【功用】温通开窍，行气止痛。

【主治】寒闭证。突然昏倒，牙关紧闭，不省人事，苔白，脉迟。亦治心腹猝痛，甚则昏厥。中风、中气及感受时行瘴疬之气等属寒凝气滞之闭证者。本方为温开法之代表方，又是治疗寒闭证以及心腹疼痛属于寒凝气滞证之常用方。以突然昏倒，不省人事，牙关紧闭，苔白，脉迟为辨证要点。方中药物辛香走窜，有损胎气，孕妇忌用。

【方歌】苏合香丸麝息香，木丁朱乳荜檀襄，犀冰术沉诃香附，中恶急救莫彷徨。

166. 苏黄止咳汤（《中国药典》2000 年版）

【组成】麻黄、紫苏叶、地龙、蜜枇杷叶、炒紫苏子、蝉蜕、前胡、炒牛蒡子、五味子。

【功用】疏风宣肺、止咳利咽。

【主治】风邪犯肺，肺气失宣所致的咳嗽、咽痒。

【方歌】药典苏黄止咳汤，麻黄紫苏叶和子，地龙蝉蜕枇杷叶，前胡五味牛蒡子。

167. 杜仲丸（《医学入门》）

【组成】杜仲、龟甲、黄柏、知母、枸杞子、五味子、当归、芍药、黄芪、补骨脂、猪脊髓。

【功用】补肾滋阴，益气养血。

【主治】肾虚腰痛，动止软弱，脉大虚，疼不已。

【方歌】医学入门杜仲丸，知柏枸杞龟五味，补骨归芍芪猪髓，益气养血肾精填。

168. 杏苏散（《温病条辨》）

【组成】苦杏仁、紫苏叶、橘皮、半夏、生姜、枳壳、桔梗、前胡、茯苓、甘草、大枣。

【功用】轻宣凉燥，理肺化痰。

【主治】外感凉燥证。恶寒无汗，头微痛，咳嗽痰稀，鼻塞咽干，苔白，脉弦。

【方歌】杏苏散内夏陈前，枳桔苓草姜枣研，轻宣温润治凉燥，咳止痰化病自痊。

169. 杞菊地黄丸（《医级》）

【组成】熟地黄、山茱萸、茯苓、山药、丹皮、泽泻、枸杞子、菊花。

【功用】滋肾养肝明目。

【主治】肝肾阴虚证。症见两目昏花，视物模糊，或眼睛干涩，迎风流泪等。

【方歌】杞菊地黄山萸肉，山药苓泽丹皮伍，肝肾精血不足证，眩晕目涩皆可医。

170. 更衣丸（《先醒斋医学广笔记》）

【组成】芦荟、朱砂。

【功用】泻火，通便，安神。

【主治】肝火上炎，肠热便秘，目赤易怒。

【方歌】更衣丸有朱芦荟，泻火通便又安神。

171. 还少丹（《外科大成》）

【组成】熟地黄、山药、山茱萸、白茯苓、枸杞子、巴戟天、牛膝、五味子、肉苁蓉、杜仲、远志、楮实子、石菖蒲、小茴香、续断、菟丝子。

【功用】温补脾肾。

【主治】脾肾虚寒，血气羸乏之不思饮食、发热盗汗、遗精白浊、肌体瘦弱、牙齿浮痛等症。

【方歌】还少丹中枸熟地，巴戟苁蓉茴仲萸，牛膝楮实苓药断，菟丝菖蒲远志味。

172. 连朴饮（《霍乱论》）

【组成】制厚朴、黄连、石菖蒲、制半夏、香豉、焦山栀、芦根。

【功用】清热化湿，理气和中。

【主治】湿热霍乱。胸脘痞闷，恶心呕吐，口渴不欲多饮，心烦溺赤，泄泻，或霍乱吐泻，舌苔黄腻，脉濡数。

【方歌】连朴饮用香豆豉，菖蒲半夏焦山栀，芦根厚朴黄连入，湿热霍乱此方施。

173. 连理汤（《张氏医通》）

【组成】人参、白术、炙甘草、干姜、茯苓、黄连。

【功用】温中清肠。

【主治】脾胃不足，湿热上蒸之口糜。

【方歌】连理汤用理中方，参苓术草连炮姜，燥湿解毒培中州，脾虚湿热口糜安。

174. 吴茱萸汤（《伤寒论》）

【组成】吴茱萸、生姜、人参、大枣。

【功用】温中补虚，降逆止呕。

【主治】①胃寒呕吐证。食谷欲呕，或兼胃脘疼痛，吞酸嘈杂，舌淡，脉沉弦而迟。②肝寒上逆证。干呕吐涎沫，头痛，颠顶痛甚，舌淡，脉沉弦。③肾寒上逆证。呕吐下利，手足厥冷，烦躁欲死，舌淡，脉沉细。

【方歌】吴茱萸汤人参枣，重用生姜温胃好，阳明寒呕少阴利，厥阴头痛皆能保。

175. 何人饮（《景岳全书》）

【组成】何首乌、人参、当归、陈皮、煨姜。

【功用】补气益血，祛邪截疟。

【主治】疟疾日久不愈，气血两虚，寒热时作，面色㿠白，精神委顿，倦怠乏力，舌质淡，脉细弱。

【方歌】何人饮内参归全，首乌陈皮煨姜添，截疟如神露一宿，气虚血少久疟痊。

176. 身痛逐瘀汤（《医林改错》）

【组成】秦艽、川芎、桃仁、红花、甘草、羌活、没药、当归、五灵脂、香附、牛膝、地龙。

【功用】活血行气，祛瘀通络，通痹止痛。

【主治】瘀血痹阻经络证。肩痛、臂痛、腰痛、腿痛，或周身疼痛，痛如针刺，经久不愈。

【方歌】身痛逐瘀膝桃红，归芎灵脂没地龙，香附秦艽羌活草，通络止痛力量雄。

177. 龟鹿二仙膏（《医便》）

【组成】鹿角、龟甲、人参、枸杞子。

【功用】滋阴填精，益气壮阳。

【主治】真元虚损，精血不足证。全身瘦削，阳痿遗精，两目昏花，腰膝酸软，久不孕育。本方为阴阳并补之常用方。以腰膝酸软，两目昏花，阳痿遗精为辨证要点。

【方歌】龟鹿二仙最守真，补人三宝气精神，人参枸杞和龟鹿，益寿延年实可珍。

178. 冷哮丸（《张氏医通》）

【组成】麻黄、川乌、细辛、牙皂、蜀椒、白矾、半夏曲、胆星、杏仁、紫菀、款冬花、生甘草、生姜。

【功用】散寒涤痰。

【主治】寒痰哮喘。背受寒邪，遇冷即发，咳嗽痰多，胸膈痞满，倚息不得卧。

【方歌】冷哮丸用麻乌辛，椒矾夏曲陈胆星，皂杏款菀生甘草，临卧姜汤须觅寻。

179. 羌活胜湿汤（《内外伤辨惑论》）

【组成】羌活、独活、川芎、蔓荆子、甘草、防风、藁本。

【功用】祛风胜湿止痛。

【主治】风湿犯表之痹证。肩背痛不可回顾，头痛身重，或腰脊疼痛，难以转侧，苔白，脉浮。本方为治疗风湿在表痹证之常用方。以头身重痛，或腰脊疼痛，苔白脉浮为辨证要点。

【方歌】羌活胜湿羌独芎，甘蔓藁本与防风，湿气在表头腰重，发汗升阳有奇功。

180. **沙参麦冬汤（《温病条辨》）**

【组成】沙参、麦冬、玉竹、桑叶、甘草、天花粉、生扁豆。

【功用】清养肺胃，生津润燥。

【主治】燥伤肺胃阴分证。症见咽干口燥，或身热，或干咳，舌红少苔，脉细数。

【方歌】沙参麦冬扁豆桑，玉竹甘花共合方，秋燥耗伤肺胃液，苔光干咳此堪尝。

181. **沙参清肺汤（验方）**

【组成】北沙参、黄芪、太子参、合欢皮、白及、桔梗、薏苡仁、甘草、冬瓜子。

【功用】养阴清肺。

【主治】哮喘，肺痈。

【方歌】沙参清肺冬瓜子，黄芪太子与白及，合欢甘草桔苡仁，主治肺痈恢复期。

182. **沉香散（《金匮翼》）**

【组成】沉香、石韦、滑石、当归、橘皮、白芍、冬葵子、甘草、王不留行。

【功用】利气疏导。

【主治】淋证（气淋实证）。小便涩滞，少腹满痛，苔薄白，脉沉弦。

【方歌】沉香散是气淋方，归芍石韦橘沉香，滑草冬葵留行子，少腹满痛尿涩康。

183. **良附丸（《良方集腋》）**

【组成】高良姜、香附。

【功用】行气疏肝，祛寒止痛。

【主治】气滞寒凝证。症见胃脘疼痛，胸胁胀闷，畏寒喜温，苔白脉弦，以及妇女痛经等。

【方歌】《良方集腋》良附丸，高良姜与香附在，行气疏肝祛寒痛，气滞寒凝胃痛安。

184. 启阳娱心丹（《辨证录》）

【组成】人参、远志、茯神、菖蒲、甘草、橘红、砂仁、柴胡、菟丝子、白术、酸枣仁、当归、白芍、山药、神曲。

【功用】益肾宁神。

【主治】抑郁忧闷，心包闭塞，阳痿不振，举而不刚。

【方歌】启阳娱心丹四君，归芍远志菖茯神，砂仁神曲山药橘，柴胡菟丝酸枣仁，启阳娱心平惊恐。

185. 启膈散（《医学心悟》）

【组成】沙参、茯苓、丹参、川贝、郁金、砂仁壳、荷叶蒂、杵头糠。

【功用】理气润肺，化痰降浊。

【主治】痰气交阻噎膈证。自觉吞咽梗塞不舒，胸病闷痛，口干咽燥，大便艰涩，舌红苔薄，脉弦滑。

【方歌】启膈贝茯郁沙丹，砂仁荷蒂杵糠攒，理气润燥化痰浊，痰气交阻噎膈安。

186. 补天大造丸（《医学心悟》）

【组成】人参、白术、当归、酸枣仁、黄芪、远志、白芍、山药、茯苓、枸杞子、紫河车、龟甲胶、鹿角胶、熟地黄。

【功用】补五脏虚损。

【主治】虚劳。气短乏力，食少神疲，心悸失眠，腰膝酸软，头晕目眩等。本方为补益虚损之常用方。以气短乏力，头晕心悸，腰膝酸软为辨证要点。

【方歌】补天大造治虚劳，参芪术归枣白芍，龟鹿用胶河车远，枸杞熟地苓山药。

187. 补中益气汤（《脾胃论》）

【组成】黄芪、人参、白术、炙甘草、当归、橘皮、升麻、柴胡。

【功用】补中益气，升阳举陷。

【主治】①脾胃气虚证。饮食减少，体倦肢软，少气懒言，面色萎黄，大便稀薄，脉虚软。②气虚下陷证。脱肛，子宫脱垂，久泻，久痢，崩漏等，伴气短乏力，舌淡，脉虚。③气虚发热证。身热自汗，渴喜热饮，气短乏力，舌淡，脉虚大无力。本方体现"甘温除热"法，为治疗气虚发热证及脾虚气陷证之代表方。以中气虚弱或清阳下陷，或慢性发热，症见少气乏力、面色㿠白、舌淡，脉虚软无力为辨证要点。

【方歌】补中益气芪术陈，升柴参草当归身，虚劳内伤功独擅，亦治阳虚外感因。

188. 补气运脾汤（《统旨方》）

【组成】人参、白术、茯苓、甘草、黄芪、陈皮、砂仁、半夏曲、生姜、大枣。

【功用】补气益脾。

【主治】气虚阳微噎膈证。

【方歌】补气运脾六君相，黄芪砂仁大枣姜，培补中州扶正气，和胃降逆疗效彰。

189. 补阳还五汤（《医林改错》）

【组成】黄芪、当归尾、赤芍、地龙、川芎、红花、桃仁。

【功用】补气活血通络。

【主治】气虚血瘀之中风。半身不遂，口眼㖞斜，语言謇涩，口角流涎，小便频数或遗尿不禁，舌暗淡，苔白，脉缓无力。本方为益气活血法之代表方，又是治疗中风后遗症之常用方。以半身不遂，口眼㖞斜，舌暗淡，苔白，脉缓无力为辨证要点。本方久服方能显效，故取效后多需继服，以巩固疗效，防止复发。方中生黄芪用量独重，宜先用小量（30~60g），效果不显者逐渐增量；原方活血祛瘀药用量较轻，可根据病情适当加量。

【方歌】补阳还五赤芍芎，归尾通经佐地龙，四两黄芪为主药，血中瘀滞用桃红。

190. 补肝汤（《医宗金鉴》）

【组成】当归、熟地黄、白芍、川芎、酸枣仁、木瓜、炙甘草。

【功用】养血柔肝，活血调经。

【主治】肝血不足。症见头目眩晕，少寐，月经量少，以及血不养筋，肢体麻木，小腿转筋。

【方歌】医宗金鉴补肝汤，四物枣仁草木瓜，血虚肢麻爪甲枯，益血养肝疗效夸。

191. 补肺汤（《永类钤方》）

【组成】人参、黄芪、熟地黄、五味子、紫菀、桑白皮。

【功用】补肺益气。

【主治】肺气虚证。面色㿠白，气短懒言，语声低微，畏风自汗，易于感冒，咳嗽无力，痰液清稀，舌苔薄白，脉细弱。

【方歌】补肺汤用人参芪，熟地五味桑白皮，紫菀化痰止咳嗽，肺气虚弱最相宜。

192. 补虚汤（《圣济总录》）

【组成】半夏、干姜、茯苓、甘草、厚朴、五味子、黄芪、陈皮。

【功用】温肺补气，燥湿化痰。

【主治】肺虚寒，咳嗽下利，少气。

【方歌】补虚汤中有二陈，干姜厚朴芪五味。

193. 附子理中丸（《太平惠民和剂局方》）

【组成】炮附子、人参、白术、炮姜、炙甘草。

【功用】温阳祛寒，补气健脾。

【主治】脾胃虚寒较甚，或脾肾阳虚证。症见脘腹疼痛，下利清谷，恶心呕吐，畏寒肢冷，或霍乱吐利转筋等。

【方歌】理中丸主理中乡，甘草人参术干姜，呕利腹痛阴寒盛，或加附子总扶阳。

194. 附子理苓汤（《内经拾遗》）

【组成】附子、干姜、人参、白术、猪苓、泽泻、茯苓、桂枝、甘草。由五苓散（白术、泽泻、猪苓、茯苓、桂枝）合理中汤（人参、干姜、白术、炙甘草）加附子（炮）组成。

【功用】温阳健脾，化气利水。

【主治】鼓胀脾肾阳虚证。腹部胀满如蛙腹，朝宽暮急，面色萎黄，脘闷纳差，神疲乏力，肢冷浮肿，舌质淡白，脉沉细无力。

【方歌】附子理苓是复方，五苓加入理中汤，更益炮附温脾肾，阳虚鼓胀服之康。

195. 妙香散（《太平惠民和剂局方》）

【组成】人参、黄芪、山药、甘草、茯神、茯苓、远志、辰砂、木香、桔梗、麝香。

【功用】补益气血，安神镇心。

【主治】心气不足之惊悸，失眠，盗汗，血汗，舌衄，黄疸，遗精，溺血，淋浊；妇女带下，产后谵狂，恶露不尽等。

【方歌】妙香山药与参芪，甘桔二茯远志随，少佐辰砂木香麝，惊悸郁结梦中遗。

196. 纯阳正气丸（《中国药典》2015 年版）

【组成】广藿香、半夏（制）、青木香、陈皮、丁香、肉桂、苍术、白术、茯苓、朱砂、硝石（精制）、硼砂、雄黄、金礞石（煅）、麝香、冰片。

【功用】温中散寒。

【主治】暑天感寒受湿，腹痛吐泻，胸膈胀满，头痛恶寒，肢体酸重。

【方歌】纯阳正气冰藿香，陈皮半夏白术苍，木香丁桂茯苓入，朱硼硝雄礞麝香。

八　画

197. 青娥丸（《太平惠民和剂局方》）

【组成】补骨脂、杜仲、胡桃肉、大蒜头。

【功用】补肾强腰。

【主治】肾虚腰痛证。腰部疼痛，腰膝无力，劳后更甚，卧则减轻，舌淡，脉细弱。

【方歌】青娥补肾又强腰，药用杜仲与胡桃，补骨脂同大蒜子，腰膝酸软疼痛消。

198. 青麟丸（《中药成方配本》）

【组成】大黄、黄柏、黄芩、猪苓、赤苓、泽泻、木通、车前子、薏苡仁、萆薢、生侧柏、玄参、陈皮、薄荷、制香附。

【功用】清腑缓下。

【主治】燥热不甚，通而不爽之热秘证。

【方歌】《成方配本》青麟丸，大黄芩柏猪茯苓，泽泻木通车前子，薏苡萆薢侧柏陈，玄参薄荷制香附，清腑缓下治热秘。

199. 苓甘五味姜辛汤（《金匮要略》）

【组成】茯苓、甘草、五味子、干姜、细辛。

【功用】温肺化饮。

【主治】寒饮咳嗽。咳嗽痰多，清稀色白，胸膈痞满，舌苔白滑，脉弦滑。本方为治疗寒饮咳嗽之常用方。以咳嗽痰稀色白，舌苔白滑，脉弦滑为辨证要点。

【方歌】苓甘五味姜辛汤，温肺化饮常用方，半夏杏仁均可加，寒痰水饮咳嗽康。

200. 苓桂术甘汤（《金匮要略》）

【组成】茯苓、桂枝、白术、甘草。

【功用】温阳化饮，健脾利水。

【主治】中阳不足之痰饮。胸胁支满，目眩心悸，或短气而咳，舌苔白滑，脉弦滑或沉紧。本方为治疗中阳不足痰饮病之代表方。以胸胁支满，目眩心悸，舌苔白滑为辨证要点。

【方歌】苓桂术甘化饮剂，温阳化饮又健脾，饮邪上逆胸胁满，水饮下行悸眩去。

201. 转呆丹（《辨证录》）

【组成】人参、白芍、当归、半夏、柴胡、生枣仁、附子、石菖蒲、神曲、茯神、天花粉、柏子仁。

【功用】补心肝气血，祛痰开窍。

【主治】呆病。终日闭户独居，口中喃喃，多不可解，将自己衣服用针线密缝，与之饮食，时用时不用，尝数日不食，而不呼饥，见炭最喜食之。

【方歌】辨证录有转呆丹，归芍柴夏参枣仁，附子菖蒲茯神曲，再配天花柏子仁。

202. 虎潜丸（《丹溪心法》）

【组成】黄柏、龟甲、知母、熟地黄、陈皮、白芍、锁阳、虎骨（用豹骨或狗骨代）、干姜。

【功用】滋阴降火，强壮筋骨。

【主治】肝肾不足，阴虚内热，腰膝酸软，筋骨痿弱，腿足消瘦，步履乏力，舌红少苔，脉细弱等症。

【方歌】虎潜足痿是神方，虎胫陈皮锁阳匿，知柏干姜龟地芍，滋阴降火筋骨壮。

203. 知柏地黄丸（《医宗金鉴》）

【组成】知母、熟地黄、黄柏、山茱萸、山药、牡丹皮、茯苓、泽泻。

【功用】滋阴降火。

【主治】肝肾阴虚，虚火上炎证。症见头目昏眩，耳鸣耳聋，虚火牙痛，五心烦热，腰膝酸痛，血淋尿痛，遗精梦泄，骨蒸潮热，盗汗颧红，咽干口燥，舌质红，脉细数。

【方歌】《金鉴》知柏地黄丸，熟地山药山茱萸，茯苓丹皮与泽泻，滋阴降火虚火炎。

204. 金匮肾气丸（《金匮要略》）

【组成】桂枝、附子、干地黄、山茱萸、山药、茯苓、牡丹皮、泽泻。

【功用】补肾助阳，化生肾气。

【主治】肾阳气不足证。腰痛脚软，身半以下常有冷感，少腹拘急，小便不利，或小便反多，入夜尤甚，阳痿早泄，舌淡而胖，脉虚弱，尺部沉细；以及痰饮，水肿，消渴，脚气，转胞等。

【方歌】《金匮》肾气治肾虚，熟地怀药及山萸，丹皮苓泽加桂附，引火归原热下趋。

205. 金铃子散（《素问病机气宜保命集》）

【组成】川楝子、延胡索。

【功用】疏肝泄热，活血止痛。

【主治】肝郁化火证。胸腹、胁肋、脘腹诸痛，或痛经、疝气痛，时发时止，口苦，舌红苔黄，脉弦数。

【方歌】金铃子散止痛方，玄胡酒调效更强，疏肝泄热行气血，心腹胸胁痛经良。

206. 金锁固精丸（《医方集解》）

【组成】沙苑子、芡实、莲子、莲须、煅龙骨、煅牡蛎。

【功用】补肾涩精。

【主治】肾虚不固之遗精。遗精滑泄，腰疼耳鸣，四肢酸软，神疲乏力，舌淡苔白，脉细弱。

【方歌】金锁固精芡莲须，龙骨蒺藜牡蛎需，莲粉糊丸盐汤下，涩精秘气滑遗无。

207. 炙甘草汤（《伤寒论》）

【组成】炙甘草、生姜、桂枝、人参、生地黄、阿胶、麦冬、火麻仁、大枣。

【功用】滋阴养血，益气温阳，复脉定悸。

【主治】①阴血不足，阳气虚弱证。脉结代，心动悸，虚羸少气，舌光少苔，或质干而瘦小者。②虚劳肺痿。咳嗽，涎唾多，形瘦短气，虚烦不眠，自汗盗汗，咽干舌燥，大便干结，脉虚数。本方为治气血阴阳虚损证之常用方。以虚羸少气，心动悸，脉结代为辨证要点。

【方歌】炙甘草汤参姜桂，麦冬生地火麻仁，大枣阿胶加酒服，虚劳肺痿效如神。

208. 河车大造丸（《扶寿精方》）

【组成】紫河车、熟地黄、杜仲、天冬、麦冬、龟甲、黄柏、牛膝。

【功用】滋补肝肾。

【主治】真元虚弱，精血衰少所致的眩晕证、失眠证。

【方歌】河车大造龟甲膝，熟地二冬杜仲柏，五味锁阳当归入，肾虚精亏滋肝肾。

209. 泻心汤（《金匮要略》）

【组成】大黄、黄连、黄芩。

【功用】泻火解毒，燥湿泄痞。

【主治】邪火内炽、迫血妄行所致之吐血、衄血等；或湿热内蕴之黄疸，见胸痞烦热；或积热上冲而致目赤且肿，口舌生疮；或外科疮疡，心胸烦热，大便干结等。

【方歌】《金匮要略》泻心汤，大黄芩连泻火毒，燥湿泄痞效堪夸。

210. 泻白散（《小儿药证直诀》）

【组成】桑白皮、地骨皮、炙甘草、粳米。

【功用】清泻肺热，止咳平喘。

【主治】肺热喘咳证。气喘咳嗽，皮肤蒸热，日晡尤甚，舌红苔黄，脉细数。本方为治疗肺有伏火、郁热喘咳之常用方。以咳喘气急，皮肤蒸热，舌红苔黄，脉细数为辨证要点。

【方歌】泻白桑皮地骨皮，甘草粳米四般宜，参茯知芩皆可入，肺热喘嗽此方施。

211. 定喘汤（《摄生众妙方》）

【组成】白果、麻黄、桑白皮、款冬花、半夏、杏仁、苏子、黄芩、甘草。

【功用】宣降肺气，清热化痰。

【主治】痰热内蕴，风寒外束之哮喘。咳喘痰多气急，痰稠色黄，或微恶风寒，舌苔黄腻，脉滑数。本方是治疗痰热内蕴，风寒外束之哮喘的常用方。以咳喘气急，痰多色黄，苔黄腻，脉滑数为辨证要点。

【方歌】定喘白果与麻黄，款冬半夏白皮桑，苏杏黄芩兼甘草，肺寒膈热喘哮尝。

212. 定痫丸（《医学心悟》）

【组成】天麻、川贝母、半夏、茯苓、茯神、胆南星、石菖蒲、全蝎、甘草、僵蚕、真琥珀、陈皮、远志、丹参、麦冬、辰砂、生姜、竹沥。由二陈汤（半夏、陈皮、茯苓、甘草）加天麻、僵蚕、全蝎、竹沥、生姜汁、菖蒲、远志、茯神、麦冬、辰砂、丹参、胆南星、川贝、琥珀组成。

【功用】涤痰息风，开窍定痫。

【主治】痰热内扰。男女小儿痫证，忽然发作，眩仆倒地，不省高下，甚则瘈疭抽掣，目斜口歪，痰涎直流，叫喊作声。亦可用于癫狂。

【方歌】定痫丸用二陈汤，天麻蚕蝎竹沥姜，菖志茯神麦冬辰，丹参南星贝琥尝。

213. 实脾饮（《济生方》）

【组成】厚朴、白术、木瓜、木香、草果仁、大腹子、附子、白茯苓、干姜、甘草、生姜、大枣。

【功用】温阳健脾，行气利水。

【主治】脾肾阳虚，水气内停之阴水。身半以下肿甚，手足不温，口中不渴，胸腹胀满，大便溏薄，舌苔白腻，脉沉弦而迟。

【方歌】实脾苓术与木瓜，甘草木香大腹加，草果姜附兼厚朴，虚寒阴水效堪夸。

214. 建瓴汤（《医学衷中参西录》）

【组成】怀山药、怀牛膝、生赭石、生龙骨、生牡蛎、生地黄、生白芍、柏子仁。

【功用】镇肝息风，滋阴安神。

【主治】肝阳上亢证。症见头目眩晕，耳鸣目胀，心悸健忘，烦躁不宁，失眠多梦，脉弦长而硬。

【方歌】建瓴汤用生山药，牛膝赭石生杭芍，龙牡生地柏子仁，育阴潜阳奏奇效。

215. 降脂减肥饮（《内分泌疾病辨病专方治疗》）

【组成】党参、熟地黄、茯苓、白术、车前子、泽泻、丹参、山药、何首乌、山楂、猪苓、大黄、炒枳壳。

【功用】健脾益气，利水活血，下气消食。

【主治】脾虚湿滞证。

【方歌】降脂减肥饮熟地，参苓术车药丹参，猪苓泽泻首乌楂，大黄枳壳共煎尝。

216. 参苏饮（《太平惠民和剂局方》）

【组成】人参、紫苏叶、葛根、前胡、半夏、茯苓、甘草、桔梗、枳壳、木香、陈皮、生姜、大枣。

【功用】益气解表，理气化痰。

【主治】气虚外感，内有痰湿证。恶寒发热，无汗，头痛鼻塞，咳嗽痰白，胸脘满闷，倦怠无力，气短懒言，苔白脉弱。

【方歌】参苏饮内用陈皮，枳壳前胡半夏宜，干葛木香甘桔茯，内伤外感此方推。

217. 参附龙牡汤（验方）

【组成】人参、制附子、龙骨、牡蛎、生姜、大枣。

【功用】敛汗、潜阳，扶正固脱。

【主治】阴阳俱竭，阳越于上，汗出肢冷，面色浮红，脉虚数或浮大无根者。

【方歌】参附龙牡汤姜枣，敛汗潜阳扶正脱。

218. 参附汤（《济生方》）

【组成】人参、炮附子、生姜。

【功用】益气回阳固脱。

【主治】阳气暴脱证。症见四肢厥逆，冷汗淋漓，呼吸微弱，脉微欲绝。

【方歌】济生方有参附汤，生姜益气固阳脱，主治阳气暴脱证。

219. 参苓白术散（《太平惠民和剂局方》）

【组成】莲子肉、薏苡仁、砂仁、桔梗、白扁豆、茯苓、人参、甘草、白术、山药、大枣。

【功用】益气健脾，渗湿止泻。

【主治】脾虚湿盛证。饮食不化，胸脘痞闷，肠鸣泄泻，四肢乏力，形体消瘦，面色萎黄，舌淡苔白腻，脉虚缓。亦可用治肺脾气虚，痰湿咳嗽。本方为健脾渗湿止泻之常用方。以气短乏力，肠鸣泄泻，舌淡苔腻，脉虚缓为辨证要点。

【方歌】参苓白术扁豆陈，山药甘莲砂薏仁，桔梗上浮兼保肺，枣汤调服益脾神。

220. 参蛤散（《济生方》）

【组成】人参、蛤蚧。

【功用】补肺肾，定喘嗽。

【主治】肺肾两虚之咳喘气促、言语无力、声音低微者。

【方歌】济生方存参蛤散，补肺肾以定喘嗽，肺肾两虚咳喘平。

221. 驻车丸（《备急千金要方》）

【组成】黄连、炮姜、当归、阿胶。

【功用】清热燥湿，养阴止痢。

【主治】久痢赤白，休息痢。便下脓血，赤白相兼，或时作时止，里急后重，腹痛绵绵，心中烦热，舌红少苔，脉细数。

【方歌】驻车丸用姜二两，当归阿胶各三两，六两黄连重一般，阴虚久痢奏效良。

九　画

222. 春泽汤（《医方集解》）

【组成】白术、桂枝、猪苓、泽泻、茯苓、人参。

【功用】升清降浊。

【主治】中气不足癃闭证。小腹坠胀，排尿不畅，神疲乏力，舌淡苔薄白，脉象细弱。

【方歌】春泽汤治小便涩，参桂二苓白术泽，气虚癃闭尿难出，升清降浊除疾厄。医方集解春泽汤，五苓散加人参方。

223. 荆防败毒散（《摄生众妙方》）

【组成】荆芥、防风、茯苓、独活、柴胡、前胡、川芎、枳壳、羌活、桔梗、甘草。

【功用】发汗解表，消疮止痛。

【主治】疮肿初起。症见红肿疼痛，恶寒发热，无汗不渴，舌苔薄白，脉浮数。

【方歌】荆防败毒专祛邪，羌独柴前枳壳加，桔梗川芎茯苓草，邪正俱实服之佳。

224. 茜根散（《济生方》）

【组成】茜根、黄芩、阿胶、侧柏叶、生地黄、炙甘草。

【功用】滋阴降火，凉血止血。

【主治】阴虚火旺出血证。肌肤斑点淡红，或时有齿衄，鼻衄，女子月经过多等。

【方歌】茜根散是济生方，茜根侧柏生地黄，阿胶黄芩炙甘草，阴虚火旺血证尝。

225. 茵陈五苓散（《金匮要略》）

【组成】茵陈蒿、桂枝、茯苓、白术、泽泻、猪苓。

【功用】利湿退黄。

【主治】湿热黄疸，湿重于热，小便不利者。

【方歌】疸病传来两解方，茵陈末入五苓尝，五苓五分专行水，十分茵陈却退黄。

226. 茵陈术附汤（《医学心悟》）

【组成】茵陈蒿、白术、附子、干姜、炙甘草、肉桂。

【功用】温阳利湿。

【主治】阴黄。身冷，脉沉细，小便自利。

【方歌】心悟茵陈术附汤，肉桂干姜炙甘草。

227. 茵陈四苓散（《杏苑生春》）

【组成】茵陈蒿、茯苓、白术、泽泻、猪苓、栀子。

【功用】清热除湿，利胆退黄。

【主治】发黄，渴饮水浆，小便亦少。

【方歌】杏苑茵陈四苓散，二苓白术泽泻栀。

228. 茵陈蒿汤（《伤寒论》）

【组成】茵陈蒿、栀子、大黄。

【功用】清热利湿退黄。

【主治】黄疸阳黄。一身面目俱黄，黄色鲜明，发热，无汗或但头汗出，口渴欲饮，恶心呕吐，腹微满，小便短赤，大便不爽或秘结，舌红苔黄腻，脉沉数或滑数有力。本方为治疗黄疸阳黄之代表方。以一身面目俱黄，黄色鲜明，舌苔黄腻，脉沉数或滑数有力为辨证要点。

【方歌】茵陈蒿汤治疸黄，阴阳寒热细推详，阳黄大黄栀子入，阴黄附子与干姜。

亦有不用茵陈者，加草柏皮栀子汤。

229. 枳术丸（《内外伤辨惑论》）

【组成】枳实、白术。

【功用】健脾消痞。

【主治】脾虚气滞，饮食停积。症见胸脘痞满，不思饮食，舌淡苔白，脉弱。

【方歌】辨惑论之枳术丸，白术六十枳三十。

230. 枳实导滞丸（《内外伤辨惑论》）

【组成】大黄、枳实、神曲、茯苓、黄芩、黄连、白术、泽泻。

【功用】消食导滞，清热祛湿。

【主治】湿热食积证。脘腹胀痛，大便秘结，或下痢泄泻，小便短赤，舌苔黄腻，脉沉有力。本方为治疗湿热食积证之常用方。以脘腹胀满，泻痢或便秘，苔黄腻，脉沉有力为辨证要点。

【方歌】枳实导滞首大黄，芩连曲术茯苓襄，泽泻蒸饼糊丸服，湿热积滞力能攘。

231. 枳实消痞丸（《兰室秘藏》）

【组成】干生姜、炙甘草、麦芽曲、白茯苓、白术、半夏曲、人参、厚朴、枳实、黄连。

【功用】行气消痞，健脾和胃。

【主治】脾虚气滞，寒热互结证。心下痞满，不欲饮食，倦怠乏力，舌苔腻而微黄，脉弦。本方为治疗脾虚气滞，寒热互结之心下痞满证的常用方。以心下痞满，食少倦怠，苔腻微黄为辨证要点。

【方歌】枳实消痞四君全，麦芽夏曲朴姜连，蒸饼糊丸消积满，清热破结补虚痊。

232. 枳实薤白桂枝汤（《金匮要略》）

【组成】枳实、厚朴、薤白、桂枝、瓜蒌。

【功用】通阳散结，祛痰下气。

【主治】胸痹。症见气结在胸，胸满而痛，甚或气从胁下上逆抢心，舌苔白腻，脉沉弦或紧。

【方歌】枳实薤白桂枝汤，厚朴瓜蒌合成方，通阳散结消痞满，胸痹气冲宜煎尝。

233. 栀子大黄汤（《金匮要略》）

【组成】栀子、大黄、枳实、香豉。

【功用】清热除烦，兼缓下。

【主治】酒黄疸，心中懊憹或热痛。

【方歌】栀子大黄汤枳豉。

234. 栀子柏皮汤（《金匮要略》）

【组成】栀子、甘草、黄柏。

【功用】清热利湿。

【主治】黄疸，热重于湿证。症见身热，发黄，心烦懊憹，口渴，苔黄。

【方歌】茵陈蒿汤治阳黄，栀子大黄组成方，栀子柏皮加甘草，茵陈四逆治阴黄。

235. 栀子清肝汤（《类证治裁》）

【组成】栀子、丹皮、柴胡、当归、白芍、茯苓、川芎、牛蒡子。

【功用】清泄肝火。

【主治】瘿病肝火旺盛证。颈前肿块柔软，性情急躁易怒，口苦心烦，怕热，易汗出，面部烘热，眼球突出，手足颤抖，舌红苔薄黄，脉弦数。

【方歌】栀子清肝柴牡丹，归芎苓芍牛蒡子，肝经郁热瘰疬瘿肿，心烦易怒服之安。

236. 厚朴温中汤（《内外伤辨惑论》）

【组成】厚朴、橘皮、炙甘草、草豆蔻仁、茯苓、木香、干姜。

【功用】行气除满，温中燥湿。

【主治】脾胃气滞寒湿证。脘腹胀满或疼痛，不思饮食，舌苔白腻，脉沉弦。

【方歌】厚朴温中陈草苓，干姜草蔻木香停，煎服加姜治腹痛，虚寒胀满用皆灵。

237. 轻身降脂乐（《内分泌疾病辨病专方治疗》）

【组成】何首乌、黄芪、夏枯草、冬瓜皮。

【功用】清热利湿，益气养阴，滋补肝肾。

【主治】食欲亢进，便秘，口干，口苦，肢肿，倦怠无力，舌红苔黄等气阴两虚，胃火偏甚的肥胖病人。

【方歌】轻身降脂乐首乌，黄芪夏枯草冬瓜。

238. 星蒌承气汤（《实用中医内科学》）

【组成】胆南星、全瓜蒌、生大黄、芒硝。

【功用】化痰通腑。

【主治】中风病痰热腑实证。

【方歌】星蒌承气汤硝黄，化痰通腑可用方。

239. 胃苓汤（《丹溪心法》）

【组成】茯苓、猪苓、泽泻、白术、桂枝、苍术、陈皮、厚朴、甘草、生姜、大枣。五苓散合平胃散名胃苓汤。

【功用】祛湿和胃，行气利水。

【主治】夏秋之间，脾胃伤冷，水谷不分，泄泻如水，以及水肿、腹胀、小便不利者。本方燥湿与利湿合用，作用于中下二焦。

【方歌】胃苓汤是谓复方，平胃五苓合成汤，奇之不去则偶之，停饮挟食保泰康。

240. 香苏散（《太平惠民和剂局方》）

【组成】香附、紫苏叶、陈皮、甘草。

【功用】疏散风寒，理气和中。

【主治】外感风寒，气郁不舒证。恶寒身热，头痛无汗，胸脘痞闷，不思饮食，舌苔薄白，脉浮。

【方歌】香苏散内草陈皮，疏散风寒又理气，外感风寒兼气滞，寒热无汗胸脘痞。

241. 香附旋覆花汤（《温病条辨》）

【组成】生香附、旋覆花、苏子霜、广皮、半夏、伏苓、薏苡仁。

【功用】理气和络。

【主治】痰饮络气不和证。胸胁刺痛，或闷咳不已，阴雨天更甚，病侧胸廓变形，苔薄白，脉弦紧或弦滑。

【方歌】吴瑭香附旋覆汤，苓夏橘苡苏子霜，理气和络祛痰湿，痰饮胁痛服之康。

242. 香砂六君子汤（《医方集解》）

【组成】木香、砂仁、陈皮、半夏、人参、白术、茯苓、炙甘草。

【功用】益气化痰，行气温中。

【主治】脾胃气虚，痰阻气滞证。症见呕吐痞闷，不思饮食，脘腹胀痛，消瘦倦怠，或气虚肿满等。

【方歌】《集解》香砂六君子，益气化痰行气中，脾胃气虚痰气阻，呕吐痞闷不思食。

243. 复元活血汤（《医学发明》）

【组成】柴胡、瓜蒌根、当归、红花、甘草、穿山甲、大黄、桃仁。

【功用】活血祛瘀，疏肝通络。

【主治】跌打损伤，瘀血阻滞证。胁肋瘀肿，痛不可忍。

【方歌】复元活血汤柴胡，花粉当归山甲入，桃仁红花大黄草，损伤瘀血酒煎祛。

244. 保元汤（《博爱心鉴》）

【组成】人参、黄芪、肉桂、甘草、生姜。

【功用】益气温阳。

【主治】虚损劳怯，元气不足证。症见倦怠乏力，少气畏寒，以及小儿痘疮，阳虚顶陷，不能发起灌浆者。

【方歌】保元补益总偏温，桂草参芪四味存，男妇虚劳幼科痘，持纲三气妙难言。

245. 保和丸（《丹溪心法》）

【组成】山楂、神曲、半夏、茯苓、陈皮、连翘、莱菔子。

【功用】消食化滞，理气和胃。

【主治】食积证。脘腹痞满胀痛，嗳腐吞酸，恶食呕逆，或大便泄泻，舌苔厚腻，脉滑。

【方歌】保和神曲与山楂，苓夏陈翘菔子加，曲糊为丸麦汤下，亦可方中用麦芽。

246. 保真汤（《十药神书》）

【组成】人参、黄芪、白术、甘草、赤茯苓、白茯苓、五味子、当归、生地黄、熟地黄、天冬、麦冬、赤芍、白芍、柴胡、厚朴、地骨皮、黄柏、知母、莲心、陈皮、生姜、大枣。

【功用】益气养阴。

【主治】肺痨气阴耗伤证。咳嗽无力，气短声低，咳痰稀白，偶有咳血，其色淡红，午后潮热，畏风怕冷，自汗或盗汗，纳少便溏，面色㿠白，苔薄，脉细弱。

【方歌】保真汤用八珍裁，去芎加朴味陈柴，三地二冬芪二芍，知柏莲心姜枣排。

247. 独参汤（《景岳全书》）

【组成】人参。

【功用】大补元气。

【主治】诸虚气弱危急者。

【方歌】《景岳全书》独参汤，大补元气救危急。

248. 独活寄生汤（《备急千金要方》）

【组成】独活、桑寄生、秦艽、防风、细辛、当归、芍药、川芎、干地黄、杜仲、牛膝、人参、茯苓、甘草、桂心。

【功用】祛风湿，止痹痛，益肝肾，补气血。

【主治】痹证日久，肝肾两虚，气血不足证。腰膝疼痛，肢节屈伸不利，或麻木不仁，畏寒喜温，心悸气短，舌淡苔白，脉细弱。

【方歌】独活寄生艽防辛，芎归地芍桂苓均，杜仲牛膝人参草，冷风顽痹屈能伸。

249. 养心汤（《证治准绳》）

【组成】黄芪、茯苓、茯神、当归、川芎、炙甘草、半夏曲、柏子仁、酸枣仁、远志、五味子、人参、肉桂。

【功用】补益气血，养心安神。

【主治】气血不足，心神不宁证。神思恍惚，心悸易惊，失眠健忘，舌淡苔白，脉细弱。

【方歌】养心汤用草芪参，二茯芎归柏子寻，夏曲远志兼桂味，再加酸枣总宁心。

250. 养阴清肺汤（《重楼玉钥》）

【组成】生地黄、麦冬、玄参、生甘草、薄荷、川贝母、牡丹皮、白芍。

【功用】养阴清肺，解毒利咽。

【主治】阴虚肺燥之白喉。喉间起白如腐，不易拭去，咽喉肿痛，初期或发热或不发热，鼻干唇燥，或咳或不咳，呼吸有声，似喘非喘，脉数无力或细数。

【方歌】养阴清肺是妙方，玄参草芍冬地黄，薄荷贝母丹皮入，时疫白喉急煎尝。

251. 洗心汤（《辨证录》）

【组成】人参、甘草、半夏、陈皮、石菖蒲、附子、茯神、枣仁、神曲。

【功用】化痰开窍，通阳扶正。

【主治】肝郁气滞，痰浊壅积，致患呆病，终日不言不语，不思饮食，忽歌忽笑，洁秽不分，亲疏不辨者。

【方歌】辨证录有洗心汤，陈夏参草附子菖，茯神枣仁又神曲，化痰开窍治呆病。

252. 济川煎（《景岳全书》）

【组成】当归、牛膝、肉苁蓉、泽泻、升麻、枳壳。

【功用】温肾益精，润肠通便。

【主治】肾虚便秘。大便秘结，小便清长，腰膝酸冷，舌淡苔白，脉沉迟。

【方歌】济川归膝肉苁蓉，泽泻升麻枳壳从，肾虚精亏肠中燥，寓通于补法堪宗。

253. 济生肾气丸（《济生方》）

【组成】熟地黄、山茱萸、牡丹皮、山药、茯苓、泽泻、官桂、附子、川牛膝、车前子。

【功用】温补肾阳，利水消肿。

【主治】肾阳不足，水湿上泛，腰重脚肿，小便不利等症。

【方歌】济生肾气熟地黄，药萸苓泽丹皮匡，牛膝车前与桂附，补肾利水膝跗康。

254. 神仙解语丹（《妇人大全良方》）

【组成】白附子、石菖蒲、远志、天麻、全蝎、羌活、白僵蚕、胆南星、木香、辰砂。

【功用】活血化瘀、熄风、化痰、开窍。

【主治】中风不语证。症见心脾经受风，言语謇涩，舌强不转，涎唾溢盛。

【方歌】神仙解语用天麻，远志菖蒲白附佳，僵蚕全蝎南星配，羌活木香与辰砂。

255. 神犀丹（《温热经纬》）

【组成】犀角（用水牛角代）、石菖蒲、黄芩、生地黄、银花、金汁、连翘、板蓝根、香豉、玄参、花粉、紫草。

【功用】清热开窍，凉血解毒。

【主治】温热暑疫，邪入营血，高热，神昏谵语，斑色紫黑，口咽糜烂，目赤烦躁，舌紫绛等症。

【方歌】神犀丹内犀玄参，银翘金汁地蓝根，花粉紫草芩菖豉，凉血清热效如神。

十　画

256. 秦艽鳖甲散（《卫生宝鉴》）

【组成】地骨皮、柴胡、鳖甲、秦艽、知母、青蒿、乌梅、当归。

【功用】清热除蒸，滋阴养血。

【主治】阴亏血虚，风邪传里化热之风劳病。症见骨蒸盗汗，肌肉消瘦，唇红颊赤，气粗，困倦，舌红少苔，脉细数。

【方歌】秦艽鳖甲治风劳，地骨柴胡及青蒿，当归知母乌梅合，止嗽除蒸敛汗高。

257. 真人养脏汤（《太平惠民和剂局方》）

【组成】人参、当归、白术、肉豆蔻、肉桂、炙甘草、白芍、木香、诃子、罂粟壳。

【功用】涩肠固脱，温补脾肾。

【主治】久泻久痢、脾肾虚寒证。大便滑脱不禁，甚则脱肛坠下，腹痛喜温喜按，或下痢赤白，或便脓血，里急后重，日夜无度，不思饮食，舌淡苔白，脉沉迟细。

【方歌】真人养脏诃粟壳，肉蔻当归桂木香，术芍参甘为涩剂，脱肛久痢早煎尝。

258. 真武汤（《伤寒论》）

【组成】茯苓、芍药、生姜、炮附子、白术。

【功用】温阳利水。

【主治】①阳虚水泛证。小便不利，四肢沉重疼痛，浮肿，腰以下为甚，畏寒肢冷，腹痛，下利，或咳，或呕，舌淡胖，苔白滑，脉沉细。②太阳病发汗太过，阳虚水泛证。汗出不解，其人仍发热，心下悸，头眩，身瞤动，振振欲擗地。

【方歌】真武汤壮肾中阳，茯苓术芍附生姜，少阴腹痛有水气，悸眩瞤惕保安康。

259. 桂枝甘草龙骨牡蛎汤（《伤寒论》）

【组成】桂枝、炙甘草、龙骨、牡蛎。

【功用】潜镇安神，温通心阳。

【主治】心阳虚损，神志不安证。心悸怔忡，失眠多梦，烦躁不安，面色㿠白，舌质淡胖嫩，苔白滑，脉弱；或见胸闷气短，畏寒肢冷，自汗乏力，面唇青紫，舌质紫暗，脉结或代等。

【方歌】桂甘龙骨牡蛎汤，温补镇摄潜心阳，心阳不足烦躁证，服之神安躁悸康。

260. 桂枝芍药知母汤（《金匮要略》）

【组成】桂枝、芍药、炙甘草、麻黄、生姜、白术、知母、防风、炮附子。

【功用】祛风除湿，通阳散寒，佐以清热。

【主治】诸肢节疼痛，身体尪羸。

【方歌】桂枝芍药知母汤，甘草生姜与麻黄，白术防风炮附子，寒热错杂此方良。

261. 桂枝茯苓丸（《金匮要略》）

【组成】桂枝、茯苓、芍药、丹皮、桃仁。

【功用】活血化瘀，缓消癥块。

【主治】瘀阻胞宫证。妇人素有癥块，妊娠漏下不止，或胎动不安，血色紫黑晦暗，腹痛拒按，或经闭腹痛，或产后恶露不尽而腹痛拒按者，舌质紫暗或有瘀点，脉沉涩。本方为缓消癥块法之代表方。以少腹宿有癥块，腹痛拒按，或下血色晦暗而夹有瘀块，舌质紫暗，脉沉涩为辨证要点。

【方歌】《金匮》桂枝茯苓丸，芍药桃仁和牡丹，等分为末蜜丸服，活血化瘀癥块散。

262. 栝蒌薤白半夏汤（《金匮要略》）

【组成】瓜蒌、薤白、半夏、白酒。

【功用】通阳散结，祛痰宽胸。

【主治】胸痹而痰浊较甚，胸痛彻背，不能安卧者。

【方歌】瓜蒌薤白加白酒，胸痛彻背此方优，再加半夏化痰结，功力又更胜一筹。

263. 栝蒌桂枝汤 (《金匮要略》)

【组成】栝蒌根、桂枝、芍药、甘草、生姜、大枣。

【功用】发散风寒，解肌舒筋。

【主治】太阳病，其证备，身体强，几几然，脉反沉迟，此为痉。

【方歌】金匮栝蒌桂枝汤，桂枝汤方加瓜蒌。

264. 桃仁红花煎 (《陈素庵妇科补解》)

【组成】红花、当归、桃仁、香附、延胡索、赤芍、川芎、乳香、丹参、青皮、生地黄。

【功用】活血化瘀，理气通络。

【主治】妇人月水不通，属瘀血者，小腹时时作痛，或少腹板急。或心脉痹阻证。

【方歌】桃仁红花赤生地，理气青皮乳香附，祛瘀丹参和延胡，归芎加入心瘀除。

265. 桃红四物汤 (《医宗金鉴》)

【组成】桃仁、红花、当归、白芍、熟地黄、川芎。

【功用】养血活血。

【主治】血虚兼血瘀证。症见妇女经期超前，血多有块，色紫稠黏，腹痛等。

【方歌】《金鉴》桃红四物汤，养血活血血虚瘀。

266. 桃红饮 (《类证治裁》)

【组成】桃仁、红花、川芎、当归尾、威灵仙。

【功用】活血通络，祛风除湿。

【主治】痹证痰瘀痹阻型。痹证日久不愈，关节肿大强直，或呈畸形，屈伸不利，苔白腻，脉细涩。

【方歌】桃红饮用五药煎，桃红归芎威灵仙，活血通络除风湿，痰瘀痹阻疼痛拈。

267. 桃花汤（《伤寒论》）

【组成】赤石脂、干姜、粳米。

【功用】涩肠止痢，温中散寒。

【主治】虚寒痢。下痢不止，或滑脱不禁，便脓血，色暗，腹痛喜温喜按，舌淡苔白，脉迟弱或微细。

【方歌】桃花汤用石脂宜，粳米干姜共用之，为涩虚寒少阴利，热邪滞下切难施。

268. 桃核承气汤（《伤寒论》）

【组成】桃仁、大黄、芒硝、甘草、桂枝。

【功用】逐瘀泻热。

【主治】下焦蓄血证。少腹急结，小便自利，至夜发热，其人如狂，甚则谵语烦躁；以及血瘀经闭，痛经，脉沉实而涩者。因本方为破血下瘀之剂，故孕妇禁用。

【方歌】桃仁承气五般奇，甘草硝黄并桂枝，热结膀胱少腹胀，如狂蓄血最相宜。

269. 柴芍乌苓汤（《内分泌疾病辨病专方治疗》）

【组成】柴胡、白芍、乌梅、茯苓、荷叶、泽泻。

【功用】疏肝解郁，健脾升清。

【主治】肥胖属肝郁气滞型者。

【方歌】柴芍乌苓汤菏泽。

270. 柴胡桂枝干姜汤（《伤寒论》）

【组成】柴胡、桂枝、干姜、瓜蒌根、黄芩、牡蛎、炙甘草。

【功用】和解少阳，温化水饮。

【主治】伤寒，胸胁满微结，小便不利，渴而不呕，但头汗出，往来寒热，心烦；亦治疟疾寒多微有热，或但寒不热。

【方歌】柴胡桂枝干姜汤，牡蛎芩草瓜蒌根。

271. 柴胡疏肝散（《景岳全书》）

【组成】陈皮、柴胡、川芎、香附、枳壳、芍药、炙甘草。

【功用】疏肝解郁，行气止痛。

【主治】肝气郁滞证。胁肋疼痛，胸闷喜太息，情志抑郁或易怒，或嗳气，脘腹胀满，脉弦。本方药性芳香辛燥，不宜久煎；易耗气伤阴，不宜久服，且孕妇慎用。

【方歌】柴胡疏肝芍川芎，枳壳陈皮草香附，疏肝行气兼活血，胁肋疼痛立能除。

272. 柴胡截疟饮（《医宗金鉴》）

【组成】柴胡、黄芩、人参、甘草、半夏、常山、乌梅、槟榔、桃仁、生姜、大枣。

【功用】祛邪截疟，和解少阳。

【主治】疟疾。寒热往来，休作有时，口渴引饮，头痛面赤，舌红苔黄腻，脉弦。

【方歌】柴胡截疟功用奇，常山槟梅桃仁泥，再益小柴求和解，祛邪截疟莫迟疑。

273. 柴枳半夏汤（《医学入门》）

【组成】柴胡、半夏、黄芩、瓜蒌仁、枳壳、桔梗、杏仁、青皮、甘草。

【功用】清热涤痰。

【主治】痰饮邪犯胸肺证。寒热往来，咳嗽胸痛，口苦咽干，心痞干呕，苔薄黄，脉弦数。

【方歌】柴枳半夏柴胡芩，枳壳半夏瓜蒌仁，桔草杏仁青皮入，饮停胸肺悬饮平。

274. 逍遥散（《太平惠民和剂局方》）

【组成】柴胡、白术、白芍、当归、茯苓、炙甘草、薄荷、煨姜。

【功用】疏肝解郁，养血健脾。

【主治】肝郁血虚脾弱证。两胁作痛，头痛目眩，口燥咽干，神疲食少，或往来寒热，或月经不调，乳房胀痛，脉弦而虚。本方为治疗肝郁血虚脾弱证之基础方，亦为妇科调经之常用方。以两胁作痛，神疲食少，月经不调，脉弦而虚为辨证要点。

【方歌】逍遥散用当归芍，柴苓术草加姜薄，散郁除蒸功最奇，调经八味丹栀着。

275. 射干麻黄汤（《金匮要略》）

【组成】射干、麻黄、细辛、紫苑、款冬花、半夏、五味子、生姜、大枣。

【功用】宣肺祛痰，降气止咳。

【主治】痰饮郁结，气逆喘咳证。症见咳而上气，喉中有水鸡声者。

【方歌】喉中咳逆水鸡声，三两干辛款菀行，夏味半升枣七枚，姜麻四两破坚城。

276. 凉膈散（《太平惠民和剂局方》）

【组成】川大黄、朴硝、甘草、山栀子仁、薄荷、黄芩、连翘、竹叶。

【功用】泻火通便，清上泄下。

【主治】上中二焦火热证。烦躁口渴，面赤唇焦，胸膈烦热，口舌生疮，睡卧不宁，谵语狂妄，或咽痛吐衄，便秘溲赤，或大便不畅，舌红苔黄，脉滑数。

【方歌】凉膈硝黄栀子翘，黄芩甘草薄荷饶，竹叶蜜煎疗膈上，中焦燥实服之消。

277. 益元散（《黄帝素问宣明论方》）

【组成】滑石、甘草、辰砂、灯心草。

【功用】清暑利湿，镇心安神。

【主治】暑湿证兼见心烦不安，惊悸多汗者。

【方歌】宣明论方益元散，滑石辰砂草灯心。

278. 益气聪明汤（《东垣试效方》）

【组成】黄芪、人参、炙甘草、升麻、葛根、蔓荆子、黄柏、芍药。

【功用】益气升阳，聪耳明目。

【主治】内障目昏，视物不清，及耳聋耳鸣等症。

【方歌】益气聪明参草芪，升葛柏芍蔓荆宜，益气升阳降浊阴，聪耳明目疗效奇。

279. 益胃汤（《温病条辨》）

【组成】沙参、麦冬、冰糖、细生地、玉竹。

【功用】养阴益胃。

【主治】胃阴不足证。饥不欲食，口干咽燥，大便干结，舌红少津，脉细数。

【方歌】益胃汤能养胃阴，冰糖玉竹与沙参，麦冬生地同煎服，甘凉滋润生胃津。

280. 消补减肥片（《内分泌疾病辨病专方治疗》）

【组成】黄芪、白术、蛇床子、香附、姜黄、大黄。

【功用】扶正法邪，燮和枢机。

【主治】单纯性肥胖病。

【方歌】消补减肥片术芪，蛇床香附大姜黄。

281. 消渴方（《丹溪心法》）

【组成】黄连末、天花粉末、生地汁、藕汁、人乳汁（用牛乳代）、姜汁、蜂蜜。

【功用】清热润肺，生津止渴。

【主治】消渴阴虚燥热证。多食易饥，尿频量多，烦热多汗，舌红苔薄黄，脉数。

【方歌】丹溪心法消渴方，黄连花粉研末尝，地藕乳姜四汁兑，酌加蜂蜜润肺肠。

282. 消瘰丸（《医学心悟》）

【组成】玄参、牡蛎、浙贝母。

【功用】清热化痰，软坚散结。

【主治】瘰疬，痰核，瘿瘤初起。颈项结块，或如串珠，咽干，舌红，脉弦滑略数。本方为治疗瘰疬、痰核、瘿瘤初起之常用方。以颈下红肿硬结，咽干，舌红，脉弦滑略数等为辨证要点。

【方歌】消瘰牡蛎贝玄参，消痰散结并养阴，肝肾阴亏痰火结，临时加减细斟酌。

283. 海藻玉壶汤（《医宗金鉴》）

【组成】海藻、昆布、海带、半夏、陈皮、青皮、连翘、贝母、当归、川芎、独活、甘草。

【功用】化痰软坚，散结消瘿。

【主治】气滞痰凝之瘿瘤初起。漫肿或结块，皮色不变，不痛，不溃，或肿或硬，或赤不赤。亦可治石瘿，坚硬如石，推之不移，皮色不变。方中海藻配伍甘草，属中药配伍禁忌"十八反"之列，然亦有谓二者相反而用，有"相反相成，以激发药力"之效。但临证应用，理当慎重。

【方歌】海藻玉壶带昆布，青陈归芎夏贝母，连翘独活甘草入，化痰散结瘿瘤除。

284. 涤痰汤（《济生方》）

【组成】制半夏、制南星、橘红、枳实、茯苓、人参、石菖蒲、竹茹、生姜、甘草。

【功用】涤痰开窍。

【主治】中风痰迷心窍证。症见舌强不能言，喉中痰鸣，辘辘有声，舌苔白腻，脉沉滑或沉缓。

【方歌】涤痰汤用半夏星，橘红参苓草姜枣，竹茹菖蒲兼枳实，痰迷舌强服之醒。

285. 润肠丸（《沈氏尊生书》）

【组成】当归、生地、麻仁、桃仁、枳壳。

【功用】宽中理气，养血润肠。

【主治】血虚便秘证，大便秘结。面色无华，头晕心悸，舌淡脉细。

【方歌】润肠丸用麻桃仁，枳壳归地五药寻，宽中理气滋阴液，补血润肠便秘灵。

286. 调胃承气汤（《伤寒论》）

【组成】大黄、甘草、芒硝。

【功用】缓下热结。

【主治】阳明病，胃肠燥热证。症见大便不通，口渴心烦，蒸蒸发热，或腹中胀满，舌苔黄，脉滑数；以及胃肠热盛而致发斑吐衄，口齿咽喉肿痛等。

【方歌】调胃承气硝黄草，甘缓微和将胃保，不用朴实伤上焦，中焦燥实服之好。

287. 调营饮（《证治准绳》）

【组成】莪术、川芎、当归、延胡索、赤芍、瞿麦、大黄、槟榔、陈皮、大腹皮、葶苈子、赤茯苓、桑白皮、细辛、官桂、炙甘草、白芷、生姜、大枣。

【功用】活血化瘀，行气利水。

【主治】鼓胀肝脾血瘀证。脘腹坚满，青筋显露，胁下结块刺痛，面色黧黑，舌质紫暗，脉细涩。

【方歌】调营饮用归芎芍，莪术槟陈延胡瞿，白芷桂辛苓姜枣，葶黄桑腹炙草齐。

288. 通关散（《中国药典》2010 年版）

【组成】猪牙皂、细辛、鹅不食草。

【功用】通关开窍。

【主治】寒闭诸窍，突然口噤气塞，人事不省，牙关紧闭，痰涎壅盛等症。

【方歌】药典通关散细辛，猪牙皂鹅不食草。

289. 通幽汤（《兰室秘藏》）

【组成】生地黄、熟地黄、桃仁泥、红花、当归、炙甘草、升麻。

【功用】滋阴养血，破结行瘀。

【主治】噎膈瘀血内结证。饮食难下，食入即吐，胸膈疼痛，固定不移，形体瘦削，舌红少津，脉象细涩。

【方歌】通幽汤是东垣方，桃仁红花二地黄，当归升麻炙甘草，瘀血内结噎膈尝。

290. 通窍活血汤（《医林改错》）

【组成】赤芍、桃仁、川芎、红花、麝香、老葱、鲜姜、大枣、黄酒。

【功用】活血通窍。

【主治】瘀阻头面之头痛昏晕，或耳聋年久，或头发脱落，面色青紫，或酒渣鼻，或白癜风，以及妇女干血痨、小儿疳积见肌肉消瘦、腹大青筋、潮热，舌暗红，或有瘀斑、瘀点。

【方歌】通窍全凭好麝香，桃红大枣老葱姜，川芎黄酒赤芍药，表里通经第一方。

291. 通瘀煎（《景岳全书》）

【组成】归尾、山楂、香附、红花、乌药、青皮、泽泻、木香。

【功用】活血散瘀，顺气开郁。

【主治】血厥证。因恼怒诱发突然昏倒。不省人事，牙关紧闭，面赤唇紫，脉象沉弦。

【方歌】景岳全书通瘀煎，木香乌药顺气先，山楂泽泻青皮入，归红香附治血厥。

292. 桑白皮汤（《景岳全书》）

【组成】桑白皮、半夏、苏子、杏仁、贝母、黄芩、黄连、山栀。

【功用】清热化痰，止咳平喘。

【主治】喘证痰热郁肺型。喘咳气涌，胸部胀痛，痰多黏稠，发热汗出，口渴咽干，舌苔黄腻，脉滑数。

【方歌】桑白皮汤芩连栀，苏杏贝母半夏施，痰热郁肺喘咳急，清热化痰务先知。

293. 桑杏汤（《温病条辨》）

【组成】桑叶、杏仁、沙参、象贝、香豉、栀子、梨皮。

【功用】清宣温燥，润肺止咳。

【主治】外感温燥证。头痛，身热不甚，微恶风寒，口渴，咽干鼻燥，干咳无痰，或痰少而黏，舌红，苔薄白而干，脉浮数而右脉大。本方意在清宣，故药量不宜过重，煎煮时间不宜过长，以体现"治上焦如羽，非轻不举"之法。

【方歌】桑杏汤中象贝宜，沙参栀豉与梨皮，身热咽干咳痰少，辛凉甘润燥能医。

294. 桑菊饮（《温病条辨》）

【组成】桑叶、菊花、杏仁、连翘、薄荷、苦桔梗、生甘草、苇根。

【功用】疏风清热，宣肺止咳。

【主治】风温初起，邪客肺络证。但咳，身热不甚，口微渴，脉浮数。因本方为"辛凉轻剂"，故肺热著者，当适当加味，以免病重药轻。

【方歌】桑菊饮中桔梗翘，杏仁甘草薄荷饶，芦根为引轻清剂，热盛阳明入母膏。

十一画

295. 理中丸（《伤寒论》）

【组成】人参、白术、干姜、甘草。

【功用】温中祛寒，补气健脾。

【主治】①脾胃虚寒证。脘腹疼痛，喜温喜按，呕吐便溏，脘痞食少，畏寒肢冷，口淡不渴，舌质淡、苔白润，脉沉细或沉迟无力。②阳虚失血证。便血、吐血、衄血或崩漏等，血色暗淡，质清稀，面色㿠白，气短神疲，脉沉细或虚大无力。③中阳不足，阴寒上乘之胸痹；脾气虚寒，不能摄津之病后多涎唾；中阳虚损，土不荣木之小儿慢惊；食饮不节，损伤脾胃阳气，清浊相干，升降失常之霍乱等。本方临证服后，当"饮热粥"，且温覆"勿发揭衣被"。药后当觉腹中似有热感，若"腹中未热"，则应适当加量，"益至三四丸"，或易为汤剂。

【方歌】理中丸主理中乡，甘草人参术干姜，呕利腹痛阴寒盛，或加附子总扶阳。

296. 控涎丹（《三因极一病证方论》）

【组成】甘遂、大戟、白芥子、生姜。

【功用】祛痰逐饮。

【主治】痰涎伏在胸膈上下，忽然胸背、手脚、颈项、腰胯隐痛不可忍，连筋骨，牵引钓痛，走易不定，或令头痛不可举，或神志昏倦多睡，或饮食无味，痰唾稠黏，夜间喉中痰鸣，多流涎唾，手脚重，腿冷痹。

【方歌】《三因极一》控涎丹，甘遂大戟姜白芥，祛痰逐饮治痰饮。

297. 黄土汤（《金匮要略》）

【组成】灶心黄土、黄芩、阿胶、附子、白术、地黄、甘草。

【功用】温阳健脾，养血止血。

【主治】脾气虚寒，不能统血，大便下血，或吐血、衄血，血色紫黯，四肢不温，面色萎黄，舌淡苔白，脉沉细无力者。方中重用灶中黄土，又名伏龙肝，味辛微温，温中止血，为君药。诸药合用，刚柔相济，温凉并进，使温阳健脾而不致伤阴动血，滋阴养血而不致妨碍脾阳。吴鞠通称本方为"甘苦合用，刚柔相济法"，可谓配伍得宜。本方主要用于脾气虚寒，不能统血所致的大便下血或吐血、衄血。灶中黄土可以赤石脂代之。先煎灶中黄土，澄清取汁，代水再煎余药，再取汁，入阿胶烊化后温服。血热妄行，便血鲜红者，忌用本方。

【方歌】黄土汤用芩地黄，术附阿胶甘草尝，温阳健脾能摄血，便血崩漏服之康。

298. 黄芩泻白散（《症因脉治》）

【组成】黄芩、桑白皮、地骨皮、甘草。

【功用】清泻肺热。

【主治】肺经有热。症见喘咳面肿，气逆胸满，小便不利。

【方歌】《症因》黄芩泻白散，桑白皮草地骨皮，清泻肺热治喘咳。

299. 黄芪汤（《金匮翼》）

【组成】黄芪、陈皮、火麻仁、白蜜。

【功用】补气，润肠通便。

【主治】气虚性便秘，大便并不硬，虽有便意，但排便困难，便后乏力，面白神疲，脉弱。

【方歌】黄芪汤出《金匮翼》，白蜜麻仁加陈皮，益气滋阴扶正气，气阴两亏便秘启。

300. 黄芪建中汤（《金匮要略》）

【组成】黄芪、芍药、桂枝、生姜、大枣、炙甘草、饴糖。

【功用】温中补气，和里缓急。

【主治】阴阳气血俱虚证。症见里急腹痛，喜温喜按，形体羸瘦，面色无华，心悸气短，自汗盗汗等。

【方歌】《金匮》黄芪建中汤，桂芍草姜枣饴糖，温中补气和里急，阴阳气血俱虚证。

301. 黄连阿胶汤（《伤寒论》）

【组成】黄连、黄芩、阿胶、白芍、鸡子黄。

【功用】滋阴降火，除烦安神。

【主治】阴虚火旺，心肾不交证。心中烦热，失眠不得卧，口燥咽干，舌红苔少，脉细数。

【方歌】黄连阿胶鸡子黄，黄芩白芍合成方，水亏火炽烦不卧，滋阴降火自然康。

302. 黄连清心饮（《沈氏尊生书》）

【组成】黄连、生地黄、当归、酸枣仁、茯神、远志、人参、莲子肉、甘草。

【功用】清心安神。

【主治】君相火旺遗精证。少寐多梦，梦则遗精，阳事易举，心烦心悸，口干口苦，口舌生疮，舌红，脉数。

【方歌】黄连清心饮黄连，归地人参甘草莲，茯神远志酸枣仁，君相火旺服安然。

303. 黄连温胆汤（《六因条辨》）

【组成】半夏、陈皮、茯苓、甘草、枳实、竹茹、黄连、大枣、生姜。

【功用】清热燥湿，理气化痰，和胃利胆。

【主治】伤暑汗出，身不大热，烦闭欲呕，舌黄腻。

【方歌】黄连温胆苓半草，枳竹陈皮加姜枣，虚烦不眠舌苔腻，此系胆虚痰热扰。

304. 黄连解毒汤（《外台秘要》）

【组成】黄连、黄柏、黄芩、栀子。

【功用】泻火解毒。

【主治】三焦火毒热盛证。大热烦躁，口燥咽干，错语不眠；或热病吐血、衄血；或热甚发斑，或身热下痢，或湿热黄疸；或外科痈疡疔毒，小便黄赤，舌红苔黄，脉数有力。本方为大苦大寒之剂，久服或过量服用易伤脾胃，故非火盛者不宜使用。

【方歌】黄连解毒汤四味，黄柏黄芩栀子备，躁狂大热呕不眠，吐衄斑黄均可使。

305. 银翘散（《温病条辨》）

【组成】金银花、连翘、竹叶、芦根、桔梗、甘草、牛蒡子、荆芥、豆豉、薄荷。

【功用】辛凉透表，清热解毒。

【主治】温病初起。发热，微恶风寒，无汗或有汗不畅，口渴头痛，咽痛咳嗽，舌尖红，苔薄白或薄黄，脉浮数。本方为"辛凉平剂"，是治疗风温初起之常用方。以发热，微恶寒，咽痛，口渴，脉浮数为辨证要点。

【方歌】银翘散主上焦医，竹叶荆牛薄荷豉，甘桔芦根凉解法，风温初感此方宜。

306. 减肥通圣片（《内分泌疾病辨病专方治疗》）

【组成】大黄、玄明粉、滑石粉、麻黄、栀子、白芍、枳壳、桔梗、川芎、当归、生石膏、黄芩、白术、苦参、昆布、荆芥、薄荷油。

【功用】清热燥湿，化痰减肥。

【主治】湿热痰浊内阻之肥胖症。

【方歌】减肥通圣片大黄，玄明滑石栀麻黄，归芎芍枳桔芩膏，术昆苦参荆芥薄。

307. 麻子仁丸（《伤寒论》）

【组成】麻子仁、芍药、枳实、大黄、厚朴、杏仁。

【功用】润肠泄热，行气通便。

【主治】脾约证。大便干结，小便频数，脘腹胀痛，舌红苔黄，脉数。本方为治疗胃热肠燥便秘之常用方。以大便秘结，小便频数，或脘腹胀痛，舌质红，苔薄黄，脉数为辨证要点。

【方歌】麻子仁丸小承气，杏芍麻仁治便秘，胃热津亏解便难，润肠通便脾约济。

308. 麻杏石甘汤（《伤寒论》）

【组成】麻黄、杏仁、石膏、炙甘草。

【功用】辛凉疏表，清肺平喘。

【主治】外感风邪，邪热壅肺证。身热不解，有汗或无汗，咳逆气急，甚则鼻扇，口渴，舌苔薄白或黄，脉浮而数。

【方歌】仲景麻杏甘石汤，辛凉宣肺清热良，邪热壅肺咳喘急，有汗无汗均可尝。

309. 麻黄加术汤（《金匮要略》）

【组成】麻黄、桂枝、炙甘草、杏仁、白术。

【功用】发汗解表，散寒祛湿。

【主治】风寒湿痹证。症见身体疼烦，无汗等。

【方歌】《金匮》麻黄加术汤，发汗解表散寒湿，风寒湿痹身烦疼。

310. 麻黄汤（《伤寒论》）

【组成】麻黄、桂枝、杏仁、炙甘草。

【功用】发汗解表，宣肺平喘。

【主治】外感风寒表实证。恶寒发热，头身疼痛，无汗而喘，舌苔薄白，脉浮紧。

【方歌】麻黄汤中用桂枝，杏仁甘草四般施，发热恶寒头项痛，伤寒服此汗淋漓。

311. 麻黄连翘赤小豆汤（《伤寒论》）

【组成】麻黄、连翘、杏仁、赤小豆、桑白皮、生姜、甘草、大枣。

【功用】解表、利湿退黄。

【主治】湿热内郁、表证未解而发黄者。

【方歌】麻黄连翘赤豆汤，生姜大枣甘草藏，再加杏仁桑白皮，解表利湿又退黄。

312. 麻黄附子细辛汤（《伤寒论》）

【组成】麻黄、附子、细辛。

【功用】助阳解表。

【主治】少阴病，始得之，反发热，脉沉者。太阳表证，当从汗解；少阴阳虚，又当温阳。本方所治，既有阳虚之本，又有感寒之标，是标本兼治之剂。临床以恶寒甚，发热轻，无汗，脉沉，舌苔白润为辨证要点。本方另可用治猝然而起的咽痛声哑，脉弦紧，证属大寒犯肾者。若头痛连脑，脉弦微而紧，所谓风冷头痛，亦可用本方治之。

【方歌】麻黄附子细辛汤，发表温经两法彰，若非表里相兼治，少阴反热曷能康。

313. 鹿茸补涩丸（《杂病源流犀烛》）

【组成】人参、黄芪、菟丝子、桑螵蛸、莲肉、茯苓、山药、肉桂、附子、鹿茸、桑白皮、龙骨、补骨脂、五味子。

【功用】温肾固涩。

【主治】肾阳虚弱尿浊证。小便如膏，精神委顿，腰膝酸软，形寒肢冷，面色魄白，舌淡，脉沉细。

【方歌】鹿茸补涩治尿浊，参芪螵菟苓山药，龙骨桂附味桑莲，煎加补骨脂扶弱。

314. 旋覆代赭汤（《伤寒论》）

【组成】旋覆花、代赭石、人参、半夏、炙甘草、生姜、大枣。

【功用】降逆化痰，益气和胃。

【主治】胃虚气逆痰阻证。心下痞硬，噫气不除，或见纳差、呃逆、恶心，甚或呕吐，舌苔白腻，脉缓或滑。

【方歌】旋覆代赭用人参，半夏甘姜大枣临，重以镇逆咸软痞，痞硬噫气力能禁。

315. 旋覆花汤（《金匮要略》）

【组成】旋覆花、新绛、葱。

【功用】行气活血，通阳散结。

【主治】①肝着，其人常欲蹈其胸上，先未苦时，但欲饮热，旋覆花汤主之。（五脏风寒积聚病脉证并治第十一）；②寸口脉弦而大，弦则为减，大则为芤，减则为寒，芤则为虚，寒虚相搏，此名曰革，妇人则半产漏下，旋覆花汤主之。（妇人杂病脉证并治第二十二）。

【方歌】旋覆花汤新绛葱，通阳散结行气血。

316. 羚羊角汤（《医醇賸义》）

【组成】羚羊角、龟甲、生地黄、丹皮、白芍、柴胡、薄荷、蝉衣、菊花、夏枯草、石决明、大枣。

【功用】平肝潜阳。

【主治】风阳上扰眩晕证，中风症。头痛眩晕，失眠多梦，手足麻木，口眼歪斜，半身不遂、舌红苔薄黄或薄白，脉弦数或弦细。

【方歌】羚羊角汤镇肝阳，石决夏枯龟板藏，柴芍地丹菊花枣，薄荷蝉蜕祛风良。

317. 羚角钩藤汤（《通俗伤寒论》）

【组成】羚羊角（水牛角代）、桑叶、川贝、鲜生地黄、钩藤、菊花、白芍药、生甘草、鲜竹茹、茯神。

【功用】凉肝息风，增液舒筋。

【主治】肝热生风证。高热不退，烦闷躁扰，手足抽搐，发为痉厥，甚则神昏，舌质绛而干，或舌焦起刺，脉弦数。

【方歌】俞氏羚角钩藤汤，桑叶菊花鲜地黄，芍草茯神川贝茹，凉肝增液定风方。

318. 清中汤（《证治准绳》）

【组成】黄连、栀子、半夏、茯苓、陈皮、草豆蔻、甘草。

【功用】清热化湿。理气和胃。

【主治】湿热中阻。胃脘疼痛，嘈杂灼热，口干口苦，渴不欲饮，头重如裹，身重肢倦，纳呆恶心，小便色黄，大便不畅，舌苔黄腻，脉象滑数。

【方歌】清中汤中黄连栀,半夏茯苓豆蔻施,陈皮甘草和胃气,理气清热又化湿。

319. **清心滚痰丸**(《沈氏尊生书》)

【组成】大黄、黄芩、青礞石、沉香、犀角(用水牛角代)、皂角、麝香、朱砂。

【功用】清心涤痰,泻火通便。

【主治】用于顽痰蒙蔽心窍引起:神志错乱,语无伦次,哭笑无常,疯狂打闹,羊痫风症。

【方歌】清心滚痰丸大黄,黄芩青礞沉犀角,皂角麝香与朱砂,泻火通便有一招。

320. **清金化痰汤**(《医学统旨》)

【组成】黄芩、栀子、桔梗、麦冬、桑白皮、贝母、知母、瓜蒌仁、橘红、茯苓、甘草。

【功用】清热化痰,肃肺止咳。

【主治】咳嗽痰热郁肺证。咳嗽气促,咯痰黄稠,咳引胸痛,口干口渴,苔薄黄腻,脉滑数。

【方歌】清金化痰山栀芩,二母麦冬瓜蒌仁,桑桔橘红茯苓草,痰热郁肺咳嗽宁。

321. **清肺饮**(《证治汇补》)

【组成】茯苓、黄芩、桑白皮、麦冬、车前子、栀子、木通、泽泻。

【功用】清肺利水。

【主治】癃闭肺热气壅证。小便不通,烦渴欲饮,呼吸短促,咳嗽咽干,苔薄黄,脉数。

【方歌】清肺饮用苓木通,山栀黄芩泽麦冬,桑白皮与车前子,肺热气壅癃闭通。

322. 清骨散（《证治准绳》）

【组成】银柴胡、胡黄连、秦艽、鳖甲、地骨皮、青蒿、知母、甘草。

【功用】清虚热，退骨蒸。

【主治】肝肾阴虚，虚火内扰证。骨蒸潮热，或低热日久不退，形体消瘦，唇红颧赤，困倦盗汗，或口渴心烦，舌红少苔，脉细数。

【方歌】清骨散用银柴胡，胡连秦艽鳖甲辅，地骨青蒿知母草，骨蒸劳热保无虞。

323. 清宫汤（《温病条辨》）

【组成】玄参、莲子心、竹叶卷心、连翘、犀角（用水牛角代）、麦冬。

【功用】清心解毒，养阴生津。

【主治】温病误汗，伤津邪陷，发热，神昏谵语等症。

【方歌】清宫汤用莲子心，玄参连翘心热清，竹叶麦冬犀角尖，解毒养阴又生津。

324. 清营汤（《温病条辨》）

【组成】犀角（用水牛角代）、生地黄、玄参、竹叶心、麦冬、丹参、黄连、金银花、连翘。

【功用】清营解毒，透热养阴。

【主治】热入营分证。身热夜甚，神烦少寐，时有谵语，目常喜开或喜闭，口渴或不渴，斑疹隐隐，脉细数，舌绛而干。本方为"透热转气"法之代表方，为治疗热邪初入营分之常用方。以身热夜甚，神烦少寐，斑疹隐隐，舌绛而干，脉数为辨证要点。

【方歌】清营汤治热传营，脉数舌绛辨分明，犀地银翘玄连竹，丹麦清热更护阴。

325. 清瘟败毒饮（《疫疹一得》）

【组成】生石膏、生地黄、玄参、犀角（用水牛角代）、黄连、栀子、桔梗、知母、连翘、赤芍、丹皮、鲜竹叶、黄芩、甘草。

【功用】清热解毒，凉血泻火。

【主治】瘟疫热毒，气血两燔证。大热渴饮，头痛如劈，干呕狂躁，谵语神昏；或发斑疹，或吐血、衄血；四肢或抽搐，或厥逆；舌绛唇焦，脉沉细而数，或沉数，或浮大而数。

【方歌】清瘟败毒地连芩，丹石栀甘竹叶寻，犀角玄翘知芍桔，瘟邪泻毒亦滋阴。

326. 清瘴汤（验方）

【组成】青蒿、柴胡、茯苓、知母、陈皮、半夏、黄芩、黄连、枳实、常山、竹茹、益元散（辰砂、滑石、甘草）。

【功用】清热解毒，祛邪除瘴。

【主治】疟疾（热瘴型）。热甚寒微或壮热不寒，头痛胸闷，面红目赤，呕吐，便结尿赤，舌红绛，苔黄腻，脉弦数。

【方歌】清瘴汤用柴芩连，枳陈常夏竹茹添，茯苓知蒿益元散，截疟祛邪热瘴痊。

327. 清燥救肺汤（《医门法律》）

【组成】桑叶、石膏、杏仁、甘草、麦冬、人参、阿胶、胡麻仁、枇杷叶。

【功用】清燥润肺，益气养阴。

【主治】温燥伤肺证。身热头痛，干咳无痰，气逆而喘，咽喉干燥，鼻燥，胸满胁痛，心烦口渴，舌干少苔，脉虚大而数。本方为治疗温燥伤肺重证之代表方。以身热，干咳无痰，气逆而喘，舌干少苔，脉虚大而数为辨证要点。

【方歌】清燥救肺参草杷，石膏胶杏麦胡麻，经霜收下干桑叶，解郁滋干效堪夸。

十二画

328. 琥珀养心丹（《证治汇补》）

【组成】琥珀、龙齿、远志、石菖蒲、茯神、人参、酸枣仁、生地黄、当归身、黄连、柏子仁、朱砂、牛黄、金箔。

【功用】养心安神，清热除惊。

【主治】心血亏虚，惊悸怔忡，夜卧不宁，短气自汗，心烦口干，失眠健忘，善惊易恐，舌质淡红、舌尖芒刺，脉细数等。

【方歌】琥珀远志齿茯神，菖归生地酸枣参，黄连柏仁朱牛黄，金箔为衣猪灯芯。

329. 越婢加术汤（《金匮要略》）

【组成】麻黄、石膏、生姜、炙甘草、白术、大枣。

【功用】疏风泄热，发汗利水。

【主治】皮水，一身面目悉肿，发热恶风，小便不利，苔白，脉沉者。

【方歌】越婢加术汤麻黄，石膏姜草枣白术，疏风泄热发汗水，主治皮水正相宜。

330. 越婢加半夏汤（《金匮要略》）

【组成】麻黄、石膏、生姜、大枣、炙甘草、半夏。

【功用】宣肺清热，降逆平喘。

【主治】肺胀。咳而上气，其人喘，目如脱状，脉浮大者。

【方歌】越婢加半夏汤中，麻黄石膏姜枣草，宣肺清热降逆喘，主治肺胀目如脱。

331. 越鞠丸（《丹溪心法》）

【组成】川芎、苍术、香附、神曲、栀子。

【功用】行气解郁。

【主治】六郁证。胸膈痞闷，脘腹胀痛，嗳腐吞酸，恶心呕吐，饮食不消。本方为治疗气血痰火湿食"六郁"之代表方。以胸膈满闷，脘腹胀痛，饮食不消为辨证要点。

【方歌】越鞠丸治六般郁，气血痰火湿食因，芎苍香附兼栀曲，气畅郁舒痛闷伸。

332. 葛根汤（《伤寒论》）

【组成】葛根、麻黄、桂枝、生姜、炙甘草、芍药、大枣。

【功用】发汗解表，升津舒筋。

【主治】外感风寒表实，项背强，无汗恶风，或自下利，或血衄；痉病，气上冲胸，口噤不语，无汗，小便少，或卒倒僵仆。

【方歌】葛根汤内麻黄襄，桂甘芍药枣生姜，轻可去实因无汗，有汗加葛无麻黄。

333. 葛根黄芩黄连汤（《伤寒论》）

【组成】葛根、黄芩、黄连、炙甘草。

【功用】解表清里。

【主治】表证未解，邪热入里证。身热，下利臭秽，胸脘烦热，口干作渴，或喘而汗出，舌红苔黄，脉数或促。本方为治疗表证未解，邪热入里，协热下利证之基础方。以身热下利，苔黄，脉数为辨证要点。

【方歌】葛根黄芩黄连汤，甘草四般治二阳，解表清里兼和胃，喘汗自利保平康。

334. 葶苈大枣泻肺汤（《金匮要略》）

【组成】葶苈子、大枣。

【功用】泻肺行水，下气平喘。

【主治】痰水壅实之咳喘胸满。

【方歌】葶苈大枣泻肺汤，泻肺行水平气喘，痰水壅实咳喘满。

335. 椒目瓜蒌汤（《医醇賸义》）

【组成】川椒目、瓜蒌仁、葶苈子、桑白皮、苏子、半夏、茯苓、橘红、蒺藜、生姜。

【功用】泻肺逐饮。

【主治】痰饮饮停胸胁证。咳逆气喘，咳唾引痛，病侧胁肋胀满，甚则胸廓隆起，苔薄白，脉沉弦。

【方歌】椒目瓜蒌汤生姜，葶苈橘红茯苓桑，苏子半夏蒺藜子，饮停胸胁效昭彰。

336. 硝石矾石散（《金匮要略》）

【组成】硝石、矾石。

【功用】清热化湿，消瘀利水。

【主治】黄家日晡所发热，而反恶寒，此为女劳得之。膀胱急，少腹满，身尽黄，额上黑，足下热，因作黑疸。其腹胀如水状，大便必黑，时溏，此女劳之病，非水病也，腹满者难治，此散主之。

【方歌】《金匮》硝石矾石散，清热化湿消瘀水，主治黑疸女劳病。

337. 紫雪丹（《外台秘要》）

【组成】寒水石、石膏、滑石、磁石、朱砂、玄参、羚羊角、犀角（用水牛角代）、丁香、麝香、升麻、沉香、青木香、炙甘草、朴硝、黄金、硝石。

【功用】清热开窍，息风止痉。

【主治】热盛动风证。高热烦躁，神昏谵语，痉厥，口渴唇焦，尿赤便秘，舌质红绛，苔干黄，脉数有力或弦数；以及小儿热盛惊厥。本方为治疗热闭心包，热盛动风证之常用方。以高热烦躁，神昏谵语，痉厥，舌红绛，苔干黄，脉数有力为辨证要点。本方以金石重坠与辛香走窜之品为主，服用过量有损元气，故应中病即止。

【方歌】紫雪犀羚朱朴硝，硝磁寒水滑和膏，丁沉木麝升玄草，更用赤金法亦超。

338. 黑锡丹（《太平惠民和剂局方》）

【组成】黑锡、生硫黄、川楝子、胡芦巴、木香、制附子、肉豆蔻、阳起石、沉香、小茴香（盐水炒）、肉桂、补骨脂（盐水炒）。

【功用】温暖下元、降逆定喘。

【主治】虚寒喘逆，胸中痰壅，气逆喘促，肢厥下利等症。

【方歌】黑锡丹中用硫黄，起石骨脂葫芦攘，桂附川楝与肉蔻，茴香木香加沉香。

339. 程氏萆薢分清饮（《医学心悟》）

【组成】萆薢、黄柏、石菖蒲、茯苓、白术、莲子心、丹参、车前子。

【功用】清热利湿，分清化浊。

【主治】湿热白浊。症见小便混浊，尿有余沥，舌苔黄腻。

【方歌】程氏萆薢分清饮，黄柏苓术石菖蒲，莲心丹参车前子，清热利湿分清浊，湿热白浊尿余沥。

340. 猴枣散（《古今名方》）

【组成】猴枣、羚羊角、硼砂、沉香、青礞石、川贝母、天竺黄、麝香。

【功用】清热化痰，开窍镇惊。

【主治】小儿急惊风。症见高热烦躁，四肢抽搐，痰涎壅盛，喉间痰鸣，呼吸急促、烦躁不安，舌红苔黄腻，脉滑数。

【方歌】猴枣散治风痰扰，贝母竺黄羚羊角，沉香麝香可通窍，礞石火煅硼砂炒。

341. 痛泻要方（《景岳全书》引刘草窗方）

【组成】白术、白芍、陈皮、防风。

【功用】补脾柔肝，祛湿止泻。

【主治】脾虚肝郁之痛泻。肠鸣腹痛，大便泄泻，泻必腹痛，泻后痛缓，舌苔薄白，脉两关不调，左弦而右缓者。本方为治疗痛泻之代表方。以肠鸣腹痛，大便泄泻，泻必腹痛，泻后痛缓，左关脉弦而右关脉缓为辨证要点。

【方歌】痛泻要方陈皮芍，防风白术煎丸酌，补泻并用理肝脾，若作食伤医更错。

342. 温脾汤（《备急千金要方》）

【组成】附子、干姜、人参、当归、大黄、芒硝、甘草。

【功用】攻下冷积，温补脾阳。

【主治】阳虚冷积证。便秘腹痛，脐周绞痛，手足不温，苔白不渴，脉沉弦而迟。本方为治疗脾阳不足、冷积内停证之常用方。以便秘腹痛，得温则缓，倦怠少气，手足欠温，苔白，脉沉弦为辨证要点。

【方歌】温脾参附与干姜，甘草当归硝大黄，寒热并行治寒积，脐腹绞结痛非常。

343. 犀角地黄汤（《备急千金要方》）

【组成】犀角（用水牛角代）、生地、芍药、丹皮。

【功用】清热解毒，凉血散瘀。

【主治】热入血分证。身热谵语，斑色紫黑，或吐血、衄血、便血、尿血，舌深绛起刺，脉数；或喜忘如狂，或漱水不欲咽，或大便色黑易解。本方为治疗温热病热入血分证之基础方。以各种失血，斑色紫黑，神昏谵语，身热舌绛为辨证要点。

【方歌】犀角地黄芍药丹，血升胃热火邪干，斑黄阳毒皆堪治，或益柴芩总伐肝。

344. 犀角散（《中医内科学》）

【组成】犀角（用水牛角代）、黄连、升麻、栀子、茵陈。

【功用】清热解毒，凉血开窍。

【主治】黄疸疫毒炽盛证

【方歌】犀角散中犀黄连，升麻山栀茵陈全，清热解毒开机窍，急黄危重此方先。

345. 犀黄丸（《外科证治全生集》）

【组成】牛黄、麝香、没药、乳香、黄米饭。

【功用】活血行瘀，解毒消痈。

【主治】火郁痰凝、气滞血瘀所致之乳岩、瘰疬、横痃、痰核、流注、肿痛、小肠痈等见舌红、脉滑数者。本方为治疗内外痈疽肿毒之代表方。以舌质红，脉滑数为辨证要点。

【方歌】犀黄丸内用麝香，乳香没药与牛黄，乳岩横痃或瘰疬，正气未虚均可尝。

346. 疏凿饮子（《济生方》）

【组成】泽泻、赤小豆、商陆、羌活、大腹皮、椒目、木通、秦艽、槟榔、茯苓皮、生姜。

【功用】泻下逐水，疏风消肿。

【主治】阳水。遍身水肿，喘呼气急，烦躁口渴，二便不利，脉沉实。本方治疗水湿壅盛，表里俱病之阳水实证。以遍身水肿，气喘口渴，二便不利，脉沉实为辨证要点。

【方歌】疏凿槟榔及商陆，苓皮大腹同椒目，赤豆芜荛泻木通，煎益姜皮阳水服。

十三画

347. 槐角丸（《丹溪心法》）

【组成】槐角、地榆、黄芩、当归、防风、枳壳。

【功用】清肠疏风，和血止血。

【主治】肠风下血，诸痔，脱肛属风邪热毒或湿热者。

【方歌】《丹溪心法》槐角丸，地榆芩归防枳壳，清肠疏风和止血，肠风下血与诸痔。

348. 暖肝煎（《景岳全书》）

【组成】当归、枸杞子、小茴香、肉桂、乌药、沉香（木香亦可）、茯苓、生姜。

【功用】温补肝肾，行气止痛。

【主治】肝肾不足，寒滞肝脉证。睾丸冷痛，或小腹疼痛，疝气痛，畏寒喜暖，舌淡苔白，脉沉迟。本方为治疗肝肾不足、寒凝气滞之睾丸疝气或少腹疼痛的常用方。以睾丸疝气或少腹疼痛，畏寒喜温，舌淡苔白，脉沉迟为辨证要点。

【方歌】暖肝煎中杞茯归，茴沉乌药姜肉桂，下焦虚寒疝气痛，温补肝肾此方推。

349. 新加香薷饮（《温病条辨》）

【组成】香薷、银花、鲜扁豆花、厚朴、连翘。

【功用】祛暑解表，清热化湿。

【主治】暑温夹湿，复感外寒证。症见发热头痛，恶寒无汗，口渴面赤，胸闷不舒，舌苔白腻，脉浮而数。

【方歌】新加香薷饮香薷，银翘厚朴与扁豆，祛暑解表清湿热，暑温夹湿复感寒。

十四画

350. 截疟七宝饮（《杨氏家藏方》）

【组成】常山、草果、厚朴、槟榔、青皮、陈皮、炙甘草。

【功用】燥湿，祛痰，截疟。

【主治】疟邪伏于少阳，与营卫相搏，正邪相争所致。正疟。先有呵欠乏力，继而寒战，寒罢则内外皆热，头痛面赤，口渴引饮，终则遍身汗出，热退身凉，每日或间一两日发作一次，寒热休作有时，舌红，苔薄白或黄腻，脉弦。

【方歌】截疟七宝草果仁，常山槟朴草青陈，疟发频频邪气盛，截痰燥湿此方珍。

351. 酸枣仁汤（《金匮要略》）

【组成】酸枣仁、知母、茯苓、川芎、甘草。

【功用】养血安神，清热除烦。

【主治】肝血不足，虚热内扰之虚烦不眠证。虚烦失眠，心悸不安，头目眩晕，咽干口燥，舌红，脉弦细。本方为治疗肝血虚而致虚烦失眠之常用方。以虚烦失眠，咽干口燥，舌红，脉弦细为辨证要点。方中重用酸枣仁，且需先煎。

【方歌】酸枣仁汤治失眠，川芎知草茯苓煎，养血除烦清虚热，安然入睡梦乡甜。

352. 膈下逐瘀汤（《医林改错》）

【组成】五灵脂、当归、川芎、桃仁、丹皮、赤芍、乌药、延胡索、甘草、香附、红花、枳壳。

【功用】活血祛瘀，行气止痛。

【主治】膈下瘀血证。症见膈下瘀血，形成结块，或小儿痞块，或肚腹疼痛，痛处不移，或卧则腹坠似有物者。亦治久泻有瘀血者。

【方歌】膈下逐瘀桃牡丹，赤芍乌药元胡甘，归芎灵脂红花壳，香附开郁血亦安。

353. 膏淋汤（《医学衷中参西录》）

【组成】山药、芡实、龙骨、牡蛎、生地黄、党参、白芍。

【功用】益肾健脾，固涩止淋。

【主治】膏淋小便如脂，小便混浊，更兼稠黏，便时淋涩作疼，形体消瘦，舌淡，脉细数无力者。

【方歌】膏淋山药与芡实，龙牡生地芍党参。

十五画

354. 增液汤（《温病条辨》）

【组成】玄参、麦冬、生地黄。

【功用】增水行舟。

【主治】阳明温病，无上焦证，数日不大便，当下之，若其人阴素虚，不可行承气者。

【方歌】《温病条辨》增液汤，生地玄参与麦冬，增水行舟疗温病。

355. 增液承气汤（《温病条辨》）

【组成】玄参、麦冬、生地黄、大黄、芒硝。

【功用】滋阴增液，泻热通便。

【主治】热结阴亏证。燥屎不行，下之不通，脘腹胀满，口干唇燥，舌红苔黄，脉细数。

【方歌】增液承气硝大黄。

356. 镇肝息风汤 (《医学衷中参西录》)

【组成】怀牛膝、生赭石、生龙骨、生牡蛎、生龟甲、生杭芍、玄参、天冬、川楝子、生麦芽、茵陈、甘草。

【功用】镇肝熄风, 滋阴潜阳。

【主治】类中风。头目眩晕, 目胀耳鸣, 脑部热痛, 面色如醉, 心中烦热, 或时常噫气, 或肢体渐觉不利, 口眼渐形㖞斜; 甚或眩晕颠仆, 昏不知人, 移时始醒, 或醒后不能复原, 脉弦长有力。

【方歌】张氏镇肝熄风汤, 龙牡龟牛治亢阳, 代赭天冬元芍草, 茵陈川楝麦芽囊。

十六画

357. 薏苡仁汤 (《类证治裁》)

【组成】薏苡仁、川芎、当归、麻黄、桂枝、羌活、防风、川乌、独活、苍术、生姜、甘草。

【功用】祛风除湿, 散寒通络。

【主治】湿痹, 关节疼痛重着, 痛有定处, 手足沉重, 或有麻木不仁, 舌苔白腻, 脉象濡缓等。

【方歌】薏苡仁汤麻桂苍, 羌独川乌防草姜, 当归川芎和血脉, 风寒湿痹服之康。

358. 薏苡附子败酱散 (《金匮要略》)

【组成】薏苡仁、附子、败酱草。

【功用】排脓消痈, 温阳散结。

【主治】肠痈内已成脓, 身无热, 肌肤甲错, 腹皮急, 如肿状、按之软, 脉数。

【方歌】薏苡附子败酱散, 解毒排脓力不缓, 肠痈成脓宜急投，脓泻痢消腹自软。

359. 赞育丹（《景岳全书》）

【组成】熟地黄、当归、杜仲、巴戟天、肉苁蓉、淫羊藿、蛇床子、肉桂、白术、枸杞子、仙茅、山茱萸、韭菜子、附子，或加人参、鹿茸。

【功用】补肾壮阳。

【主治】阳痿精衰，阴寒不育，舌淡苔白，脉沉迟。

【方歌】赞育苁蓉巴戟天，蛇床韭子归二仙，白术枸杞山黄肉，熟地桂附杜仲炭。

十七画及以上

360. 黛蛤散（《中国药典2010年版》）

【组成】青黛、海蛤壳。

【功用】清肝泻肺，化痰止咳。

【主治】肝火犯肺之咳嗽。咳痰带血，心烦易怒，眩晕耳鸣，舌红苔黄，脉数。或咳嗽日久，面鼻发红；或血虚受热，咳嗽声嘶。

【方歌】黛蛤散有海蛤壳，清肝泻肺化痰咳，肝火犯肺咳嗽疗。

361. 礞石滚痰丸（《泰定养生主论》）

【组成】青礞石、沉香、大黄、黄芩、朴硝。

【功用】降火逐痰。

【主治】痰火扰心所致的癫狂惊悸，或喘咳痰稠、大便秘结。

【方歌】泰定礞石滚痰丸，沉香大黄芩朴硝。

362. 藿香正气散（《太平惠民和剂局方》）

【组成】大腹皮、白芷、紫苏、茯苓、半夏曲、白术、陈皮、厚朴、苦桔梗、藿香、甘草、生姜、大枣。

【功用】解表化湿，理气和中。

【主治】外感风寒，内伤湿滞证。霍乱吐泻，恶寒发热，头痛，胸膈满闷，脘腹疼痛，舌苔白腻，脉浮或濡缓。以及山岚瘴疟等。本方为治疗夏月感寒伤湿，脾胃失和证之常用方。以恶寒发热，上吐下泻，舌苔白腻为辨证要点。本方解表之力较弱，故"如欲出汗"，宜"热服"，且"衣被盖"。霍乱吐泻属湿热证者禁服本方。

【方歌】藿香正气大腹苏，甘桔陈苓术朴俱，夏曲白芷加姜枣，感伤岚瘴并能祛。

363. 鳖甲煎丸（《金匮要略》）

【组成】鳖甲、乌扇（射干）、黄芩、鼠妇、干姜、大黄、桂枝、石韦、厚朴、瞿麦、紫葳（凌霄花）、阿胶、柴胡、蜣螂、芍药、䗪虫、蜂房、赤硝、桃仁、人参、半夏、葶苈子、丹皮。

【功用】活血化瘀，软坚散结。

【主治】胁下癥块。

【方歌】鳖甲煎丸疟母方，䗪虫鼠妇及蜣螂，蜂窠石韦人参射，桂朴紫葳丹芍姜，柴芩葶苈夏阿胶，大黄瞿麦桃赤硝。

364. 癫狂梦醒汤（《医林改错》）

【组成】桃仁、柴胡、香附、木通、赤芍、半夏、陈皮、大腹皮、青皮、桑白皮、苏子、甘草。

【功用】平肝散郁，祛邪除痰。

【主治】气郁痰火，阴阳失调。癫狂：哭笑不休，詈骂歌唱，不避亲疏，许多恶态。

【方歌】癫狂梦醒桃仁功，香附青柴半木通，陈腹赤桑苏子炒，倍加甘草缓其中。

参考文献

1. 连建伟，周庚生，徐晓东．新编方剂歌诀详解［M］．杭州：杭州出版社，1998.08.

2. 何宇声．临床常用方剂歌诀［M］．北京：人民军医出版社，1998.03.

3. 温长路．实用方剂歌诀［M］．北京：中国中医药出版社，2014.11.

4. 许济群．方剂学［M］．上海：上海科学技术出版社，1985.06.

5. 李冀，连建伟．方剂学（新世纪第四版）［M］．北京：中国中医药出版社，2016.08.

6. 张伯礼，吴勉华．中医内科学（新世纪第四版）［M］．北京：中国中医药出版社，2017.08.